三阴病临证心悟

牛军强 编著

人民卫生出版社
·北京·

图书在版编目（CIP）数据

三阴病临证心悟 / 牛军强编著. -- 北京：人民卫生出版社，2024. 10（2025. 3 重印）.
ISBN 978-7-117-36937-4

Ⅰ. R245. 1

中国国家版本馆 CIP 数据核字第 20240V0J58 号

人卫智网　www.ipmph.com	医学教育、学术、考试、健康，购书智慧智能综合服务平台	
人卫官网　www.pmph.com	人卫官方资讯发布平台	

三阴病临证心悟

Sanyinbing Linzheng Xinwu

编　　著：牛军强
出版发行：人民卫生出版社（中继线 010-59780011）
地　　址：北京市朝阳区潘家园南里 19 号
邮　　编：100021
E - mail：pmph @ pmph.com
购书热线：010-59787592　010-59787584　010-65264830
印　　刷：北京汇林印务有限公司
经　　销：新华书店
开　　本：710 × 1000　1/16　　印张：17
字　　数：270 千字
版　　次：2024 年 10 月第 1 版
印　　次：2025 年 3 月第 2 次印刷
标准书号：ISBN 978-7-117-36937-4
定　　价：59.00 元

打击盗版举报电话：010-59787491　E-mail：WQ @ pmph.com
质量问题联系电话：010-59787234　E-mail：zhiliang @ pmph.com
数字融合服务电话：4001118166　E-mail：zengzhi @ pmph.com

作者简介

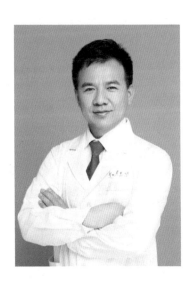

　　牛军强，博士，副主任医师，兰州大学硕士研究生导师，兰州大学第一医院中医科主任，兰州大学第一临床医学院中医学教研室主任，全美中医药学会青年中医师协会学术顾问，甘肃省优秀医师，"甘肃省中医药工作先进个人"，第三届甘肃省"最美科技工作者"，新时代"最美逆行者"，甘肃省科普专家，新型冠状病毒感染省级中医药防治专家组成员，荣获第十一届甘肃青年科技奖、甘肃省科技进步奖二等奖。

序

2009年7月，牛军强从成都中医药大学毕业后就职于兰州大学第一医院。初到医院工作，9剂中药治愈了一位同事8年的顽固性、化脓性痤疮，而他那位同事是我的研究生。神奇的疗效让我开始关注他。在后来和他交往的过程中，无论是他的人品，还是医术，都让我很欣赏这位有中医梦想的年轻人。我一直关注他的成长和未来，凡是有关中医的学习机会我都会推荐他去参加，不是为了他个人，而是为了让他拥有精湛的医术能够帮助更多的人。我希望他能读我的研究生，可是他太执着和痴迷于中医，这一等就是12年。2021年9月，他终于成为我的博士研究生。

牛军强在成都中医药大学学习期间，刻苦钻研中医基础理论，积累了比较扎实的中医基础知识，掌握了中医的基本技能。特别是在学期间师承中医温病学专家江秀成教授，侍诊3年，坚持不辍，系统掌握了温病学的基本理论、临床诊断和治疗方法，积累了大量的临证经验。参加工作后，受原甘肃省卫生厅派遣，先后6次赴南方医科大学南方医院参加"李可中医药学术流派师承班"，系统学习了李可中医药学术思想。2015年1月赴上海中医药大学参加"宣蛰人密集型银质针疗法讲习班"，其间认真研习了解剖，理清了针法和解剖的关系，深化了对针灸疗法的认识和实践。

牛军强经过学校学习、跟师学习、培训班学习和自己十多年的中医临床实践经验积累，集思广益，博采众长，涉猎传统文化，凝练、升华、总结出了"气—阴阳—五行—脏腑—经络"的中医思维模型，并在此基础上尝试将伤寒和温病、针和药的理论相统一，提出了"寒温一炉，针药一体"的学术思想。《三阴病临证心悟》是牛军强系统研习中医的心得和思想理论体系的结晶。书中对三阴病分别展开了细致入微的讲解，并对三阴病脏证按照《易经》中"一阴一阳之谓道"的二元论的分类方法进行分类，耳目一新，提纲挈领，易用难忘。将书中涉及的典型病例以病案的形式做了详细的解读，可谓入木三分，独树一帜。

"寒温一炉，针药一体"的学术思想在临床实践当中取得了非常好的效果，得到了患者、同行和社会的广泛认可，牛军强被人们亲切地称为"牛神医"，年门诊量逾 1.8 万人次，最高达 2.4 万人次。医疗事迹多次被新华社、中国新闻网、甘肃电视台、甘肃日报、兰州日报等媒体进行报道。2020 年荣获"甘肃省中医药工作先进个人"；2021 年荣获甘肃省优秀医师、甘肃省针灸推拿技能大赛优秀指导老师及兰州大学第一医院"医疗服务明星"；2022 年被评为甘肃省"最美科技工作者"，因抗击新型冠状病毒感染（简称"新冠病毒感染"）肺炎疫情贡献突出被评为新时代"最美逆行者"，荣获甘肃省科技进步奖二等奖，等等。

循证医学是遵循科学证据的临床医学，提倡将临床医师个人的临床实践和经验与客观的科学研究证据结合起来，将最正确的诊断、最安全有效的治疗和最精准的预后估计服务于每位具体患者。伴随循证医学理论和方法产生的循证中医药学是目前推广中医最有效的方法之一，它通过收集、评价、生产、转化中医药有效性、安全性和经济性证据，揭示了中医药临床作用的特点和规律，并指导临床指南和路径。兰州大学循证医学中心和循证社会科学研究中心实力雄厚，我希望通过这一平台，能够将他有效的病例和可靠的中医资料数据化、证据化、理论化，并加以更好地推广，造福更多的患者。

中医是中国古代人民在长期与疾病斗争的实践中总结而成的一套系统的、理论化的医学体系，将生命科学和生命哲学融会贯通，疗效是其强大的生命力。毛泽东指出："中国医药学是一个伟大的宝库，应当努力发掘，加以提高。"还指出："中国对世界有三大贡献，第一是中医。"习近平也指出："遵循中医药发展规律，传承精华，守正创新。"国家高度重视中医的发展，恰逢新冠病毒感染肆虐全球，中医一如既往地在传染病治疗方面发挥了巨大的作用和独特的优势。中医发展面临前所未有的机遇和挑战，我希望牛军强能够带出一个名副其实的中医团队发扬中医，造福桑梓。

哲学家亚里士多德说过："人生最终的价值在于觉醒和思考的能力，而不只在于生存。"著名作家斯蒂芬·茨威格说过:"一个人生命中最大的幸运,莫过于在他的人生中途,即在他年富力强的时候发现了自己的使命。"觉醒、思考、能力和使命在牛军强的中医生涯中均得到了淋漓尽致的展现。以此勉为序。

兰州大学循证医学中心

2023 年 1 月 29 日

序

　　2012年军强医生参加李可中医药学术流派国家传承基地为期一个月的第二期师承班，令我诧异的是他听得很入神，但未写一字笔记，熟悉之后与他交流才明白：这个年轻人看一个医生能力的高低取决于这个人是否有自己的学术见解，以及自己组方配药的能力。也许是天意，我从2006年开始创明医堂的方药，至2012年已有几十首独创方应用于临床。

　　这是我们第一次结缘，之后又多次回炉学习，于2014年8月14日在刘维忠厅长的见证下他拜入师门，成为明医堂第72位弟子。军强有悟性，热爱中医，毕业后一直利用节假日外出参加对自己有帮助的培训班，做到了博采众家之长，形成了自己的中医医路，提出了自己的学术观点。

　　尽管在当地已是名医，但他没有停止前行的脚步，考取了中医学博士研究生进一步深造。生逢盛世必不负时代是当代年轻人的担当，军强医生用他的言行诠释了这个时代年轻中医的风范，不愧为李可老中医的门人。

　　在其专著即将出版之际，有幸受邀为此书作序，为有如此出色的明医堂弟子感到骄傲。书中有理论、有临床、有分析，一气呵成。虽然说临床疗效是硬道理，但书中难免有错误不当之处，敬请各位前辈和同道们提出批评和指正。

吕英

甲辰龙年夏于广州

前　言

　　《素问·阴阳离合论》曰："阳予之正，阴为之主。"《素问·阴阳应象大论》曰："阴在内，阳之守也；阳在外，阴之使也。"北宋邵雍《皇极经世书·观物外篇》曰："阳不能独立，必得阴而后立，故阳以阴为基；阴不能自见，必待阳而后见，故阴以阳为唱。"由此道出了阴阳之间的关系，即阴为阳之基、阳为阴之用。可见，阴为根基，故将《伤寒论》中的三阴病（即太阴病、少阴病、厥阴病）先做重点讲解。

　　三阳病的病机以气亢盛为主，三阴病的病机以气不足为主。《三阴病临证心悟》按照《易经》中"一阴一阳之谓道"的二元论的分类方法来进行分类，将三阴病脏证从阴阳两个大的方面来分析病机，即从阴气不足和阳气不足两个大的方面来阐释病机。比如太阴的阴气不足引起太阴虚热证，太阴的阳气不足引起太阴虚寒证；少阴的阴气不足引起少阴热化证，少阴的阳气不足引起少阴寒化证；厥阴的阴气不足引起热厥，厥阴的阳气不足引起寒厥。此种分类方法条分缕析，简明扼要，在气和阴阳的层面做文章，站位很高，有大道至简之妙。

　　除了总结出传统的证型外，笔者还提出了一些新观点，比如太阴病的土不伏火证和太阴燥化证，少阴病的少阴寒热证和少阴主神证，厥阴病的厥阴中化证等，这种分类方法的理论依据仍然没有脱离《黄帝内经》和《伤寒论》等中医经典著作的精神。根据三阴病各自的特点进行具体分型，更加契合临床实际。将太阴病分为五种证型，即太阴病经证、太阴虚热证、太阴虚寒证、土不伏火证和太阴燥化证；少阴病分为五种证型，即少阴病经证、少阴寒化证、少阴热化证、少阴寒热证和少阴主神证；厥阴病分为五种证型，即厥阴病经证、寒厥、热厥、寒热错杂厥和厥阴中化证。

　　太阴可以看作三阴的屏障，书中虽然将太阴病做了大篇幅的讲解，但因三阴病的关联性，实际上在太阴病篇中已将少阴病和厥阴病做了穿插讲解；并将三阳病涉及的主要内容做了对比研究，此亦有利于对六经病的整体解读。书末载有三阴病治验医案举要，旨在将三阴病中涉及的相关典型病案做一全貌解读。太阴病涉及的病案有尿失禁案和慢性胃肠炎案；少阴病涉及的病案有病毒性心肌炎案、带状疱疹后神经痛案两则和肺泡蛋白沉积症案；厥阴病涉及的病案有肝脓肿案、癫痫案四则和甲胎蛋白异常案；"针药一体"论涉及的病案有混合型颈椎病案和腰椎间盘突出症案。

　　本着尝试和总结学习中医的点滴收获，笔者才有了写此书的大胆想法。希望书中内容能让中医专业人士认为对所学有所裨益，能够勾起非中医专业人士的学科兴趣。如果能达到这个效果，笔者也就心满意足了，就像爱因斯坦讲的："如果你不能简单地解释一样东西，说明你没真正理解它。"

　　在此书的编写过程中杨克虎教授对笔者谆谆教诲，在此表示衷心的感谢。由于笔者才疏学浅，年少无畏，书中定有诸多不足之处，敬请读者批评指正，希望能为中医的传承做点事，帮助更多的患者受益，在此一表诚挚的感谢。需要提醒的是，书中涉及的方药要在专业医生指导下使用。

辛丑年冬于兰州

目　录

第一章 医理阐真

一、气—阴阳—五行—脏腑—经络

气的学说属于中国古代哲学的范畴,源于精气学说,又称元气论或气一元论,认为天地万物为一气所生,其核心思想是用气的一元论来认识世界。气的学说主要是研究气的内涵及其运动变化规律,并用以阐释宇宙万物形成的本原和发展变化规律的一种哲学理论。《黄帝内经》将气的学说引入中医学用来解释人体的生理和病理现象,于是"气"成为了中医学的重要概念与研究对象。《黄帝内经》对"气"的研究最为深刻,认为它是构成人体及维持生命活动的精微物质,正如《素问·宝命全形论》讲:"天覆地载,万物悉备,莫贵于人。人以天地之气生,四时之法成。"及"夫人生于地,悬命于天,天地合气,命之曰人。"

中医学认为气是构成人体的物质基础,并用其运动变化来阐释人体的生命活动。因此,无论内、外因,只要导致气的来源或功能出现异常均会导致疾病的出现。《素问·举痛论》讲:"余知百病生于气也。怒则气上,喜则气缓,悲则气消,恐则气下,寒则气收,炅则气泄,惊则气乱,劳则气耗,思则气结,九气不同,何病之生?"《灵枢·经别》讲:"夫十二经脉者,人之所以生,病之所以成,人之所以治,病之所以起,学之所始,工之所止也,粗之所易,上之所难也。"十二经脉是人体气血运行的主要通道,其运行的是人体的物质基础,对生命的维持及疾病的形成和治疗等都有着重要的作用。张介宾在《景岳全书》中讲:"所以病之生也,不离乎气,而医之治病也,亦不离乎气。"可见,人之生与人之病均与气直接相关。

"气"字在《黄帝内经》中出现了 3 000 多次,出现次数最多。《黄帝内经》汲取"精气学说"理论,以气为总纲,根据气的分布、属性、功能等的不同命名了 80 余种气，囊括自然现象、生命活动规律、生理病理、病机分析、诊疗方法、养生保健、预后康复等各个方面。如果从三焦来分类，此有利于对"气"的归类和记忆。气的繁体字为"氣"。上焦之气包括呼吸之气（空气中的清气）、宗气等；中焦之气包括水谷精微之气、中气、胃气等；下焦之气可用"炁"字表示，包括元气、先天真一之气、真气、根气、先天肾气、命门、坎中一点真阳等。"炁"为道家术语，指先天之气。气的作用包括推动、温煦、防御、固摄和气化等。

　　"气"的生成主要有三大来源。第一个是呼吸自然界的清气；第二个是饮食水谷的精微物质，即水谷精微之气；第三个是先天肾气。《灵枢·邪客》讲："五谷入于胃也，其糟粕、津液、宗气分为三隧，故宗气积于胸中，出于喉咙，以贯心脉，而行呼吸焉。"因此，自然界的清气和水谷精微之气合成了宗气，聚于膻中气海。宗气的功能主要是贯心脉、司呼吸，其重心在上焦。中焦以水谷精微之气为主，主要涉及后天之气，对应人体就是后天脾胃之气。下焦之气可用带有四点火的"炁"字表述，主要涉及先天之气，对应到人体就是先天肾气。如果气的来源或者气的功能出现了异常，就会导致疾病的发生。

　　此外，《黄帝内经》中多次提到了"神"是人体赖以生存的物质基础，即营卫气血，如《素问·八正神明论》讲："血气者，人之神，不可不谨养。"《灵枢·营卫生会》讲："营卫者精气也，血者神气也，故血之与气，异名同类焉。"《灵枢·平人绝谷》讲："故神者，水谷之精气也。"《灵枢·小针解》谓"神者，正气也"，等等。并且，神是一种信息。经典物理学认为世界是由三大元素构成的，即物质、能量和信息。但在中国文化里其实用一个字就可以将这三个元素统一起来，这个字就是"气"。可以说，气是流动的世界三元素即"物质—能量—信息"的统一体。但遗憾的是，西方哲学将"气"字翻译成了材料的意思，只说出了"气"是物质的，没有完全表达出"气"的本义，致使对"气"的理解出现了偏差。

　　首先，来看"气"的文字的演化过程。"气"在甲骨文形似"三"字，最早的字形表现形式是三条横线。"气"字像云气蒸腾上升的样子，表示空中的气流，如自然界的云气、雾气、露气等，能看得见但看不清楚，把这样一种状态称为气态。后来这个"气"渐渐地抽象成了一种无形的东西。为了和"三"字区别，上下两条横线变得有些弯曲，后来就演变成了"气"字。气的繁体字为"氣"。"精"字、"氣"字都有一个"米"字，而"米"是一种精微物质，说明气也是一种精微物质。因此，气是物质的。

其次，气是有能量的，比如说力气。《黄帝内经》讲到了一个能更加突出"气"具有能量特点的字是"风"字。从本意上来定义，一般把流动的气称为风或者风气。《金匮要略·脏腑经络先后病脉证》讲："夫人禀五常，因风气而生长，风气虽能生万物，亦能害万物，如水能浮舟，亦能覆舟。"风气为正气时可以生成万物，为邪气时则可以害万物，此讲了风气特性的两个方面。风气为正气时，气是天地万物的本原（即元素），是构成物质世界的基本元素。风气为邪气时，也就是气的病理方面，病理的气以风、寒、暑、湿、燥、火等六气的形式表现出来。可以说，六气是一气的变象，而它们异常时也能够成为致病因素。

西医学认为细菌、病毒等微生物是引起疾病的致病因素，通过检验或检查的手段与临床症状、体征等的结合来确定是哪种类型的细菌或病毒，然后采取对抗式的方式来治疗，比如抗菌、抗病毒等。中医学里没有细菌、病毒等微生物概念的说法，而从气的角度来认识致病因素，风气对人体有帮助的情况下就是正气，对人体有害的情况下就是邪气，如《素问·风论》讲："故风者百病之长也，至其变化乃为他病也，无常方，然致有风气也。"西医学研究很热门的微生物学和中医学讲的风气，虽然它们是两个不同的说法，但两者有异曲同工之妙。

再次，气还有信息的意思。怎么来理解？气的运动是物质世界存在的基本形式，无形无相，无色无质，但无相有对或无色有对。比如风来了，虽然看不见，但可以感觉到。我们看到树动了，一般会说风来了，而不会说是树动了。这就是一种信息场，而这种信息表达的是一种功能外在的表现。

阴阳学说是中国古代哲学的源流和基础，属于朴素唯物主义哲学，认为宇宙间任何事物都具有既对立又统一的阴阳两个方面，是一切事物运动变化的根源，是认识自然规律的一种思想方法。《黄帝内经》将阴阳学说引入中医学来探求疾病的本质，比如通过《素问·阴阳应象大论》《素问·阴阳离合论》《素问·阴阳别论》三篇来专门论述。《素问·阴阳应象大论》讲："阴阳者，天地之道也，万物之纲纪，变化之父母，生杀之本始，神明之府也。治病必求于本。"指出阴阳是一切事物的根本法则或规律，事物的变化都离不开阴阳既对立又统一的属性，并以此来研究人体的奥秘和疾病的规律。

《素问·宝命全形论》讲："人生有形,不离阴阳。"那么,气与阴阳的概念孰早?笔者认为气的概念要早于阴阳的概念。阴阳是气的固有属性,故将气分为阴气和阳气两类。阴阳两者对立制约、互根互用、消长平衡和相互转化,构成了气的矛盾统一体。可以说,一气分为阴阳,阴阳统一于气。"气"也是张载哲学中的一个重要观念,其哲学被视为"气"的哲学或"气本论"哲学。《正蒙》讲:"气有阴阳""一物两体,气也。"及"气有阴阳,屈伸相感之无穷,故神之应也无穷。"可见,一气之中有阴阳二性。

气如果从一元论的角度不能清楚地说明问题时,就从二元论的角度去分析问题。于是气就分出了阴气和阳气,而阴和阳代表了气的属性。《素问·至真要大论》讲:"愿闻阴阳之三也何谓?岐伯曰:气有多少,异用也。"指出阴阳分为三阴三阳,代表气的多少(即量),表达的作用也不同。三阴三阳就是气的三分法,三阳即太阳、阳明、少阳,三阴即太阴、少阴、厥阴,代表了气的多少,也就是气的量。从气的量给阴阳做了一个模糊定量的分类。这种模糊分类法是一种大概的分类方法,但对临床思维非常实用。因此,阴和阳代表了气的属性,三阴三阳代表了气的量。

《黄帝内经》涉及的三阴三阳辨证或者《伤寒论》涉及的六经辨证,是用太阳、阳明、少阳、太阴、少阴和厥阴来辨证的方法,这是通过气的量的多少来划分的。三份阳气即太阳,两份阳气即阳明,一份阳气即少阳;三份阴气即太阴,两份阴气即少阴,一份阴气即厥阴。气的属性通过阴和阳的形式表达出来,而气的量通过三阴三阳模糊分类的方式表达出来,就形成了三阴三阳辨证或者六经辨证。

气分阴阳,再往后分就有五行。那么,五行的概念是什么呢?"五"即五种,"行"即运行,"五行"即气的五种运行状态。《素问·宝命全形论》讲:"木得金而伐,火得水而灭,土得木而达,金得火而缺,水得土而绝,万物尽然,不可胜竭。"这段话被后世有些医家理解成了五材学说。五材学说认为世界是由木、火、土、金、水五种物质或元素构成的,是认识世界的基本方式,用来阐释世间万物的形成及其相互关系,属于朴素唯物主义哲学。如果把五材学说和五行学说的概念混淆了,中医的辨证就变得机械了。因此,五行学说不同于五材学说,两者绝不可一概而论。若把五材学说当作五行学说而攻击中医,实不应当。

那么,气的五种运行状态怎么理解?比如气运行到东方的时候叫东方甲乙木之气，运行到南方的时候叫南方丙丁火之气，运行到西方的时候叫西方庚辛金之气，运行到北方的时候叫北方壬癸水之气，运行到中央的时候叫中央戊己土之气。以木、火、土、金、水五个名词代表了气的五种运行状态，所以称为五行。就好比一个东西所处的时间和空间变了，名字就变了，但东西本身仍然没有改变。

既然五行代表了气的五种运行状态，那么气的运行方式又是什么样的呢？《素问•六微旨大论》讲："出入废则神机化灭，升降息则气立孤危。故非出入，则无以生长壮老已；非升降，则无以生长化收藏。是以升降出入，无器不有。故器者生化之宇，器散则分之，生化息矣。"由此可见，"器"是元气抟聚的前提，气的运动变化称为气机。升降出入是气机的主要运行方式，而从平面常以升浮降沉的形式来观察气的运行方式。

五行之间有什么样的关系？五行之间存在相生、相克、相乘和相侮四种关系，这种关系被称为生克制化，既相互促进、助长，又相互制约、抑制，维持着五行之间的动态平衡。相生是指两类属性不同的五行之间存在相互帮助、相互促进的关系，如木生火、火生土、土生金、金生水、水生木。相克是指两类属性不同的五行之间存在相互克制的关系，如木克土、土克水、水克火、火克金、金克木。相乘是指五行中的某一行对被克的一行克制太过，超过正常制约的程度。相乘的次序与相克相同，使被克者更加虚弱，如木乘土、土乘水、水乘火、火乘金、金乘木。相侮是指五行中的某一行本身太过，使原来克它的一行，不仅不能制约它，反而被它所克制，也称为反克、反侮，与五行相克的顺序相反，如木侮金、金侮火、火侮水、水侮土、土侮木。

董仲舒在《春秋繁露》里讲："天地之气，合而为一，分为阴阳，判为四时，列为五行。"从这句话可以归纳出"气—阴阳—五行"的思维模型。天地之气合起来就是一气，此属于气一元论的范畴。气一元论是一个哲学观念，即用"气"从"一元论"的角度来解释世间万物所有的问题。当然，也可以从"二元论"的角度来解释，比如用阴阳的概念。

"判为四时"的"四时"就是春夏秋冬，讲的是时间层面。如果到了空间层面，是不是东南西北中？时间为宙，空间为宇，时间与空间架构在一起就形成了一个宇宙观，它是认识世界的普遍方法。《素问•六节藏象论》讲："五运相袭，而皆治之，终期之日，周而复始，时立气布，如环无端，候亦同法。"时间有了，空间有了，气是流行在其中的物质基础。气布散出去的方式以阴阳的属性表达出来，以五行的运行模式贯穿于时间与空间。因此，阴阳五行之气的流变涵盖了时空的方方面面，而阴阳家在这一方面的研究最为深刻。

在描述或分析类同的事物时，一般要进行归类，要形成整体的思维模式，于是就有了"气—阴阳—五行"这样一种思维模型贯穿于思想的始终。中医藏象学说的"藏象"两字，首见于《素问·六节藏象论》，即藏于内、表现于外之意。藏指藏于体内的内脏，象指表现于外的生理和病理现象。藏象包含脏腑实体及其生理活动和病理变化表现于外的各种征象，而脏腑经络理论是其核心内容。"气—阴阳—五行"的思维模型是非实体的，可以用来演示宇宙生成论及描述万物的关联等。将其与中医学关联起来，必须依托脏腑经络的生理、病理基础才能体现出来，从而使得中医理论治疗疾病落到了实处。

综上所述，气分阴阳，阴阳代表气的属性，三阴三阳代表气的量，五行代表气的五种运行状态，脏腑经络是中医的生理和病理基础。阴阳、三阴三阳、五行和脏腑经络四者分别表达了气的定性、定量、定势和定位四个要素。因此，"气—阴阳—五行—脏腑—经络"可以看作是中医理论的基本思维模型。哲学和中医学的有机结合，形成了具有整体观念和辨病识证的独特思维模式。

早在《素问·热论》中已经提到了六经分类的概念，《伤寒论》依据这一理论再次拓展了六经辨证的内容。六经辨证主要涉及了两大内容，一个是经证，另一个是脏证或者是腑证。当然，有些专家提出六经辨证只讲经络不讲脏腑，或者只讲脏腑不讲经络，这其实是不符合临床实际的。为什么？因为不管是从《黄帝内经》，还是从《伤寒论》，它必然要满足于脏腑经络辨证。脏腑经络是一个实质性的落脚点，这样中医就有了灵魂。如果没有这个概念，中医很多东西都是空泛的。

《素问·热论》讲："伤寒一日，巨阳受之，故头项痛，腰脊强。"指出遭受寒邪之后伤了足太阳膀胱经而出现了头项疼痛、腰脊强痛，即寒邪侵袭了足太阳膀胱经而引起了太阳病经证。《伤寒论》太阳病篇第1条提纲讲："太阳之为病，脉浮，头项强痛而恶寒。"也是落实在了足太阳膀胱经的经络上，只不过它首先强调了脉象的重要性。

为什么要把"脉浮"列为提纲的第一个症状？六经病提纲的条文里面

把脉象放在最前面的有两条。一条是太阳病的提纲："太阳之为病，脉浮，头项强痛而恶寒。"另一条是少阴病的提纲："少阴之为病，脉微细，但欲寐也。"一个是脉浮主表，属阳证；另一个是脉微细主里，属阴证。这种脉象的表达其实是一个阴阳总纲式的判断，正如《素问•阴阳应象大论》讲："善诊者，察色按脉，先别阴阳。"表里、寒热、虚实、阴阳之八纲，但以阴阳为总纲，这些都可以在脉象上表达出来。所以《伤寒论》就提出了"辨太阳病脉证并治"的概念，先是辨什么病，再辨什么脉，然后辨什么证，最后辨怎么治。由此可见，脉象在疾病的诊治中显得至关重要。

王叔和在整理《伤寒论》时，专门将脉象进行了比较系统的整理，将辨脉法第一、平脉法第二分别列在了第一篇和第二篇，足见其对脉象的重视。为什么会有这样一个布局？医家们意见不一，有的认为这是多余的，也有一些认为很有必要，尤其一些日本的学者认为把脉象放在最前面是为了让人们更好地去理解它的重要性。脉象是提纲挈领的，至少会对阴阳的属性先有一个判断。八纲辨证里面讲了阴阳、表里、寒热、虚实，表、热、实属于阳证，里、寒、虚属于阴证，用阴阳两纲就可以统摄其余六纲。八纲辨证其实不外乎就是阴阳辨证。

《素问•热论》又讲："二日阳明受之，阳明主肉，其脉侠鼻络于目，故身热目疼而鼻干，不得卧也。"此属于足阳明胃经的经络走行问题，还有"面色缘缘正赤"（《伤寒论•辨太阳病脉证并治》），讲的都是足阳明胃的经证问题。只要涉及《伤寒论》的六经辨证，它的实质内容一定要落实在脏腑经络辨证的基础之上，有脏证或腑证，也有经证。如果没有这个概念，看《伤寒论》的很多章节感觉都是错乱的。

二、寒温一炉，针药一体

如果"气—阴阳—五行—脏腑—经络"的中医思维模型是本体论的话，那么"寒温一炉，针药一体"的学术思想便是方法论。本体论是方法论的理论依据，而方法论是本体论的具体应用。因此，"寒温一炉，针药一体"的学术思想是"气—阴阳—五行—脏腑—经络"中医思维模型的具体应用。

那么，什么是"寒温一炉"？叫寒温统一论不好吗？这里涉及一个问题——如何将伤寒与温病的理论统一？就疾病本身和专业知识是很难将两者统一起来的。"炉"是道家用来炼丹的，这里借用指中国文化，主要是指

"气—阴阳—五行"的思维模型与中医学的有机结合。因此,"寒温一炉"将"气—阴阳—五行"的思维模型作为媒介或土壤,便可将伤寒与温病的理论从深层次统一。

当开阖枢和标本中的直接对应线路不能够满足临床需要时,"寒温一炉"的思想便油然而生,它能够解释清楚六气之间的转化规律,好比能量守恒定律。比如少阴寒化证与少阴热化证同时存在,厥阴中化太过化火与不及化寒同时存在,还有少阴寒化证或少阴热化证与三焦辨证、卫气营血辨证的统一等,"寒温一炉"的思想就显得弥足珍贵,会将复杂问题简单化。

"针药一体"论,顾名思义,就是在同一理论指导下使用的两种治疗手段,好比一个人走路需要两条腿,而且两者都不能偏。这种针刺方法与常规针刺方法亦有所不同,它是在同一理论指导下使用的针法。治疗手段为什么要选择针和药?因为针和药最能表达中医的精髓,有着数千年的临床实践和疗效验证,在《黄帝内经》中已经升华为最高理论。再用这些理论来指导临床实践,是经得起时间和疗效考验的。针药结合,双管齐下,不仅会缩短治疗时间,还会降低治疗费用。世界卫生组织(World Health Organization,WHO)在《世界卫生针灸专刊》提出针灸适应证的疾病种类大概有 43 种,但"寒温一炉,针药一体"的学术思想会将针灸技术广泛应用于更多疾病的治疗当中。

《灵枢·经脉》讲:"雷公问于黄帝曰:《禁服》之言,凡刺之理,经脉为始,营其所行,知其度量,内次五脏,外别六腑,愿尽闻其道。黄帝曰:人始生,先成精,精成而脑髓生,骨为干,脉为营,筋为刚,肉为墙,皮肤坚而毛发长,谷入于胃,脉道以通,血气乃行。"这段话可以勾勒出人体大概的立体空间结构。

人体的立体空间结构以五脏六腑为核心,而肾为人体之根,皮、肉、脉、筋、骨为空间构建的附属结构。经络纵横交贯,遍布全身,不仅是人体运行气血的通道,也将人体上下内外、五脏六腑、四肢百骸、五官九窍、皮肉筋脉等联结成一个有机的整体。营卫气血在经脉中不断地循环运行,是人体生命活动过程中必需的物质和动力基础,同时又是导致人体功能失调的病理基础。经络辨证以脏腑和经络的生理和病理为基础,此为六经辨证、三焦辨证及卫气营血辨证等的有机结合做了铺垫,也为"寒温一炉,针药一体"的学术思想予以理论支撑。

　　笔者之所以提出"寒温一炉，针药一体"的学术思想，主要是受到了著名温病学家吴鞠通的影响和启发。从《温病条辨》的序言可以看出，吴鞠通做学问相当严谨，文学功底极其深厚。吴鞠通 26 岁时在北京参与检校《四库全书》，这让吴鞠通能够广泛阅读官府、民间所藏的各种医书，学识大进，并且逐步开始为人治病，经常获得奇效。《温病条辨》讲："瑭进与病谋，退与心谋，十阅春秋，然后有得，然未敢轻治一人。"这句话也可以对吴鞠通的为人谦虚和治学严谨的态度窥见一斑，而"进与病谋，退与心谋"也成为了笔者的座右铭。

　　当时正值温病流行，世人多以伤寒法治疗温病，不得其法，死亡甚多。吴鞠通广泛采辑《黄帝内经》及历代名家有关外感热病的论述，取其精华，并附以本人的见解和经验。尽管吴鞠通当时治疗的温病患者只有数十人，但临床疗效显著。吴鞠通对温病学进行了系统的研究和总结，并提出了三焦辨证，主要用来治疗湿热类温病，而叶天士的卫气营血辨证主要用来治疗温热类温病。在同乡汪廷珍（官至礼部尚书）的督促和支持下，《温病条辨》顺利出版发行，可谓活人无数。但在撰写《温病条辨》的过程中，吴鞠通将其反复地精雕细琢，足见吴鞠通治学无比地严谨。可以想象，吴鞠通正是因为精通《黄帝内经》《伤寒论》《温疫论》《温热论》《临证指南医案》等的诊疗方法，所以才能够通过这数十例病例把温病学的诊治规律总结出来。

　　《温病条辨》讲："《伤寒论》六经由表入里，由浅及深，须横看。本论论三焦由上及下，亦由浅入深，须竖看，与《伤寒论》为对待文字，有一纵一横之妙。学者诚能合二书而细心体察，自无难识之证，虽不及内伤，而万病诊法，实不出此一纵一横之外。"书中试图将《伤寒论》的六经辨证与卫气营血辨证、三焦辨证进行统一辨证，比如《温病条辨》上焦篇第 4 条曰："太阴风温、温热、温疫、冬温，初起恶风寒者，桂枝汤主之；但热不恶寒而渴者，辛凉平剂银翘散主之。温毒、暑温、湿温、温疟，不在此例。"基本模式是"手太阴肺—温病—上焦—卫分证"，虽然书中没有将这种模式展开详细讲解，但至少在这里可以看到吴鞠通试图将伤寒和温病的理论进行统一研究的梗概。

　　吴鞠通的一位好友郏芷谷医生，针灸技术相当精湛，要是有需要配合针灸的患者，吴鞠通会让患者去找这位医生，而郏医生也知道吴鞠通需要通过针灸解决的问题。郏医生需要患者配合服用中药治疗的，会介绍患者去找吴鞠通，吴鞠通也心知怎么用药。用针灸来疏通经络，让药物发挥高效，这是吴鞠通临证的一个独特思路。两位的配合非常默契，就像一个人在做针药结合，这个故事对笔者很有触动。当时笔者在成都中医药大学针灸推拿学院学习，针灸推拿是重中之重。大学的一位针灸老师说将来要在中医方面有所成就，一定要把中医内科学好，针和药是相辅相成的，不应该分离。提倡针药结合的医家不乏其人，如唐代孙思邈在《备急千金要方》中提出："若针而不灸，灸而不针，皆非良医也。针灸而药，药不针灸，尤非良医也……知针知药，固是良医。"基于以上原因，笔者在大学期间便萌生了"寒温一炉，针药一体"的学术思想框架。

三、病证结合

温病学里面多次出现一个很重要的概念，即"先识病后辨证"，其实张仲景在《伤寒论》中也有所提及，比如《伤寒论·辨太阳病脉证并治》，先是辨病，再辨脉，然后辨证，最后辨治法。这个"辨"字比较重要，辨和辩这两个字是有区别的，一个是用心辨，另一个是用言语辩。这里的"辨"是用心辨，它是更高一级的辨证。中医理论体系的主要特点是整体观念和辨证论治，那么辨证论治能够涵盖所有的病证吗？

举个例子，慢性萎缩性胃炎伴肠化生或不典型增生，它们亦有轻、中、重度之分，但患者可能没有任何的临床表现，甚至脉象上也没有明显的征象。这一问题在临床实践中不少见，针对这一情况，西医的检查或检验是否重要？如果不做胃镜，不做活检，且没有明显的临床症状和体征，很难判断出有什么病。如果没有通过检查及早地发现这个病，就不会及时地阻断病程或者治愈，后面有可能会演变成胃癌。错过早期最佳治疗时机，滋生大患，这绝非医者所乐见。在临床上遇到萎缩性胃炎伴肠化生或不典型增生的患者比较多，有一部分患者几乎没有任何临床症状和明显的体征，平素身体健康，此时该怎么治疗？治疗时多从三阴病着手，而最常见的证型是肝胃虚寒证或太阴虚寒证。服用中药大概 3 个月，然后再去做胃镜或做活检来评估疗效。

再举个例子，比如宫颈的癌前病变，即宫颈上皮内瘤变（cervical intraepithelial neoplasia，CIN），是一组与宫颈浸润癌密切相关的癌前病变的统称，是由人乳头状瘤病毒（human papilloma virus，HPV）感染引起的。这个病如果没有西医的检验、检查也很难确诊。患者可能也没有什么临床表现，极可能仅有一个症状——"带下"，但是单凭"带下"这个症状也不能说明什么问题。比如治疗带下，很快得到了治愈，但过了一段时间又复发了，这个怎么解释？这时候就要考虑怎么样去评估疗效？通过长期临床实践观察，CIN 治疗 1 个月以后复查 HPV 大多会转阴，而 CIN 一般要在 2 个月以后病理检查大部分才会恢复正常，但 3 个月以上的治疗效果会比较稳定，一般不容易复发。

在与西医合作的过程中，中医优势日渐凸显，对方也深刻体会到了这一点。像宫颈的癌前病变 CIN，如果没有部分或完全癌变，没有手术指征，一般不会做手术。为什么？因为大概在 20 年前 CIN 被称为宫颈原位癌，可能会通过手术将子宫切除，但术后一般会引起较多功能异常的问题，对女性尊严也是一个挑战。后来发现通过自身免疫的调节，中医的治疗，情绪的改善，生活方式的改变，等等，有些 CIN 是可以治愈的。目前，西医发现 CIN 一般会考虑做锥切术。

再举个例子，2017 年接诊了一位 16 岁的再生障碍性贫血患者。在笔者接诊之前，已用尽了各种西医方法，大量糖皮质激素和雄激素等药物的使用导致其产生了身体肥胖、严重的面部痤疮、闭经等多个症状，血象处于危急值范围。经中药调理半年，她的血象就完全恢复正常了。所有因为雄激素亢奋导致的并发症，比如月经周期、痤疮、体毛增多、焦虑抑郁、肥胖等症状都完全恢复正常。如果没有西医的这一套检查、检验等评估手段，类似再生障碍性贫血的病症，中医也有可能无法在第一时间做出准确的诊断。临床早期症状可能只是面色萎黄，再无其他显著的临床症状或体征，这样往往有可能会把病情错判，影响治疗。

从这几个例子可以看出，中西医学如果能够优势互补，各取其长，找到一个融合点，对疾病的治疗和预后就会有一个精准的判断。这样何乐而不为？这种方法就叫先识病后辨证或者病证结合。这也是临床中一个不可或缺的环节，西医学对疾病的认识给中医的诊断和治疗提供了一定的帮助。因此，病证结合模式可能也是反映疾病规律的一种诊疗思路，应该引起大家的重视。

中医治病要讲证据，比如通过望、闻、问、切获得的证据。如果用西医的这一套检查、检验等技术来为中医服务，治疗疾病以后还可以用它们来验证中医的疗效,何尝不是中西医优势互补的体现?就像毛泽东讲的:"学习各国的东西,是为了改进和发扬中国的东西,创造中国独特的新东西。"西方的东西我们不仅要学,还要学好,但解决问题的时候还得靠中国的办法。

在医学多元化的时代,学中医的人最好不要排斥西医,为什么?因为中医也不是十分完美的,存在盲区,所以有人说中医是一门遗憾的艺术。哲学家黑格尔讲:"凡是现实的都是合乎理性的,凡是合乎理性的都是现实的。"或者换句话讲:"存在即合理。"中西医之争大可不必,为什么?这是因为中西医学是由不同哲学的理论体系决定的。哲学的精神就是怀疑,要批判性、选择性地借鉴和吸收。就像西方的科学一样,先提出一个假设,再去验证或推翻这个假设,不断地验证和不断地推翻,在这个过程中理论会不断地呈螺旋式上升。当有一天,理论呈螺旋式上升到巅峰的时候,就有可能跟中医的思维强烈碰撞或融合了。

2021年的诺贝尔生理学或医学奖,主因发现了"温度和触觉感受器",涉及温度对人体的影响,而中药寒、热、温、凉的属性也可以认为是对温度的表达。用中药的"温度"来调节人体的阴阳平衡,足见中医的境界高山仰止。中医逐渐被越来越多的科技证明它的科学性,而且优秀的西医专家已经开始深入研究中医了,并将中医研究得很好。为什么要研究中医?是因为他们通过大量的临床实践对中医学已经有了一定的认知,认识到了中西医学各自的优势,各自的不足。如何取长补短?这就需要寻求另外一个方向来给自己的理论体系注入一些新的理念,做一些融合。

将西医的检查、检验及对很多疾病规律的研究加以利用,但仍然应用中医的传统思维来治疗疾病,最后再用西医的这些方法来评估疗效。这应该是中西医结合的一个方向,优势互补,协同诊治。而目前中西医联合更多的是中医和西医各取其长,联合治疗,各治各的,没有突出中西医学之间的协同性。中西医学是在两种不同哲学体系下产生的,一旦两种哲学体系找到一个最佳融合点,中西医学可能会出现中西医融合的格局。

毛泽东评价中西医学时讲到:"医道中西,各有所长。中言气脉,西言实验。然言气脉者,理太微妙,常人难识,故常失之虚。言实验者,求专质而气则离矣,故常失其本,则二者又各有所偏矣。"真可谓一针见血,乃至理名言。回顾这么多年的中西医联合和中西医结合之路,虽然硕果累累,但对于守正和创新中医仍然任重道远,而此次新冠肺炎疫情无疑给中西医学的未来带来了更多思考、历史机遇和严峻挑战。

中西医学经过中西医联合、中西医结合和中西医融合三个阶段，可能会走出中国新医学这条道路，而它的实现首先应该是在中国，这跟中医的包容并蓄和博采众长的特质有关系，正如毛泽东讲的："应该学外国近代的东西，学了以后来研究中国的东西。就医学来说，要以西方的近代科学来研究中国的传统医学的规律，要发展中国的新医学。"就像印度的佛教从汉代传入中国，却在印度消失了，而在中国文化的土壤中形成了具有中国特色的佛教。

将来中国新医学的实现，需要中西医齐心协力，为之不懈奋斗。当然，这也是一个非常艰巨的任务，因为它要涉及诸多方面。有一位著名西医专家跟笔者讲她在研究阳明心学，其实笔者也喜欢阳明心学。在刚工作时，笔者遇到了很多困难和挫折，但读了阳明心学后，笔者发现越是艰难时，就越需要修心，要把这股力量转移到专业的学习上面，而不是其他方面，做好专业，强大内心，实现人生价值。

这里需要格外强调的是"先识病后辨证"即病证结合的诊疗模式。"识病"这个环节不容忽视，而辨证论治和整体观念也很重要，都不可或缺。症状的"症"，就是"正"字加了一个"疒"字，如此就不正了，不正就是偏了，偏了之后就是病了。偏阴偏阳便是疾，而偏阴还是偏阳可以通过症状、体征或者证候归纳出来。那么，症状的"症"和证候的"证"有什么区别吗？"症"即症状和体征，是疾病的外在表现，包括患者的主观感觉。"证"是疾病的证候，通过一组症状和体征可以综合判断出疾病的病机。

那么，何为病机？"机"的意思是弩上的发动机关，也就是"扳机"的意思，借指最关键的环节。换个角度讲，"机"就是事物的主要矛盾，在此可以说病机就是疾病的主要矛盾。如果疾病的主要矛盾找到了，那可能疾病的规律也就找到了，所以病机是至关重要的。

当一个症状能够涵盖多条病机线路的时候，该怎么理解？比如怕冷，到底是阳气不足？阴气不足？还是阴阳两不足呢？一般也许会认为是阳气不足。但是这种方法跟《黄帝内经》的理论很难统一起来，于是《黄帝内经》讲了这样一个气——卫气。《灵枢·本脏》讲："卫气者，所以温分肉，充皮肤，肥腠理，司开阖者也。"指出卫气具有温分肉、充皮肤、肥腠理和司开阖四个作用。"温分肉"是指卫气具有温煦分肉、抵御外邪的作用。

那么，什么是分肉呢？分肉是指肌肉与肌肉之间的间隙。《灵枢·经脉》讲："经脉十二者，伏行分肉之间，深而不见。"可见，分肉之间伏行的是经脉，经脉运行的是气血，而气具有温煦的作用。因此，卫气功能的异常就会引起怕冷或怕热这两种自我感觉异常的症状。

既然怕冷是卫气的功能失常所致，那么就要从卫气的生成来找原因。理论源头出自哪里呢？出自《黄帝内经》。《灵枢·营卫生会》讲："营出于中焦，卫出于下焦"，即卫气根源于下焦，具体来讲主要根源于下焦肾气。还有"卫出于上焦"和"卫出于中焦"之说，即卫气宣发于上焦（心和肺）和卫气补充于中焦（脾和胃）。如果上、中、下三焦的某一方面有问题，临证时予以对治即可；如果三焦都有问题，就以中焦为主来切入。而在临床中发现更多见的是下焦的问题，也就是下焦肾气不足为主致使卫气不足引起的怕冷，主因卫气根源于下焦肾气的缘故。

既然是肾气不足，而肾气里面包括了肾阴之气和肾阳之气，需要判断是阴气不足，还是阳气不足，还是阴阳两气不足。因此，只要补足肾气，卫气的功能自然恢复正常，"怕冷"的症状就会消失。有些患者通过补阴的方式治疗，肾气充足以后"怕冷"的症状也会消失。这也是"气—阴阳—五行—脏腑—经络"中医思维模型的临床应用，阴和阳一旦判断不准，就从气的角度来切入。如果阴阳二元论不能够解释清楚病机的时候，可以从气一元论来阐释。

《素问·上古天真论》讲："此其天寿过度，气脉常通，而肾气有余也。"指出了人体健康的三大标准，第一个是天寿过度，第二个是气脉常通，第三个是肾气有余，而肾气有余是天寿过度和气脉常通的基础。因此，肾气充盈是身体处于一个健康状态的最基本条件。这个"天寿"指的是禀赋于父母身体的先天条件，此也决定了寿命的长短。按照道家的说法人的寿命大概是120岁，即两个甲子，这个也叫天寿。《灵枢·天年》还专门讲述了天年，此天年也是天寿的意思。

道家认为有些东西是有定数的，除了寿命，再比如说人的一生吃的食物也是有定数的。以2021年中国平均预期寿命78.2岁来计算，一生能吃50～60吨的食物，当然这些也因个体差异、地域及年龄段等有所不同，不可绝对。但平素过食容易生病，正如《素问·经脉别论》讲："故春秋冬夏，四时阴阳，生病起于过用，此为常也。"《素问·上古天真论》讲到上古之人的生活状态，原文讲："上古之人，其知道者，法于阴阳，和于术数，食饮有节，起居有常，不妄作劳，故能形与神俱，而尽终其天年，度百岁乃去。"道家认为这种状态也是活在道中的状态。

讲到饮食，《素问·脏气法时论》讲："毒药攻邪，五谷为养，五果为助，五畜为益，五菜为充，气味合而服之，以补精益气。"指出五谷杂粮是整个饮食结构的基础，而蔬菜、水果、肉类是选择题。每个人的个体禀赋差异决定了适合自己的饮食结构。早上吃好，中午吃饱，晚上吃少，这是现代营养学比较公认的一种饮食规律。但我们现在把这个顺序正好搞反了，早上将就，中午快速吃点，晚上才好好吃饭，这也是现代人为什么疾病越来越多的原因之一。

《素问·上古天真论》接着又讲："今时之人不然也，以酒为浆，以妄为常，醉以入房，以欲竭其精，以耗散其真，不知持满，不时御神，务快其心，逆于生乐，起居无节，故半百而衰也。"指出现在的人把酒当作浆水一样纵饮无度，过度饮酒成为常态。《说文解字》讲："妄，乱也。"妄即胡乱之意，这里代指房劳过度。乘着酒兴纵意房事，因过度色欲而耗散精气，从不养护身体，贪图享乐，起居没有节律，等等，这些都会使得寿命缩短，可能50岁左右就比较衰弱了。《黄帝内经》把养生放在第一篇足见其重要性，里面还讲了宏观的生命科学与生命哲学，这两者是相互交叉、相互渗透的。

关于肾气，比方它是一杯水，水满溢出来去了哪里？是不是蓄灌到了奇经八脉？奇经八脉有"一源三歧"之说，"一源"指的是肾气，"三歧"指的是任脉、督脉和冲脉。奇经八脉的发源地在于肾气。因此，肾气充盈出来的多少决定了奇经八脉里面储藏和补充的气的多少。再比如月经量的问题重点归冲脉所管，月经量的多少由冲脉的盈缺决定，因为冲脉为血海、十二经脉之海。

冲脉的运行路线从小腹关元穴发出来之后抵小腹，到达子宫，经过卵巢，向上行散布于胸中，经过乳腺，再往上行就到了甲状腺，再往上行到唇周，最后上行至眼周。临床遇见黑眼圈、唇周暗灰等症状，这种情况一般是气血不足不能濡养局部造成的，这些都和冲脉为病有关系，跟肾气不足有关系。在《黄帝内经》中还有很多这样的论述，如《灵枢·五色》讲："面王以下者，膀胱子处也。"鼻为面王，面王以下即鼻部以下人中沟，可以反映出子宫的形态或疾病的问题。

　　冲脉线路的运行是比较丰富的，它有一支从咽部汇入到垂体和下丘脑。这样就形成了中医的女性内分泌生殖轴，即下丘脑—垂体—甲状腺—乳腺—卵巢—子宫。由此足见，中医的冲脉将内分泌的靶器官紧密地联系在一起，形成了具有中医特色的女性内分泌生殖轴。可以说，冲脉系统就是中医的生殖轴，但中医的生殖轴还跟肾气、天癸、任脉等密切相关。这和西医的"下丘脑—垂体—卵巢—子宫"的女性生殖轴有相似之处，但比西医的内容要丰富得多。

　　《黄帝内经》《难经》中的冲脉分布线路有五条：①从少腹内部浅出于耻骨外2寸的气冲穴，与足少阴肾经并合上行（任脉外1寸），抵胸中后弥漫散布；②冲脉自胸中分散后，又上行到鼻；③脉气由腹部输注于肾下，浅出气冲，沿大腿内侧进入腘窝中，经胫骨内缘，到内踝后面达足底；④从胫骨内缘斜向下行到足跗上，分布于足大趾；⑤由少腹的胞中，向内贯脊，循行于背部。

　　《素问·骨空论》讲："冲脉为病，逆气里急。""逆气"是指违逆不顺之气，这里指冲逆之气；"里急"指腹中拘急疼痛。逆气、里急其实是阴阳两个大的方向的病理，此也符合《易经》中"一阴一阳之谓道"的二元论分类方法。"逆气"是怎么出现的呢？是因肾气不足不能固摄下焦的寒湿阴霾，它会随着厥阴风木的升发之气沿着冲脉冲逆而上。那么，怎么样才能把寒湿阴霾祛除？冲脉的寒湿阴霾还是要通过冲脉的病机线路来祛除，即邪之入路就是邪之出路。在祛除寒湿阴霾的同时，还要从源头上固摄下焦阳气方可达到根治的目的。

　　逆气可能会致使寒湿阴霾等病理产物上冲，影响卵巢易形成卵巢囊肿、多囊卵巢综合征、卵巢子宫内膜样囊肿或卵巢肿瘤等疾病；影响乳腺易形成乳腺增生、乳腺结节、乳腺囊肿、浆细胞性乳腺炎、乳腺纤维腺瘤或乳腺肿瘤等疾病；影响甲状腺易形成甲状腺结节、甲状腺炎、甲状腺囊肿、甲状腺肿或甲状腺肿瘤等疾病；影响脑部易形成垂体瘤、空泡蝶鞍综合征等疾病。在冲脉病机线路上的这些疾病可以考虑从冲脉理论来论治。曾用自拟的冲脉逆气方治疗一位垂体瘤患者，当时催乳素超过5 000mIU/L，一直服用溴隐亭，病情控制不佳。后来服用中药1个月以后催乳素基本恢复正常，复查垂体瘤从直径2.7cm缩小到1cm以内。

　　"里急"指的是腹部的拘急疼痛，它其实是一个阴虚生内热的问题。《伤寒论》少阴病篇讲了三急下证，即少阴病三承气汤证，其中讲到了里急腹痛。《伤寒论》少阴病篇第 321 条曰："少阴病，自利清水，色纯青，心下必痛，口干燥者，可下之，宜大承气汤。"此处"心下必痛"应该是脘腹疼痛。同理，里急也会致使燥热火与有形寒湿阴霾等病理产物结合，从而引起冲脉病机线路上的相关疾病。

总之，《素问·骨空论》中的"冲脉为病，逆气里急"高屋建瓴地概括出了冲脉为病的两个病理方向，于是从阴阳两纲确定了两个大的治疗方向。一个是以冲脉阴气不足为主引起的"里急"证，一般用自拟的冲脉里急方来治疗。冲脉里急方由熟地黄、天门冬、麦冬、茯苓、炙五味子、巴戟天、炒白芍、炙甘草、川牛膝、生山茱萸、生山药、知母、黄柏、当归、鳖甲、橘核、乌药、川楝子、元胡、干姜炭等药物组成。一个是以冲脉阳气不足为主引起的"逆气"证，一般用自拟的冲脉逆气方来治疗。冲脉逆气方由生山药、茯苓、泽泻、川牛膝、黑顺片、炙甘草、太子参、炒白术、当归、炒白芍、鳖甲、生牡蛎、川楝子、元胡、三棱、莪术、炒白芥子、麦冬等药物组成。这两组方剂几乎可以用来治疗冲脉病机线路上的大多数疾病。《黄帝内经》的理论就是这样，"知其要者，一言而终，不知其要，流散无穷"（《素问·至真要大论》）。

四、生命科学与生命哲学

《素问·宝命全形论》讲："天覆地载，万物悉备，莫贵于人。人以天地之气生，四时之法成。"及"夫人生于地，悬命于天，天地合气，命之曰人。"这两句话指出人是因天地之气而来的。《素问·六节藏象论》讲："余闻气合而有形，因变以正名。"这句话其实涉及人体的原始组织胚胎学。有了这样一个"气"，才会形成这样一个"形"，才会形成这样一个"人"。把这个过程再细化讲解，中医学认为构成人体原始组织胚胎必须满足三个条件，一个是男子的精子，一个是女子的卵子，还必须有一个东西才能使得两者和合在一起，这个东西是什么？就是气。

这个"气"往根源上讲就是最原始的气，即元气。元气为精子和卵子的聚合创造了条件，使得两者能够和合在一起。如果精子和卵子聚合不到一起怎么解释？比如现在临床上比较常见的抗子宫内膜抗体阳性及抗精子抗体阳性等会使得精子和卵子产生对抗，两者不能聚合到一起就无法形成受精卵，这也是目前导致不孕症的原因之一。

　　精子和卵子聚合不到一起，就得试着调节两个人的身体状态。中医通过调节身体阴平阳秘的平衡状态，为元气、精子和卵子的聚合创造了一个条件，让它们能够拼聚在一起。这样才会形成一个真种子（即受精卵），具备了一个形成原始组织胚胎的条件，正如《灵枢·本神》讲："天之在我者德也，地之在我者气也，德流气薄而生者也。故生之来谓之精，两精相搏谓之神，随神往来者谓之魂，并精而出入者谓之魄，所以任物者谓之心，心有所忆谓之意，意之所存谓之志，因志而存变谓之思，因思而远慕谓之虑，因虑而处物谓之智。"中医治疗时除了调节夫妻双方的身体状态外，还需夫妻双方营造和谐的家庭氛围等，从某种意义上来讲这也可以看作是一种"气合"。

　　道家讲："天有三宝日月星，地有三宝水火风，人有三宝精气神。"又讲："上药三品，神与气精。"可以说，精气神是构成人的生命现象的三要素。最原始的精气神，即元精、元气和元神，在生命科学里也可以称为生命的物质、生命的能量和生命的信息，三者均是形成一个正常生命必不可少的条件。《灵枢·本神》讲："故生之来谓之精，两精相搏谓之神。"此处"两精"指精子和卵子，即元精。在元气"气合"的作用下使得"两精"相搏，形成"合子"，也称为受精卵，它所呈现的生命活力称为生命的信息，即元神。

　　那么，受精卵形成以后，接下来是什么过程？《灵枢·经脉》讲："人始生，先成精，精成而脑髓生，骨为干，脉为营，筋为刚，肉为墙，皮肤坚而毛发长，谷入于胃，脉道以通，血气乃行。"这里其实讲述了一个生命十月怀胎人体器官的发育过程。佛家认为三缘和合成胎以后，生命在娘胎里每7天一个变化，第一个7天像糨糊一样还没成形，第二个7天开始生出脊髓的神经，从脊背骨开始，总共经历了38个7天，共266天，最终形成了一个完整的生命。《黄帝内经》、佛家早在两千多年前对生命发生过程的认知几乎跟现代医学的精准分析一致。

　　《灵枢·天年》讲："黄帝问于岐伯曰：愿闻人之始生，何气筑为基，何立而为楯，何失而死，何得而生？岐伯曰：以母为基，以父为楯，失神者死，得神者生也。黄帝曰：何者为神？岐伯曰：血气已和，荣卫已通，五脏已成，神气舍心，魂魄毕具，乃成为人。"指出人体生命开始的时候以母亲的阴血作为基础，以父亲的阳精作为保障，两者结合而产生神，才有了生命活动。在母体中，随着胎儿的逐渐发育，达到气血调和，营卫通畅，五脏成形时便产生了神气，神气藏于心中，魂魄也由此生成，这才构成了一个健全的人。

《灵枢•天年》又讲:"黄帝曰:其气之盛衰,以至其死,可得闻乎?岐伯曰:人生十岁,五脏始定,血气已通,其气在下,故好走。二十岁,血气始盛,肌肉方长,故好趋。三十岁,五脏大定,肌肉坚固,血脉盛满,故好步。四十岁,五脏六腑、十二经脉皆大盛以平定,腠理始疏,荣华颓落,发颇斑白,平盛不摇,故好坐。五十岁,肝气始衰,肝叶始薄,胆汁始减,目始不明。六十岁,心气始衰,苦忧悲,血气懈惰,故好卧。七十岁,脾气虚,皮肤枯。八十岁,肺气衰,魄离,故言善误。九十岁,肾气焦,四脏经脉空虚。百岁,五脏皆虚,神气皆去,形骸独居而终矣。"指出人出生以后每10年出现了一个生理或病理阶段,这也是一个对生命活动大概的阶段性总结,一直讲到了百岁。

总之,《黄帝内经》对人的生命从原始组织胚胎到十月怀胎,到出生以后再以每10年作为一个生命阶段的观察做了详细的描述。孔子的一生给予我们一个启示,人生就是阶段性的调整。《论语•为政》讲:"吾十有五而志于学,三十而立,四十而不惑,五十而知天命,六十而耳顺,七十而从心所欲,不逾矩。"这个是很有意思的,也是以每10年左右为一个阶段讲述了孔子人生阶段性调整的轨迹。

在生命科学里主要有两样东西,一个是思想,属于知觉系统;另一个是从五脏六腑到整个身体,属于感觉系统。西医学注重解剖(即形质),侧重于感觉系统;中医学注重功能而轻形质,《黄帝内经》将知觉和感觉通过医理归纳起来都属于感觉系统,这样也就有了身心合一的观念。可以说,生命是一种感觉。知觉系统是一个还没有被完全开发出来的体系,着重在"心"的层面,在传统文化和宗教里面都有所涉及。随着心理问题的突出,知觉这一方面在未来医学里会显得越来越重要。从某种意义上讲,学医可以看作是一门修行,治病救人的过程便是修行的过程,医术的高低取决于心性的修养。

中医学是在中国哲学背景下诞生的。中国哲学以整体论为主,其所用方法称为整体关联法。整体关联法的特点是模糊的。中医也将一个整体还原到每一个个体,但这些个体之间是相互关联的,并不是独立的。中医学也有解剖体系,但更突出各个体之间相互关联的作用,即中医学"重功能、轻形质"的体现,于是从实质解剖学上升为功能解剖学。中医学的理论具有将整体生命力的每一个部分完整地反映在整体面貌的特征。中医哲学观不仅架构了理论体系，而且按照它的规律去认识疾病就能精准地抓住疾病的本质，治疗疾病时便有理可循，有法可依，有方可用，有药可治。

西医学是在西方哲学背景下诞生的。西方哲学以还原论为主，其所用方法称为分析还原法。分析还原法的特点是清晰的。西医将一个整体分析后还原成为一个孤立的个体，并将人体分析还原为十大解剖系统，对每个系统的研究都很精细，但各系统之间是相互独立的。正是受还原论的影响，西医外科的发展可谓突飞猛进。随着科技的进步，这种分析还原法会越来越精细，目前已发展到分子、基因水平了，这也是现在西医院分科越来越细化、专业又分亚专业的主要原因。但是脱离整体观，临床面临的困惑也会越来越多，治疗疾病时往往显得束手无策。

中医治病有一套系统的方案叫理法方药，把"理"放在最前面。为什么要提出理法方药？就不能再提出一个病法方药或者证法方药吗？这是因为中医学受到了理学的影响。每一个时期的哲学思想都会渗透到中医学里面，理学也不例外。如果把中医学认为是自然科学的话，其理论体系必然会受到哲学的影响。自然科学是哲学发展的基础，它的发展具有深刻的哲学渊源。任何一门自然科学的发展都会受到哲学思想的支配和制约，尤其在古代自然科学与哲学没有分开之时显得更为密切。哲学家讲："哲学是一切科学之母"，爱因斯坦也讲过："哲学可以被认为是全部科学之母。"

宋代开启理学大发展，这个时期涌现出了很多著名的理学家。理学对中医的发展具有深远意义，其中著名的金元四大家几乎都受到了理学的影响。受理学影响最为典型的还得说朱丹溪，他将理学深入地应用到中医学理论，倡导相火论，开辟出了滋阴学派。那么，朱丹溪难道不重视阳气吗？特别重视。但因为朱丹溪提出了一个著名的理论"相火论"，以滋阴为治疗大法，人们便忽视了朱丹溪在其他方面的成就，正所谓"无偏不成家，成家必不偏"。理学家提出要"存天理，灭人欲"，而"欲"在中医看来其实就是相火。因此，要通过滋阴来承降相火，滋阴学说就显得相对突出了。

任何一个时期的哲学几乎会影响同时期所有学科的发展。中医学不单是一门自然科学，还应该隶属于生命科学的范畴，更有生命哲学的渗透，它们交织在一起，形成了具有中医特色的复杂性科学。科学家朱清时讲："中医揭示了人体和疾病一些整体层次的规律，虽然理论还停留在古朴的状态，但是这些经验是人类几千年文明反复实践证明了的，是真理、是科学，这种科学是复杂性系统内的科学。"

再如中医火神派之所以盛行，是因为其扶阳理论深受刘沅哲学思想的影响。火神派鼻祖是郑钦安，参透《易》理，从《易经》坎卦悟出了"坎中一丝真阳乃人生立命之根"的思想，提纲挈领。用一句话或者简短的一段话可以概括出其思想核心，所有的理都围绕它而展开，这个可以称之为思想。在郑钦安之前，其实有一位核心人物是刘沅，应该说是火神之祖。刘沅被人们尊称为川西夫子、通天教主，是儒、释、道三教集大成的一代通儒。

那么，刘沅的哲学有什么特点呢？他对宋儒理学是持反对意见的，而他自己其实已经建立了一种新理学。他认为天地万物的根本总属乾元一气，理气合一，站在了"一"的角度来看问题，最终形成了独有的一套理论体系。如果不能深入地理解他的哲学体系，就很难理解他所表达的一些东西。大家只看到了火神派大剂量使用附子、干姜等温热类药物，但不了解其背后的哲学原理和医理，要透过表象来看本质。

刘沅的哲学思想在四川一带影响很大，只不过他的著作还没有盛行起来，他对王阳明的哲学思想也是持反对意见的。哲学家罗素讲："任何一种哲学思想只要它能够自圆其说，它就具有某种真正的知识。"哲学家冯友兰讲："哲学就是反思思想的思想。"简单地讲，就是通过反思别人的思想从而提出自己的思想，这个也可以称为哲学。

由此足见，哲学对科学的影响是具有相当深远意义的。中医讲的理法方药，其中"理"泛指医理。有了理论才能够指导临床实践，从而确定治法，有了治法自然就有了对治的方和药。因此，理才是关键。很多人说中医需要时间和经验的累积，所以大都会找老中医看病，但中医看病真正靠的是理。经验的累积或者单方验方的治疗经验有时很难囊括某一疾病的方方面面，有一定的适用范围，超出此范围可能会无效。只有研究透彻中医之理，才能以不变应万变。

一些医生更多地是把所有的精力都集中在研究疾病本身，或者在痰、湿、浊、瘀、毒等病理产物或现象上，反而被疾病或病理现象迷惑，不能透过现象看本质，很难跳出这个思维桎梏。学好任何专业，尤其中医学，最好学些哲学。中医基础理论固然很重要，但要思想上升到一定高度，必须得依靠哲学，因为思想的构建需要哲学。可以说，哲学是无用之用，万用之基。

哲学被称为智慧之学，是理论化、系统化的世界观，靠理论论证和逻辑分析系统地回答关于世界最一般的问题。哲学的特点是怀疑,正是因为怀疑精神,才有了批判性和选择性地接受和反思。把对方思想先接受过来,然后开始"破"它,一旦"破"了它,然后再"立",正所谓无破不立。当然,在这个过程中不仅有"我破",还有"破我"。

要想构建中医学术思想体系,最好要有哲学的辅助。笔者平常最爱读的书除了中医书籍外,就是传统文化和哲学的书籍。像哲学书籍看似和中医没有直接关系,但它会在不知不觉中给你灌输一种具有反思精神的思想。这种思想甚至是最重要的,功夫在书外,此言不虚。中医学里融合了生命科学和生命哲学的内涵,两者往往相互渗透,相互影响。哲学家楼宇烈讲:"中医被古人称为'生生之学',是关于生命智慧和生命艺术的学问。不能把中医视为单纯的疾病医学,它具有丰富的人文文化内涵,是包括哲学、艺术、宗教等在内的一种综合性的人文生命学。"

五、疗效是中医的生命力

近年来,中医越来越受到关注,中医到底能不能治疗一些目前西医已经无能为力的疾病?绝大多数人认为中医是以养生为主,预防为主,是个"慢郎中"。那么,事实到底是不是这样的呢?越来越多的中医治愈了很多西医认为不可能根治的疾病,逐渐地改变了人们对中医的看法。发展中医要实实在在解决患者的病苦,用疗效和事实来说话,这样的中医才是有生命力的中医。

在西医综合医院里笔者是深有体会的,中医在西医院中的生存现状可想而知,不受重视,没有地位,创造不了效益,感觉处于一种很卑微的状态,那事实果真是如此吗?中医在笔者所在医院的地位还是很高的,但打铁一定要自身硬,一般大型会诊都会请中医参加。在西医院的中医就是全科医学,针药可以并用,没有分科,整体思维时刻在心中。对西医的这一套理论体系得经常去研究,对疾病的诊治、转归、预后等都要有一定了解。不仅能遇到很多疑难杂症和重症,还可以接触很多优秀的西医专家,相互交流,这样才能取长补短、优势互补,很少会有中西医之争的偏见。因此,有人说中医的崛起可能在西医院。

兰州大学第一医院很重视中医药事业的发展,专门成立了中医综合治疗室,提供了一个可以针药结合的平台。因为职称、学历的问题,年轻医师的成长也是需要时间的。笔者的门诊量在医院一直名列前茅，用实力、疗效和口碑为中医在西医三甲综合医院赢得了一席之地。正因为如此，很多西医对中医的看法有了改变，愿意开始了解和认可中医。功夫不负有心人，踏实肯干，默默无闻地做事，认认真真地看病，一心想着解除老百姓的疾苦，笔者相信金杯、银杯不如老百姓的口碑。讲这些也可以给大家树立对中医的信心。

古代医家流传一句话："内科不治喘，外科不治癣。"意思是中医内科的喘病（哮喘等呼吸系统疾病）和中医外科的癣病（银屑病等皮肤病）治疗难度很大，甚至还有"治喘必丢脸"之说。说到哮喘，过敏是诱因，符合《黄帝内经》的伏邪或伏毒理论。因此，托透伏邪或伏毒便是脱敏的理论依据。哮喘临床治愈以后，一般还需要1～3个三伏天的中药脱敏治疗，同时可以辅助三伏贴治疗。这个脱敏主要是用中药脱敏，不用西药，这是笔者借鉴西医提出的观念。在三伏天的时候，借助自然界阳气向外发散的趋势，借势托透伏邪或伏毒。观察哮喘症状能不能诱发出来。如果能诱发出来就继续服药治疗，如果诱发不出来就相当于巩固治疗。

真正意义上的脱敏是体质的脱敏，通过改变过敏体质往往可以治愈过敏性疾病。临床上发现三伏贴对过敏体质的人有明显的反应，可以称为阳性反应，即贴敷局部出现红、肿、热、痛、痒、水泡等，也可以用来辅助托透伏邪或伏毒，还可以用来验证过敏体质是否脱敏成功。

有一位5年病史的哮喘患者，当时治疗的时候症状消失的很快，所以不想再继续服药治疗，但笔者建议患者第二年三伏天一定要服用中药脱敏治疗。患者在此期间哮喘未再发作，第二年三伏天来服用中药，结果哮喘的症状诱发出来了。这次治疗哮喘的症状消失后，第三年三伏天还得继续服用中药脱敏观察。在治愈部分哮喘患者的过程中，打破了传统观念对笔者的束缚，笔者对中医有了更加深刻的思考和自信。

全世界过敏性鼻炎患者有10亿多人。临床研究发现，过敏性鼻炎目前尚无根治方法，但是若不对症治疗，容易发展成哮喘等多种过敏性疾病。全球约有22%的人患有过敏性疾病，并以每10年23倍的速度增长，世界过敏组织将每年的7月8日定为"世界过敏性疾病日"。目前，我国有2亿多人患有过敏性疾病。过敏已不单是一个医学问题，还是一个社会问题。

初到医院工作，第一位患者是患有8年化脓性痤疮的同事。在军训的时候，他面部的痤疮脓液会从面颊流下来。舌质黯红，舌苔黄厚腻，脉濡。病机考虑为湿热蕴蒸，属于湿温病的范畴。于是开了《重订通俗伤寒论》的方剂蒿芩清胆汤。服药以后出现了尿频，大概2小时内小便了七八次。《医学正传》讲："治湿不利小便，非其治也"，使得湿去热孤，热随湿退。每小便1次，痤疮就会好一些。果不其然，总共调了3次处方，服用9剂中药，8年顽固性、化脓性痤疮从此便治愈了。

从那以后，可以说是"一战成名"。大家起初以为笔者只看皮肤病，介绍的大多是皮肤病患者。这个过程中也遇到了很多棘手的皮肤病，迫使笔者潜心研习皮肤病专著。像银屑病这种难治性的皮肤病，一开始治疗笔者也并不自信，花了将近2年时间才算把它基本攻克。银屑病的治疗急性期建议不要急于使用糖皮质激素，因为激素一般会将体内的毒素遏制在身体里面。

某三甲医院药房的一位药师得了银屑病，头、面、躯干、四肢皮肤泛发红斑，其上覆盖有银白色的鳞屑。急性期就来看中医，嘱咐不要使用糖皮质激素，服用中药1个月以后，除了手部，其他地方都痊愈了。他在药房工作有所顾虑，就给手上抹了激素软膏，当时感觉控制得还可以，但就是没有根治。手部的银屑病后来又服用3周的中药才算治愈。使用激素虽然暂时控制住了症状，但毒热不能得到及时的释放，遏制在体内的邪气还得继续服药托透出来。

举了这么多病例，旨在说明古训或名言有些是值得商榷的。有时名人错误的一句话危害很大，自己当时没有解决问题，于是认为某个疾病治疗不了，影响可想而知。名人效应须警惕，因为崇拜有时会禁锢人们的思想，在潜意识里人们就会觉得这个疾病可能真治疗不了。后面的医生遇到同样的疾病，也会给自己找个理由，不再深究医理，故步自封。因此，要有哲学的怀疑精神，批判性、选择性地借鉴和采纳。古人的有些东西也可能是错误的，毕竟受时代和认知的影响，认识事物可能会有局限性，但在当时的时代背景下可能是对的。

上大五的时候，笔者父亲做了贲门癌中晚期的大手术，面对癌症，笔者变得很不自信。但是后来笔者发现父亲服用中药以后，几乎没有出现白细胞减少症、胃肠道反应、末梢神经炎、脱发等化疗副作用。同一病区的患者知道这个事后，都开始服用中药。大家服药后效果很好，这些反馈开始让笔者对肿瘤的治疗有了重新的认识和思考。胃癌患者做化疗时，一般是从太阴病的思路来治疗的。化疗药物一般首先会损伤胃肠道黏膜细胞，胃肠道反应是化疗药物最常见的一种副作用，从中医来讲就是直中太阴或者损伤了脾胃之气。

临床发现一些肿瘤 3～5 年这个时间段容易复发。切除肿瘤好比割韭菜，化疗药物好比除草剂，可以用来抑制肿瘤细胞的有丝分裂，一般需要 6～8 次反复抑制，当然化疗次数也因人而异。到 3～5 年的时候，抑制的肿瘤细胞可能又开始生长了，也就出现了肿瘤复发。如果中医能够及早介入，化疗期间修复损伤的细胞，解决化疗带来的副作用，包括胃肠道反应、白细胞减少症、末梢神经炎、脱发等。化疗结束后，调节身体的内环境，辅助正气，鼓动正常的免疫细胞等将体内因化疗药物抑制的肿瘤细胞吞噬或清除，这样才能从根本上治愈疾病。

肿瘤进展期如果单纯地使用中医治疗，有时扶正的力量可能跟不上肿瘤细胞生长的速度。手术和化疗有时可以暂时控制住病情，但对身体创伤的代价很大。但如果将中西医优势各自发挥，扬长避短，不失为一种治疗新思路。肿瘤老年患者正气减弱，肿瘤细胞代谢也比较缓慢，可以考虑人瘤共存。通过中医治疗让身体建立新的阴阳平衡，而这种低水平的阴阳平衡仍然可以延长寿命，就像千年古树与树瘤共存一样，体现了整体（人）与局部（肿瘤）的关系。笔者父亲的病情当时专家估计可能只有 1 年的存活时间，到现在已经 14 年多了，可以说是医学上的一个奇迹。正是基于此，笔者对肿瘤的治疗有了一些思路和想法。

2016 年和肿瘤外科的一位博士合作了一项科研课题，应用自拟加味黄芪菟丝子汤治疗化疗后副反应，主方是理中汤加了大剂量的生黄芪、菟丝子。当时笔者给的建议是化疗药物使用期间不服用中药，其他时间都服用，但这样做的话有些患者很难坚持。于是就让能坚持的患者坚持服药，不能坚持的患者化疗前和化疗后至少服 3 剂中药。在后期发现，服用这一组方药之后免疫细胞和 T 细胞亚群 CD4$^+$、CD8$^+$ 的指标均会升高，服用时间越长效果越好，而且服药时间长的患者白细胞减少症等并发症一般不会出现。

化疗药物有较大的副作用，往往首先会引起胃肠道反应，对胃肠道黏膜细胞的损伤会引起恶心、呕吐、腹泻、纳差等症状，辨证多属脾胃虚寒证或太阴虚寒证，方剂常选用砂半理中汤。接下来会出现末梢神经炎、脱发、白细胞减少症等副作用的症状。这些症状说明了什么？首先，化疗药物损伤的是后天脾胃之气，其次是先天肾气。对胃肠道的损伤是因为化疗药物直接损伤了脾胃之气，用《伤寒论》的思维就是直中太阴。《伤寒论》太阴病的适应证范围是很广泛的，在临床上发现胃癌的早期病变肠化或不典型增生，这些都隶属于太阴病的范畴，但大多与厥阴病和少阴病相关。

脾胃为气血生化之源，肾为气血之根。化疗药物对后天脾胃之气和先天肾气都有损伤，气血生化会乏源，发为血之余，肾"其华在发"，所以会引起脱发。西医认为化疗药物会损伤毛囊细胞，进而引起脱发。组方再加鸡血藤、当归以补血养血。针对反酸的症状再加瓦楞子消痰化瘀、软坚散结、制酸止痛，现代药理研究发现瓦楞子具有抑酸及抗胃肠道肿瘤的作用。再加炒山药健脾益胃、滋肾益精。

其次是末梢神经炎，症状表现为四肢远端肘膝关节以下麻木。为什么化疗后会在四肢远端出现麻木？《素问·太阴阳明论》讲："帝曰：脾病而四肢不用何也？岐伯曰：四肢皆禀气于胃，而不得至经，必因于脾，乃得禀也。今脾病不能为胃行其津液，四肢不得禀水谷气，气日以衰，脉道不利，筋骨肌肉，皆无气以生，故不用焉。"此处也可以看出脾胃主四肢的理论依据。因此，化疗药物损伤脾胃以后会影响四肢的气血运行状态。为什么会出现麻木？因为"气虚则麻，血虚则木"（《景岳全书·非风》），所以气血不足会引起麻木。由此可见，脾胃的气血损伤会引起四肢的麻木，而麻木的程度和时间大概能反映出脾胃的气血损伤程度。

有一位药剂科的专家对末梢神经炎很感兴趣，询问中医有没有办法。西医科研更多地注重在单味药物某个成分的研究上。单味药物也具有多种成分，多种中药配伍后会出现复杂性成分。单纯研究中药的某个成分跟中药的四气五味能否关联起来？这个也是目前用西医办法研究中药的瓶颈。

最后就是白细胞减少症。白细胞减少之后一般要注射升高白细胞的针剂，很快会升高白细胞。但是时间久了不仅会引起骨头疼痛，而且还会引起骨质疏松。其实，白细胞是从骨髓里生出来的，即"肾主骨，骨生髓，髓生血"理论的体现。过度刺激骨髓造血会使得骨髓的储备减少，从而引起肾虚和骨质疏松的症状，这也是西医要求同时补钙的原因。

生黄芪为什么要大剂量使用？因为生黄芪大剂量使用的时候可以补益

肾间动气，可以灌溉到肾气里面去。《温病条辨》讲："治下焦如权（非重不沉）"，治下焦要像秤砣一样重沉下去。黄芪小剂量（少于30g）使用的时候，擅长补益脾肺之气，即气往上升；大剂量（多于60g）使用的时候，擅长补益肾气，即气往下行。临床实践发现黄芪大剂量使用时有修复肾脏炎症、消除尿蛋白等作用，这跟大剂量生黄芪补益肾间动气的道理有异曲同工之妙。

还有一味药物菟丝子。菟丝子，味甘、涩，性微温，归肝、肾、脾经，具有补肾阳、益肾精、养肝、明目、固精、缩尿、止带、止泻、安胎的功效。在所有补肾的药物里面为什么选择了菟丝子？因为菟丝子不仅能够填精补肾，还具有温补肾阳的功效。化疗药物会损伤或遏制人体的阳气，用菟丝子可以温阳化气。而且现代药理研究发现菟丝子具有升高白细胞的作用，这样使用药物更能体现药物的精准性。

临床要善于归纳和总结，从而找到疾病规律性的理论。要做好中医，不能刻板地去固守一些经验性的东西，否则可能会限制我们的诊疗思路。中医的理论在《黄帝内经》等经典著作中得到了高度的升华，揭示了人体和疾病一些整体层次的规律，可以用它来指导临床实践。但记载的一些中医医案，患者服完药以后情况如何也不清楚，可能治愈了，也可能没有治愈，也可能复发。没有追踪，没有随访，不了解预后、转归，中医认识疾病没有完全形成学科体系，这方面的知识中医是缺乏的，这些使得中医的传承面临严峻的挑战。

西医认识疾病有一套系统的体系，涵盖病因、病理、机制、诊断、治法、药物、预后、康复等方面，知识和经验不断地累积，不断地深化和细化。随着科技的不断进步，西医学的发展可谓日新月异，这个是由西方哲学还原论的特点决定的。正是基于此，西医学建立了学科体系，掌握了话语权，其他学科如果不在它的学科体系内都认为是不科学的，包括中医。

中医的有些诊断是以症状命名的，比如胃痛、呃逆、反酸、胃胀等，如果把它们统一在太阴病的范畴，治疗就显得有理可据，同时会将复杂的问题简单化。太阴病脏证从大的方面论治主要有两个方向，即太阴阴气不足引起的太阴虚热证及太阴阳气不足引起的太阴虚寒证。对于一些没有明显临床体征的疾病，现代医学的检查可以辅助做出诊断，中医仍然可以进行辨证论治。这就要求我们建立一个中医的诊疗模式，此时病证结合诊疗模式的优势就显现出来了。

《伤寒论》把疾病分为三阳病和三阴病，不属于此范畴的就是杂病。《伤寒论》这种划分疾病种类的方法执简驭繁，纲举目张。现在初步统计西医涉及的疾病有 2 万多种，但想把这些疾病都研究清楚是很不容易的，一位医生的时间和精力都是有限的。西医还原论的思维方法决定了它的外科技术突飞猛进，手术过程对人体的损伤越来越小，手术时间缩短，创伤减少，也就是对人体气的损伤较小，预后理想、康复快速可想而知。

西医学分科越来越细之后，使得十大解剖系统之间的关联性更难把握。如果有 6 个系统的疾病，到医院至少要看 6 个科，每个科各司其职，很少有人会用整体观的思维方法。假如一个科开 3 种药，6 个科就会开 18 种药。至于这些药物之间有没有拮抗作用先不说，那患者是吃药还是吃饭呢？有一个大医院的会诊很有意思，当时患者在重症监护室，用着十几种药，但病情越来越严重。请来了一位资深专家详细研究后，把十几种药减到了 3 种药，这位患者竟然奇迹般地被治愈了。这是一位具有整体观思维的专家，对中医的整体观念把握得很精准。有了整体观的思维方法，用西药同样可以解决疑难杂病和危重症。

西医刚开始也是有整体观念的，比如抗生素的使用起初不是用全量，而是用治疗量的 1/6，为什么？刚开始的思维就是用小剂量的抗生素来对抗细菌，给人体的自愈系统一个缓冲时间，最终让人体自身来修复从而治愈疾病，这和道家"上药三品，神与气精"有雷同之处。只不过后来随着分科越来越细，亚专业越来越多，这种整体思维逐渐被淡化了。近年来原美国总统奥巴马倡导整合医学，整合医学从人的整体出发，是整体观念的体现。西医的发展不断地变化，但是在变的过程中也发现了很多问题，也在不断地完善学科体系。

在西医院工作得越久，看病会越来越谨慎，为什么？因为会遇到很多复杂的疾病，不可控的因素太多了。曾经有一位患者，只是吃饭不好，于是给开了调理脾胃的中药。但是服了 12 剂中药以后症状仍然没有缓解。一般脾胃的问题 6～18 剂中药就会有效果。如果没有效果，建议最好做个检查。家属也很信任笔者，于是直接给老人做了全身 CT 检查，结果检查出来是肺癌。

2018 年治疗过一位 80 多岁的患者，当时也就是吃饭不好，服了 12 剂中药以后症状没有缓解。患者舌头两边瘀暗较甚，中医学认为舌两边主要为肝所主，建议先做个消化系统的彩超，重点检查一下肝脏。检查发现肝脏有占位病变，初步考虑肝脏原位癌，也就是肝细胞癌。肝细胞癌一般是原发性的，有一定的诱因，比如有长期的慢性肝炎病史，还有饮酒等因素。患者平素生活规律，没有这些病史，会不会是从其他地方转移过来的？于是做了全身 CT 检查发现肺上有一个比较小的肿瘤，由于位置和年龄的原因就没有做穿刺等进一步检查。专家考虑肺部可能是原发灶，肝细胞癌可能是从肺上转移而来的。

门诊曾来了一位有过敏性紫癜病史的患者，当时是来看过敏性紫癜的，笔者看了皮肤和眼睑的情况，出血特点和过敏性紫癜有所区别，这次很可能是血小板减少性紫癜，嘱咐患者化验血常规。结果提示血小板计数 10×10^9/L［参考范围：$(100 \sim 300) \times 10^9$/L］，已经在危急值。血小板可能还会下降，建议到血液科住院治疗，待血小板计数稳定后再用中医治疗。

西医学的很多新观点，在学有余力的时候最好广泛学习，了解得越多，对疾病的诊疗会把握得更加精准。大家有时会觉得中医很神奇，其实这可能是长期看病形成的一种专业直觉。直觉是人类的本能知觉之一，不受人类意志控制，是基于人类的职业、阅历、知识和本能存在的一种特殊思维方式，而专业直觉就是长期在专业的实践基础上形成的。

对于医生来说，只有大量的临床实践，不断地总结、凝练、升华，从而形成一套理论体系。当然，这套理论体系与实践是相统一的，此时形成的专业直觉可信度更高。如果理论设计和患者服药后的状态没有达到预期，此时专业直觉也是可以用来指导临床实践的，正如爱因斯坦讲："真正有价值的是直觉。"值得一提的是，直觉虽然是一种本能，是与生俱有的判断力，但过度依赖高科技等心外因素会使得这种能力减退。

第二章　太　阴　病

第一节　太阴病概论

一、太阴病提纲

《伤寒论》六经病每一经都有提纲。所谓提纲就是提纲挈领,几乎贯穿于本病篇的始终,同时它也是最具代表性的一些症状,也是最能反映疾病的主要矛盾或病机的一些症状。比如太阴病的提纲,《伤寒论》太阴病篇第273条曰:"太阴之为病,腹满而吐,食不下,自利益甚,时腹自痛。若下之,必胸下结鞕。"腹满首先得考虑它是实性的还是虚性的。当然,太阴病篇的腹满是虚性的。

那么,虚性与实性的腹满怎么鉴别呢?虚性的腹满喜温喜按,得温觉舒,按之不痛,时满时减;实性的腹满喜凉拒按,得温则甚,按之则痛,腹满不减、减不足言,正如《金匮要略·腹满寒疝宿食病脉证治》曰:"病者腹满,按之不痛为虚,痛者为实。"《本经疏证》讲:"胀满而按之痛者为实,不痛者为虚。"《景岳全书》言:"可按者为虚,拒按者为实。"

《伤寒论》太阳病篇第66条曰:"发汗后,腹胀满者,厚朴生姜半夏甘草人参汤主之。"此腹满的特点为虚中夹实,一般上午轻下午重,时满时减,治疗以三补七消,发挥宽中消满的作用。《伤寒论》太阴病篇针对脾胃虚寒证或太阴虚寒证引起的虚性腹满,治疗时用的方剂是四逆辈,也就是理中四逆辈,即理中丸和四逆汤之类。可以看出,这些方剂可以治疗虚性腹满,但它们并没有使用行气消满的药物。

临床上遇到慢性胃肠炎引起的虚性腹满的患者,建议一般不要轻易使用行气消满的药物。举个简单例子,就像半杯水的时候水容易波动,要是把水加满了，它就不容易波动了。虚性胀满的道理也是一样的，只要把气补足自然就不胀满了。行气药和导滞药容易耗气，起初可能有些效果，但不宜长期使用。因此，对于虚性胀满采用行气除满的方法来治疗需要慎之又慎。

"腹满而吐"，为什么没有提到呕？"呕"和"吐"这两个症状是有区别的。有物无声谓之吐，有声无物谓之呕。阳明病篇与太阴病篇一定要对比着学习。清代医家柯韵伯提出"实则阳明，虚则太阴"的理论言简意赅，高度概括了阳明、太阴的病变规律。

"食不下"就是纳食差、食欲差。脾主运化，运化减弱，纳食和食欲均会减退。"自利益甚"是指如果再出现下利，前面"腹满而吐，食不下"这组症候会加重。那么，加重的原因是什么呢？是因为下焦虚寒的程度加重了。阳气越弱，虚寒越重，这种虚性胀满的症状就会越重。

"时腹自痛"指腹部不时出现疼痛，此为虚寒性疼痛的特点，这种疼痛一般得温则减，得寒则甚。这是什么原因引起的呢？这个其实是太阴病篇里涉及的一个很重要的内容，即土木关系。土气不足会引起土不载木，木气克土气就会引起疼痛，而这种疼痛的特点多为腹痛即泻。这个症状在临床上很常见，一般表现为腹痛伴有腹泻，大便有时是呈喷射状的。

有一个著名的时方痛泻要方，出自《丹溪心法》，由白术、白芍、防风、陈皮四味药物组成，用来治疗肝郁脾虚引起的腹痛即泻。白术为补气健脾第一要药，厚土载木而风自止。防风为风药中润剂，有祛风解表止痛的功效，而且对腹痛即泻的效果很好。这种方法也可以看作是逆流挽舟法。腹痛即泻就像水土流失一样，会使得木气下陷，病机也可以认为是厥阴下陷横逆克太阴土气。

讲到土气，《黄帝内经》的概念更广泛些，不是普通意义上讲的脾胃为土气。《素问·六节藏象论》讲："脾、胃、大肠、小肠、三焦、膀胱者，仓廪之本，营之居也，名曰器，能化糟粕，转味而入出者也，其华在唇四白，其充在肌，其味甘，其色黄，此至阴之类，通于土气。"又"脾主大腹"，可以看出土气的范围比较广泛，这样也能够拓宽治疗疾病的思路。"通于土气"紧接着又讲了："凡十一脏，取决于胆也。"按照古文的书写习惯是竖写，这个"十一"很可能是"土"字的写法，即"凡土脏，取决于胆也"，重点强调了土木关系。土木关系是五行所有关系中最常见的，这样的解释更加契合临床实际，这个问题值得大家商榷。

《素问·金匮真言论》曰："东风生于春,病在肝,俞在颈项。"通俗讲颈项部是肝木之气的一个能量出口(俞)。因此,颈椎病的治疗从肝木之气着手是一个常规的思路,而厚土载木和滋水涵木是最常见的两条病机线路。老百姓经常说:"这个人一根筋",指的就是颈椎的经筋,跟肝主情志有一定关系。一些情志类的疾病可以配合针刺颈椎经筋来治疗,效果理想。

"南风生于夏,病在心,俞在胸胁。"指出心火之气的一个能量出口(俞)在胸胁。两乳之间的膻中处为中丹田气海之所,也是宗气之所。宗气是由呼吸自然界的清气和水谷精微之气组成的,积于胸中,贯注于心肺,具有贯心脉、司呼吸的作用。一些心血管系统疾病会出现胸痛或胁肋部疼痛,还有胸膜炎、胸肋小关节炎、胸胁部的带状疱疹等引起的疼痛,和心气或宗气可能有关系。

"西风生于秋,病在肺,俞在肩背。"指出肺金之气的一个能量出口(俞)在肩背。临床会见到一些呼吸系统疾病伴有肩背部的疼痛,比如肩周炎、肩胛内侧肌炎、斜方肌炎等引起的疼痛,随着呼吸系统疾病的缓解或者治愈,这种疼痛一般会随之减弱或者消失。门诊曾遇一肩背部剧烈疼痛患者,检查肩周和背部没有明确的疼痛点,考虑是从肺部放射而来,于是建议患者做胸部 CT 检查,发现肩周疼痛一侧的肺部有占位病变,疑似肺癌。之所以有这样的判断,是"病在肺,俞在肩背"作为理论指导的。

"中央为土,病在脾,俞在脊。"指出脾土之气的一个能量出口在脊柱(俞)。脊椎的相关疾病,包括椎间盘突出症、腰椎病、颈椎病、强直性脊柱炎、脊柱侧弯等,可以考虑从脾胃土气来治疗。脊柱的疾病怎么能从脾胃土气来治疗呢?很多人百思不得其解。高深的理论可能就是简单的一句话,是长期从临床实践中凝练升华而来的,正所谓大道至简。有一个药叫柳氮磺吡啶,本来是治疗肠炎的,后来西医的一些专家发现它对强直性脊柱炎的症状有缓解作用,所以逐渐地将它应用到强直性脊柱炎的治疗上面。但临床发现柳氮磺吡啶对伴有肠炎的强直性脊柱炎效果明显,对不伴有肠炎的强直性脊柱炎效果一般。由此足见《黄帝内经》的智慧之高。

"北风生于冬,病在肾,俞在腰股。"腰指的是腰部,股指的是大腿,简单地讲肾水之气的一个能量出口(俞)在腰腿部。比如坐骨神经痛,这是最典型的"病在肾,俞在腰股"的病机线路。因此,腰椎间盘突出症可以从脾、肾治疗。如果脾胃有问题，就先从脾胃论治；如果脾胃没有问题，就从肾论治。这些疾病的治疗都可以从理论上推理出来。

当两个及两个以上系统出现问题的时候，藏象学说对一些简单的、常规的脏腑之间的关系也可以清晰地表达出来，正如《金匮要略·脏腑经络先后病脉证》讲："夫治未病者，见肝之病，知肝传脾，当先实脾。四季脾旺不受邪，即勿补之。中工不晓相传，见肝之病，不解实脾，惟治肝也。"但对两个以上系统出现问题的时候，五行归类法不失为一种最直接、最理想的思维方法，而土气、水气和木气这三者之间是五行中最根本的关系，但临床以土木关系最为多见。

《素问·阴阳离合论》讲："天覆地载，万物方生，未出地者，命曰阴处，名曰阴中之阴；则出地者，命曰阴中之阳。阳予之正，阴为之主，故生因春，长因夏，收因秋，藏因冬，失常则天地四塞。阴阳之变，其在人者，亦数之可数。"这句话详细地论述了阴阳之间的关系。"未出地者，命曰阴处"，即以地平面为界，地平面以上为阳处，地平面以下为阴处。"阳予之正，阴为之主"通俗讲就是：阴为阳之基，阳为阴之用，阳气在外的表现根源于阴气。《素问·阴阳应象大论》讲："阴在内，阳之守也；阳在外，阴之使也。"这句话讲出了阴阳之间的互根关系。可见，阴为根基。这也是为什么先从《伤寒论》三阴病开始讲解的原因，而太阴可以看作是三阴的屏障，所以先从太阴病开始讲起。

接着讲太阴病篇第 273 条提纲原文"若下之，必胸下结鞕"，本来应该用温法，因为太阴病篇第 277 条讲了治法："自利不渴者，属太阴，以其脏有寒故也，当温之，宜服四逆辈。"如果错误地使用了下法，会出现胸下结硬。为什么会出现胸下结硬？这里其实涉及了中医的象性思维，一般以膈为界线，好比地平面。膈以上是上焦，膈以下到肚脐水平线是中焦，肚脐水平线以下是下焦。"必胸下结鞕"指出病位在胸膈以下，在地平面以下，在土气里面。临床发现膈以上一般容易出现结胸证，膈以下一般容易出现痞证，如《伤寒论》太阳病篇第 131 条曰："病发于阳，而反下之，热入因作结胸；病发于阴，而反下之，因作痞也。"

因此，太阴病提纲不外乎讲述了这么一组证候，比如腹满、呕吐、食不下、自利、腹痛即泻等症状。讲了脾就会想到胃，胃的常见症状有反酸、呃逆、胃胀、胃痛、胃脘烧灼感、纳差、消化差等。脾与胃相表里，两者往往会相互影响，燥湿相济，纳化相依，升降相因，斡旋中焦，为人体五脏六腑的中轴，气化之枢纽，后天气血生化之源。

二、太阴病经证

《伤寒论》太阴病篇第 274 条曰："太阴中风，四肢烦疼，阳微阴涩而长者，为欲愈。"第 276 条曰："太阴病，脉浮者，可发汗，宜桂枝汤。"这两个条文讲述了太阴中风证，也就是太阴病经证，风邪中了太阴的经络出现了"四肢烦疼"的症状。这个疼痛比太阳病的程度要严重些，"烦疼"通俗讲就是疼得烦躁了。为什么会出现"四肢烦疼"？因为脾胃主四肢。

"阳微阴涩而长者，为欲愈"，这句话表面一看好像是断档了，不好理解。如果把第 276 条加到第 274 条，改成："太阴中风，四肢烦疼，脉浮者，可发汗，宜桂枝汤。阳微阴涩而长者，为欲愈。"这样就好理解了，太阴中风证就讲完整了。"四肢烦疼"和"脉浮"讲的是症状和体征。用什么治法？汗法。用什么方药治疗？桂枝汤。然后预后怎么判断？一是临床症状的消失，二是脉象的变化。在太阳病阶段，脉不浮就算治愈了。但太阴中风证的脉象有这么一个转归，会出现"阳微阴涩而长"的脉象，这是阴病出阳的一个表现。脉象的鉴别诊断，对临床诊疗具有重要指导意义。

太阴病经证是因为风邪中了经络，它没说是中寒，所以用到的方药是桂枝汤。但少阴病一般不单独使用桂枝汤，因为足少阴肾是气之根，要在补益肾气的基础上扶正祛邪。《伤寒论》太阳病篇的桂枝去芍药加附子汤，也可以看作是太少两感证。明代陶华又提出了再造散，出自《伤寒六书》，以助阳益气、散寒解表，用于阳气虚弱、外感风寒之人，即在桂枝汤的基础上加用附子、人参、黄芪来益气扶正，再加防风、羌活、川芎、细辛等药物来增强解表祛邪的力量。笔者在临床上一般用桂附地黄丸作为基础方，加红参、炙黄芪、葛根、防风、生姜和大枣来益气扶正、解肌祛风，治疗少阴病经证，即少阴中风证，效果理想。

《伤寒论》太阴病篇第 275 条曰："太阴病，欲解时，从亥至丑上。"此条文讲述了太阴病容易治愈或好转的时间。"从亥至丑"就是从 21：00 到次日凌晨 3：00，这一时间段太阴阳气相对旺盛，此有利于太阴病向愈或者好转。"欲解时"是六经经气各自旺盛之时，是六经的"主时"。当各经病证在其经气旺盛之时，机体可借助自然界和自身阳气而祛邪外出，从而使疾病可能得以解于此时。"欲解时"对判断疾病的预后和转归具有一定临床指导意义。

三、太阴病脏证

《伤寒论》太阴病篇第 273 条曰:"太阴之为病,腹满而吐,食不下,自利益甚,时腹自痛。若下之,必胸下结鞕。"此条文不仅是太阴病的提纲,也是太阴病脏证的内容。第 277 条曰:"自利不渴者,属太阴,以其脏有寒故也,当温之,宜服四逆辈。"此条文讲述了引起太阴病的主要原因是太阴阳气不足、虚寒内生,一般将其证型称为太阴虚寒证或脾胃虚寒证,同时提出治法"当温之",方剂选用四逆辈。

太阴病篇第 277 条曰:"自利不渴者,属太阴",而少阴病篇第 282 条曰:"五六日自利而渴者,属少阴也",两者都有自利的症状,渴与不渴成了鉴别要点,其实这两句话是用来鉴别自利是属于太阴病还是少阴病的。《伤寒论》的辨证法有时是联句辨证,也就是上下文辨证;有时是篇章辨证,比如太阴病篇与少阴病篇,或太阴病篇与阳明病篇等,篇章之间要对比着学习。总之,《伤寒论》中处处体现了辨证法。

"自利不渴"就是下利但不渴,说明它还没有影响到水液气化的功能。"自利而渴",就是下利而且还渴,是因为下焦膀胱气化的功能受到了影响,致使津液不能上承而出现了渴。肾与膀胱相表里,膀胱气化功能受肾气的温煦,故膀胱气化功能减弱是下焦肾气不足的一个表现。因此,太阴病篇的"自利不渴"和少阴病篇的"自利而渴"是用来鉴别太阴病和少阴病的。

太阴病篇第 277 条治疗方药"宜服四逆辈",这个"宜"和"主之"是有区别的。《伤寒论》中的"桂枝汤主之""白虎汤主之",其中"主之"指出就是这个证,就用这个治法,就用这个方、药,只有这样治疗效果最佳。当然,也可以通过其他方法来治疗,但无疑这种方法是治疗效果最好的。如果一个疾病的治疗方法越多,一般治疗的效果越不理想。治病就像一把钥匙开一把锁,这就叫对证。病机的把握是否精准,方药的应用是否到位,这些都是很考究的。足见《伤寒论》之所以被称为经典中的经典,是因为它为疾病的诊疗制定了一套精细的方案。

太阴中风证的治疗方药提到了"桂枝汤主之",语气是很肯定的,这个时候就得用桂枝汤来治疗。而用"宜",就带有商量的语气,要辨证使用。"宜服四逆辈"在桂林古本《伤寒杂病论》写的是"宜服理中、四逆辈",这个改写特别好,把中焦和下焦两个界面区分得很清楚。中焦虚寒证用理中丸来治疗,下焦虚寒证用四逆汤来治疗。但到了宋代有一个很高明的做法,针对中、下焦虚寒证,把理中丸和四逆汤这两个方剂进行了组合,就组成了著名的附子理中丸。

附子理中丸出自《太平惠民和剂局方》,这个组方很有深意,好比"两盆火",一个叫"釜中火",另一个叫"釜底火"。"釜中火"指的是脾胃本身的"火","釜底火"指的是肾中的"火"。"两盆火"就衍生出来了"土伏火"和"火生土"两个治疗大法,形成了土与火之间两个明确的关系,也反映了先后天两本的关系。如果下焦没有问题,只是中焦虚寒证,就用理中丸来治疗。如果是下焦的虚寒证,就用四逆汤来治疗。如果中、下焦都有虚寒证的问题,就用附子理中丸来治疗。掌握了"土伏火"和"火生土"两个治疗大法,治疗脾胃虚寒证就有了方向。

以附子理中丸作为基础方进行随证加减,可以解决临床上的很多问题,尤其治疗消化系统疾病,而且治愈的速度一般比较快,关键的原因在哪里?正确的理论、准确的辨证、精准的方药以及患者的信任与配合等都是快速治愈的关键。临床症状和体征消失后,可以去做胃镜、肠镜等辅助检查,这些检查都正常后才可以称得上临床的治愈。

至于下利,在《伤寒论》少阴病篇里还讲到了桃花汤,第 306 条曰:"少阴病,下利便脓血者,桃花汤主之。"第 307 条曰:"少阴病,二三日至四五日腹痛,小便不利,下利不止,便脓血者,桃花汤主之。"这里讲述了一组症状:腹痛,下利,便脓血。一般对应西医学的什么病?溃疡性结肠炎。用桃花汤治疗溃疡性结肠炎,效果理想。

《伤寒论》太阳病篇第 159 条曰:"伤寒服汤药,下利不止,心下痞鞕,服泻心汤已,复以他药下之,利不止,医以理中与之,利益甚。理中者,理中焦,此利在下焦,赤石脂禹余粮汤主之。复不止者,当利其小便。"这段话其实论述了下利的四种治疗方法,简称治利四法,也可以用来作为下利的鉴别诊断。

第一种情况是下利伴有心下痞硬的寒热错杂证,用泻心汤来治疗,主要是半夏泻心汤;第二种情况是中焦虚寒证,就用理中丸来治疗;第三种情况是下焦阳气不足、收涩无力,就用赤石脂禹余粮汤来治疗,起到温肾收涩的作用;第四种情况是利小便所以实大便,把肠道里的水分从小便导出,这样大便的水分就会减少,从而起到治疗下利的作用,《医学正传》讲:"治湿不利小便,非其治也。"就是这个道理。《伤寒论》治疗下利的这四种方法在临床上非常实用,同时给出了鉴别诊断。掌握了治疗下利的这四种方法,有关泄泻的大部分疾病都可以治疗。

关于直中太阴,举个例子,有位孩子吃了冰淇淋之后开始发高烧,表现症状其实就是上呼吸道感染的症状。当时是夜晚,嘱咐家长让孩子把附子理中丸(浓缩丸)1次服用12丸。如果体温没有下降,隔1小时再服1次。服完第2次后,开始微微出汗,体温逐渐下降了。第二天早上,孩子的高烧已经退了,而且没有出现像往常发烧以后遗留咳嗽等问题,也没有影响上学。

这个病机怎么理解?是不是寒邪直中太阴了?此属于继发的太阴病。直中太阴以后,寒邪和人体的阳气形成了一个相互抵抗的作用,寒邪将阳气逼越于外,阳气闭郁便会发热。有人说这是寒包火,其实不是。寒包火最常见的原因是感受寒邪,使得阳气遏郁将火包到寒里面去而形成的。通过解表散寒会使得寒包的火热发散出来,治疗过程中可能还会引起一些皮肤病,比如荨麻疹等。

治病时要处处留心给邪气找出路,邪之入路便是邪之出路。在临床上治疗寒包火,一般会在解表散寒的基础上加一些清热的药物。因为这个火热之邪会"壮火食气"(《素问·阴阳应象大论》),会损伤人体的正气。此时要"热者寒之"(《素问·至真要大论》),比如使用黄连、黄芩、黄柏、生石膏、知母、金银花、连翘等清热的寒凉药物来对治。

再举个例子,痛经伴有面部痤疮,月经量少,手足冰冷,脉沉细涩。辨证为血虚寒厥证,病机线路为厥阴中化太过化火至足阳明胃经的界面。用当归四逆加吴茱萸生姜汤来温化厥阴的沉寒,那厥阴中化太过转化出来的火热怎么治疗?可以用生石膏、知母、乌梅等清解火热之邪。服药后痤疮很快消失了。只有祛除了厥阴沉寒,厥阴中化转化的火热才不会再产生,如《素问·阴阳应象大论》讲:"寒极生热。"

这个病例是以厥阴沉寒为本,阳明燥热为标,此病机是由厥阴中化太过化火至足阳明胃经界面引起的。为什么会有这条病机线路?因为厥阴阳明同主阖。厥阴中化太过转化出来的火热,会顺着足阳明胃的经络上行至面部而引起痤疮。那么,痤疮是怎么形成的?《素问·至真要大论》讲:"诸热瞀瘛,皆属于火。诸痛痒疮,皆属于心。"可见,痤疮多因火热而来。

这里其实涉及了标本中的知识，但又超出了标本中的常规病机线路，如《素问·六微旨大论》讲："厥阴之上，风气治之，中见少阳。"指出厥阴正应的是少阳。标本中、开阖枢、六气之间的转化规律，这些内容对中医至关重要，可以说是中医的难点，也是重中之重。可惜很多人没有研究清楚，或者根本没有引起重视，笔者将在太阴燥化证一节专门讲解这部分内容。

《伤寒论》太阴病篇第 278 条曰："伤寒脉浮而缓，手足自温者，系在太阴。"太阴病的脉象可见浮缓脉，但以缓脉为主。曾看到一位中医博士写的文章，提到了缓紧脉。这个怎么理解？一个是软绵绵的脉象，一个是紧绷绷的脉象，这两个脉象放到一起会是什么效果？真是"纸上得来终觉浅，绝知此事要躬行"。

"手足自温者"在临床上会经常遇到，包括手足心热，其病机可能会首先想到阴虚内热，但在临床上发现一些是土不伏火引起的。土气不足不能伏藏下焦的肾气，气有余便是火，于是出现了一些火热之症，通过脾胃主四肢这种联属的方式，将不能伏藏的热量释放出来从而引起手足心热。

因此，只要通过调理脾胃，把土气的温度、湿度、厚度和密度这四个度调理正常，它相关的这些症状自然就会消失。临床治病切记不要总是盯着症状或者病名，要抓病机。现在一些中医受西医的影响，总要得出一个西医的病名诊断，然后按照这个疾病去治疗，殊不知这样已经被病名桎梏了，被西医牵着鼻子走了。

四、太阴发黄证

《伤寒论》太阴病篇第 278 条曰："伤寒脉浮而缓，手足自温者，系在太阴。""系在"指伤寒还未转属别经之前，已经具备了转属别经的内在条件，出现了可能转属别经的苗头，一般把这种情况称为"系在某经"。比如太阴有热，太阴又主湿，湿热蕴结，从而引起"当发身黄"，应当出现黄疸。这就具备了湿与热互结转变为太阴发黄证的条件，所以叫做"系在太阴"。

《伤寒论》太阴病篇第 278 条曰："太阴当发身黄，若小便自利者，不能发黄。"此条文涉及了太阴发黄证。中医基础理论指出黄色是脾胃的主色。如果脾胃之气不足，就会出现面色萎黄等症状。很显然这里的"发黄"不是这种情况，此"发黄"是由胆汁排泄不畅等引起。肝脏产生的胆汁储存到胆囊，进食后会刺激胆囊释放胆汁，进而到十二指肠、小肠、大肠，最终从大便排泄而出。如果在这条病机线路上胆汁排泄不畅，会致使胆汁进入血液，从皮肤、巩膜等渗出，从而引起发黄证。

中医学认为木郁土壅是引起发黄证的主要病机。木气指肝胆之气，土气指脾、胃、大肠、小肠、三焦、膀胱等脾主大腹之气。而土气的壅滞常会引起肝胆之气疏泄的不畅，致使胆汁排泄不畅，从而引起发黄证。肝胆内寄相火，从热；脾主土气，从湿。因此，湿热是引起发黄证的主要病理因素。

"若小便自利者，不能发黄"，恰恰说明湿热为患是引起发黄证的关键。叶天士宗前人"治湿不利小便，非其治也"（《医学正传》）之明训，在《温热论》中提出："通阳不在温，而在利小便"，湿从小便而出，湿有出路，不使湿与热蕴蒸，胆汁自然排泄畅通。因此，在临床上治疗发黄证的时候，时时刻刻要给湿热邪气找出路，出路在哪里？主要在大、小便。因此，如果出现大便不畅或小便不利都有可能引起胆汁的排泄不畅，从而引起发黄证。由此可见，邪气的出路，尤其是胆汁的排泄通道是否畅通显得尤为重要。

《温病条辨》讲述了温病的五种死法，在中焦死法有二，其中一种是："脾郁发黄，黄极则诸窍为闭，秽浊塞窍者死。"这种病证中医称为急黄，相当于西医的急性或亚急性肝衰竭等。发黄的原因是胆汁不能从消化道正常排泄。如果胆汁排泄的通道畅通，一般不会引起发黄证。但湿热郁结在脾，进而影响到肝胆的疏泄，病机表现为土壅木郁。湿热壅盛，邪无出路，遍身金黄，湿热秽浊之气堵塞诸窍，气机不通，从而出现死证。

肝内胆管结石在临床上也比较多见，一般会把治疗的重心放在疏肝利胆、化石排石上面。也可以从土木关系来解决，而木郁土壅是最常见的病机。针对太阴阴气不足引起的太阴虚热证，一般使用小建中汤来治疗。针对太阴阳气不足引起的太阴虚寒证，一般使用附子理中丸来治疗。在治疗土气的基础上，若伴有厥阴寒证就加吴茱萸汤；若伴有厥阴疏泄不畅就加柴胡疏肝散等疏肝理气的方药；再加排石、化石的药物，最常见的药物组合如鸡内金、金钱草、鱼脑石。那么，主要用什么药物来调节木气和土气之间的关系？桂枝汤通过调整药物的剂量和配伍，对土木关系的表达最为透彻。

关于柴胡，大多认为它是用来疏肝理气的。柴胡，味苦、辛，性微寒，归肝、胆经，具有解表退热、疏肝解郁、升举阳气的功效。《神农本草经》指出柴胡还具有"主心腹肠胃中结气，饮食积聚，寒热邪气，推陈致新"的功效，腹和肠胃都是属于土气的范畴。土气下陷会导致厥阴肝木之气的下陷，下陷以后就要升提木气。如果用桂枝不能把木气升提上来，可以用柴胡帮助把绊结的土气之结疏散开，而随之可能会伴有火热释放出来。因为肝胆内寄相火，易郁而化火，所以配伍黄芩来清解此火热之邪。

肝内胆管结石要比胆囊的结石相对好治一些，因为肝内胆管结石在胆管里的排泄要顺畅些。胆囊就像个口袋，胆汁停留在里边，若得不到正常排泄，会慢慢地煎熬，然后凝结成结晶，最后形成结石。结石在胆囊里相对不容易化开，也不容易排泄出来。胆汁从胆管排泄到十二指肠，后面肠道的问题其实都是在土气里面，即通过脾土之气的运化来完成，所以把肝胆结石的治疗重心主要放在解决土气的问题上面。

上述情况在临床上比较常见，但是有时土气之胃肠道也没有问题，此时怎么治疗？如果患者下焦肾气不足导致水不涵木的时候，可以通过调节肾水之气来达到滋水涵木的作用，通过补肾也能够治疗肝胆结石就是这个道理。因此，不要停留在一个固定的思维模式上面，这也是"气—阴阳—五行—脏腑—经络"之中医思维模型的灵活应用，一旦掌握，临床应用奥妙无穷。

《伤寒论》太阴病篇第 278 条接着又讲了："至七八日，虽暴烦下利日十余行，必自止。"大概经过七八天出现了自利，一日十余次。此下利其实是太阴病出现了转归，其与肠炎的腹泻是不一样的，此时不要用止泻的方法，为什么？因为"以脾家实，腐秽当去故也"，脾气充实了，体内腐秽淤浊的东西就可以排泄出来了，这种大便一般臭秽且黏滞。所谓祛邪就是扶正，而这种病理产物正是湿热为邪的表现，也可以看作是一种排邪反应。

大家在临床上可能都有体会，患者服了一些温阳化气的药物以后，可能会排出一些黏滞的、臭秽的黑色粪便，这个就是"腐秽当去"。这种排泄以后一般会很舒服，不会像肠炎的腹泻引起脱水等不适。如果觉得这个症状难受，可以将药物减量服用，1 剂药可以分成 3 次或 4 次，1～2 天服用。如果能够忍受，仍然按 1 天 2 次坚持服药即可，腐秽排出以后大便自会恢复正常。

有位多囊卵巢综合征患者，几年前她在国外留学时，生活作息不规律，经常熬夜，食用了大量寒凉冰冷的东西，身高 158cm，体重 98.5kg，考虑三阴沉寒堆积，服用了当归四逆加吴茱萸生姜汤合四逆汤。服药后 1 天排泄 14 次以上，且无不适感，只觉特别爽快，并感觉排泄后周围 1m 之内有冷气，这是什么情况？这其实是体内的寒湿浊阴之气外排的表现，就像冰块一样被温化开了,寒湿的气也就释放出来了。

即使如此排泄,也没有出现脱水、电解质紊乱等不适的症状,就这样整整排泄了十几天。总共服药 3 个月,体重从 98.5kg 降到了 63kg,而且因多囊卵巢综合征继发的糖尿病也得到了根治。月经周期和月经的量均恢复正常,复查妇科彩超提示卵巢的多囊结构已消失,性激素六项水平也恢复正常了,多囊卵巢综合征得到了治愈。

那么,像这种肥胖可以想象她体内累积了多少寒湿。寒湿之所以能够在体内堆积,主要是因为阳气不足,如《素问•阴阳应象大论》讲:"阳化气,阴成形。"哪个地方阳气不足,哪个地方寒湿就会堆积得越多,正如叶天士在《临证指南医案》中讲:"至虚之处,便是留邪之地。"

五、太阴腹痛证

《伤寒论》太阴病篇第 279 条曰:"本太阳病,医反下之,因尔腹满时痛者,属太阴也,桂枝加芍药汤主之。大实痛者,桂枝加大黄汤主之。"此条文讲述了太阴腹痛证,其实这里重点讲述了土木关系。"本太阳病,医反下之",本来是太阳病应该用汗法治疗,但是医生错误地使用了下法,从而引起了"腹满时痛"。错误的治法使得阳病入阴,使得邪气进入了太阴界面,这也是一个阳去入阴的过程。

《伤寒论》中营卫的"营"字,用的是光荣的"荣"字,是个通假字。"荣"下面是个"木"字,"木"字具有发散的含义,能够体现木气的展发之性和疏泄功能,如《伤寒论》太阳病篇第 53 条曰:"病常自汗出者,此为荣气和,荣气和者,外不谐,以卫气不共荣气谐和故尔。以荣行脉中,卫行脉外。复发其汗,荣卫和则愈。宜桂枝汤。"而"营"字下面是两个"口"字,跟饮食摄入有关,代表的是营阴,是人体生命活动的物质基础,具有营养和内藏的作用。虽然只是一字之别,足可以看出张仲景对用词特别的严谨。《黄帝内经》用"营卫"主要是指生理而言,而《伤寒论》用"荣卫"主要是指病理而言。

东方甲乙木,木气也是分阴阳的,即阳木之气和阴木之气,一般称为甲木和乙木。肝木之气属阴,胆木之气属阳。桂枝汤中的桂枝和白芍均是属于木气的药物。桂枝,味辛、甘,性温,归肺、肾、心、脾经,具有发汗解表、温通经脉、温助阳气的功效,针对乙木的寒证。白芍,味苦、酸、甘,性微寒,归肝、脾经,具有养血敛阴、柔肝止痛、平抑肝阳的功效,针对甲木的热证。《素问·至真要大论》讲："辛甘发散为阳，酸苦涌泄为阴。"所以桂枝、甘草配伍可以辛甘化阳，芍药、甘草配伍可以酸甘化阴。这样就能够理解原来桂枝是一个针对阴木（乙木）的药物，白芍是一个针对阳木（阳木）的药物，它们是"寒者热之，热者寒之"（《素问·至真要大论》）的一个对治法。

桂枝汤中的炙甘草、生姜和大枣都是属于土气的药物，不难发现桂枝汤体现了一个土木关系。桂枝汤被喻为"群方之冠"，具有调和荣卫、调和气血、调和肝脾、调和阴阳等作用。换个角度来认识桂枝汤，它主要涉及地平面以上涵盖了整个东方、南方和西方的关系问题，而三阴病主要涉及了地平面以下的关系问题。

太阳病本应使用汗法，但错误地使用了下法，使得木气随之下陷，即木气下陷到土气里面去了，会出现木气横逆克土气而引起气逆胀满，还有痉挛性疼痛等症状。此时太阴病出现的"腹满时痛"，土气是偏于阴气不足，还是偏于阳气不足呢？这对辨证特别重要。前面太阴病脏证重点讲述了太阴阳气不足引起的太阴虚寒证，这里其实重点讲述了太阴阴气不足引起的太阴虚热证。

"腹满时痛"是因太阴的阴气不足，木气横逆克土气导致痉挛性疼痛，用了什么方药治疗？"桂枝加芍药汤主之"。前面就桂枝汤做了简单的讲解，这也为太阴腹痛证的解读做了一个铺垫。桂枝加芍药汤就是桂枝汤倍芍药，芍药的剂量用到了六两，通过"酸甘化阴"增加了补益阴气的力量，同时发挥了柔肝解痉、缓急止痛的作用。

若大便不通，大便干结，数日一解，且疼痛的程度加重，会出现"大实痛"，就用"桂枝加大黄汤主之"。病机界面涉及了手阳明大肠腑的界面，为什么会出现这种情况？一个原因是太阴的阴气不足容易引起"阴虚生内热"；另外一个原因是如果错误地使用了下法，使得木气随之下陷，而厥阴木气是内寄相火的，下陷后容易火郁，郁久则化火。基于以上两个原因，使得土气中的火热增加导致"热盛则痛"，从而引起"大实痛"。治疗时，在桂枝加芍药汤的基础上加酒大黄来荡涤肠胃，通腑泻热，推陈致新，腑气一通，腹痛立减。

《伤寒论》太阴病篇第280条曰："太阴为病，脉弱，其人续自便利，设当行大黄芍药者，宜减之，以其人胃气弱，易动故也。"如果出现了"脉弱，其人续自便利"，说明太阴的阳气不足了，此时要是使用大黄、芍药这一类药物应当"宜减之"，就是要减量或者去掉。为什么？因为白芍还具有"酸苦涌泄"的功效，有"小大黄"之称，服用后容易引起腹泻，这样会使得下利加重。所以只要有腹泻的症状，芍药应当减量或者去掉。

"下利者，先煎芍药三沸"，下利时使用芍药可以先煮三沸。还有一种方法，《伤寒论》太阳病篇第 29 条芍药甘草汤与甘草干姜汤一起使用，用干姜来相佐起到温中散寒的作用。再比如阴气不足，在滋补时容易出现大便稀的情况，有时还会引起脾胃之气呆滞而影响食欲，可以加干姜炭或砂仁来相佐。

桂枝的配伍比较丰富，同样是桂枝，配伍不同，作用就会不同。比如桂枝和甘草的配伍，在太阳病篇有一个方剂就叫桂枝甘草汤，既然桂枝与甘草的配伍可以辛甘化阳，那么化的阳气到哪里去了？其实，化的阳气体现在了"木生火"的过程。《伤寒论》太阳病篇第 64 条曰："发汗过多，其人叉手自冒心，心下悸，欲得按者，桂枝甘草汤主之。"汗为心之液，发汗过多会损伤心之阳气而引起心悸。桂枝是个木气的药物，与甘草配伍，以"辛甘化阳"的阳气来补益心火，振奋心阳，这其实就是"木生火"的一个过程，这个"火"指的是心火。

桂枝与生姜的配伍，生姜具有温中散寒、发散水气的功效，所以桂枝与生姜配伍，气是向外走的。《伤寒论》太阳病篇第 62 条曰："发汗后，身疼痛，脉沉迟者，桂枝加芍药生姜各一两人参三两新加汤主之。"产后容易出现身痛、关节痛等疼痛性疾病，最常见的当属产后反应性关节炎，用这个方剂治疗效果也很好。发汗后寒湿容易侵袭人体，因此要加大生姜的剂量来发散排出体内的寒湿。

桂枝与白芍的配伍，桂枝汤加大白芍的剂量，就是桂枝加芍药汤，加强了补益阴气的力量，它的气就往里走。桂枝加芍药汤加胶饴就组成了小建中汤，用来治疗太阴阴气不足引起的太阴虚热证。桂枝汤加桂枝就是桂枝加桂汤，气就往上行，用来治疗奔豚病。奔豚病是一种什么样的病？"豚"是小猪的意思，奔豚就像奔跑的小猪一样。患者会觉得有一股气像小猪奔跑一样从小腹部上冲到咽喉部，发作欲死。有些人可能从肚脐眼以上发作，有些人从胸部以上发作，它们都可以按照奔豚病来治疗。

桂枝加桂汤，加桂的主要原因是什么？是因为木气下陷以后可以使其直升冲逆而上，所以加大桂枝剂量的目的就是要把下陷的木气升提上来。

《伤寒论》在太阳病篇第 117 条曰："烧针令其汗，针处被寒，核起而赤者，必发奔豚。气从少腹上冲心者，灸其核上各一壮，与桂枝加桂汤，更加桂二两也……本云桂枝汤，今加桂满五两，所以加桂者，以能泄奔豚气也。"《金匮要略·奔豚气病脉证治》曰："发汗后，烧针令其汗，针处被寒，核起而赤者，必发贲豚，气从小腹上至心，灸其核上各一壮，与桂枝加桂汤主之。桂枝加桂汤方　桂枝五两　芍药三两　甘草二两（炙）　生姜三两　大枣十二枚。"由此可见，桂枝加桂汤的"桂"当为桂枝。

但后世有些医家认为桂枝加桂汤的"桂"应该是肉桂，一直争论不休，其实这两种情况在临床上可能都会遇见。如果木气下陷后欲使其直升，而水气相对充足，用桂枝还是肉桂？用桂枝。如果木气下陷以后欲使其直升，而水气不足会导致水不涵木，是不是要用肉桂？因为肉桂能够引火归原、补火助阳。

桂枝的基础剂量不变，通过配伍，气的升降出入的运行方式就会发生改变，比如配伍白芍气往里行，配伍生姜气往外行，配伍桂枝气往上行，这些配伍对复方的气的升降出入作用是极为重要的。有人认为，中药就像机关枪，一梭子弹打出去，总有一个能打中目标。其实中药更像狙击枪，要做到指哪打哪。如果做不到这一点，中药的精准性就很难体现。不可否认，在临床上会看到一些几十味药的大处方，毫无章法，都是一些对症治疗药物的累积，给人一种天网恢恢、疏而不漏的感觉。这类处方不仅没有病机线路，更谈不上理法方药，没有针对性，没有方向性，疗效可想而知。

2016 年接诊过一位肺大泡的患者，做完手术之后在肺尖部有 1 个气包，高出皮肤约 1cm，可以看到气包会随着呼吸收缩。笔者跟该患者讲服完药之后这个气包可能会缩进去，结果服药后半个小时左右这个气包就往里慢慢收缩了。又有一次开方，笔者说这次服药这个气包可能会顶出来一些，果不其然，该患者就觉得中医特别神奇。要想将来肺大泡的病情稳定，这个气包最好是缩平的。坚持服药一段时间，病情一直稳定。

这个现象其实也没有那么神奇，就是前面所讲的气的运行方式，也就是升降出入。根据药物的四气五味、升降浮沉，通过医理来组方，可以将气的运行方式表达出来。如果一个处方没有方向性，没有精准性，即使偶尔治好疾病，可能也没有弄清楚是怎么治好的。中医治病要靠证据，而且服药后药物在体内的气化反应是怎样的，一定要心里有底，否则还会误以为是病理现象。应告知患者服药后可能会出现腹胀、肠鸣、矢气多、疲乏、瞌睡多、排便次数多等症状,这些都是药物气化反应引起的。

对于消化系统方面的疾病,在太阴病篇主要讲述了两大类方剂,第一类是针对太阴阳气不足引起的太阴虚寒证,方剂选用四逆辈。四逆辈涉及两个重点方剂,一个是理中丸,针对中焦虚寒证;一个是四逆汤,针对下焦虚寒证。如果中、下焦都有虚寒证,就用这两个方剂的组方附子理中丸。第二类是针对太阴阴气不足引起的太阴虚热证,方剂选用小建中汤。小建中汤里面用到了饴糖,一般可以用山药代替。这些都是从《伤寒论》太阴病篇的理论中推理出来的。土木关系中常会涉及厥阴中化,这个问题会在厥阴病篇专门来讲解。

阳明病篇和太阴病篇一定要对比着研究,这也是学习《伤寒论》的一种方法,可以称为前后对照法。在阳明病篇有阳明经热证和阳明腑实证,它们分别用了白虎汤和三承气汤,这些都是讲阳明的实证。既然阳明有实证,也应该有虚证,在阳明病篇里有几个条文在讲阳明虚证。这里把部分条文罗列出来,以便于辨证及对比记忆。

"阳明病,若中寒者,不能食,小便不利,手足濈然汗出,此欲作固瘕,必大便初硬后溏。所以然者,以胃中冷,水谷不别故也。"(191)"阳明病,不能食,攻其热必哕。所以然者,胃中虚冷故也。以其人本虚,攻其热必哕。"(194)"阳明病,法多汗,反无汗,其身如虫行皮中状者,此以久虚故也。"(196)"若胃中虚冷,不能食者,饮水则哕。"(226)"食谷欲呕,属阳明也,吴茱萸汤主之。"(243)阳明虚证以胃中虚寒为病机,治法以温胃散寒,主要方剂是理中四逆辈、吴茱萸汤等。

太阴病篇虽然只有8条原文,但将理法方药讲解得很透彻。太阴病篇主要涉及了太阴病经证、太阴病脏证、太阴燥化证、太阴发黄证及太阴腹痛证等几个方面的内容。其中,太阴病经证主要是太阴中风证,方剂选用桂枝汤。太阴病脏证主要讲述了太阴阴气不足引起的太阴虚热证,原文用桂枝加芍药汤来治疗,一般用小建中汤来治疗;太阴阳气不足引起的太阴虚寒证,原文用四逆辈来治疗,一般用附子理中丸来治疗。这两个大的分类将太阴病脏证常见的问题几乎囊括其中,此也体现了《易经》中"一阴一阳之谓道"的阴阳二元论分类方法的优势。这是一种大道至简的思维方法,用于中医学,可以在阴阳二元论上把病机的分型简单明了地体现出来,最终使得阴阳二元回归到气一元的状态。

太阴发黄证的阴黄与阳明发黄证的阳黄要对比着研究。阳黄多因湿热为患,治以清利湿热。在阳明病篇对阳明发黄证有详细的讲解,如第260条曰:"伤寒七八日,身黄如橘子色,小便不利,腹微满者,茵陈蒿汤主之。"第261条曰:"伤寒身黄发热,栀子檗皮汤主之。"第262条曰:"伤寒瘀热在里,身必黄,麻黄连轺赤小豆汤主之。"阴黄当于寒湿中求之,如第259条曰:"伤寒发汗已,身目为黄,所以然者,以寒湿在里不解故也,以为不可下也,于寒湿中求之。"方剂选用茵陈理中汤或茵陈术附汤。茵陈术附汤出自《医学心悟》,由茵陈、白术、附子、干姜、炙甘草、肉桂组成,具有温阳利湿之功效。

太阴阴气不足引起的阳明燥化,属于开阖枢和标本中的内容,一般将这一证型称为太阴燥化证,方药虽然没有提及,但从理论推理当属麻子仁丸。太阴腹痛证用桂枝加芍药汤和桂枝加大黄汤来治疗。太阴病篇虽然条文较少,但涉及内容丰富,在临床的应用很广泛。由此足见,越是浓缩的东西,往往越是最精深的。

对《伤寒论》太阴病篇的全貌有了认识以后,将在后面重点讲解太阴阴气不足引起的太阴虚热证、太阴阳气不足引起的太阴虚寒证、土气不足引起的土不伏火证、从标本中和开阖枢认识太阴燥化证等最能反映太阴病内涵的四个方面。

第二节 太阴虚热证

一、太阴虚热证的概念

太阴虚热证是因太阴阴气不足、阴虚生内热而引起的,病机为太阴阴气不足、虚热内生,治法为补益太阴阴气、承降内热,方剂选用小建中汤。现以小建中汤加减治疗消化系统疾病为切入点,展开讲解针对太阴阴气不足引起的太阴虚热证。

小建中汤出自《金匮要略·血痹虚劳病脉证并治》,原文讲:"虚劳里急,悸,衄,腹中痛,梦失精,四肢酸疼,手足烦热,咽干口燥,小建中汤主之。小建中汤方:桂枝三两,炙甘草三两,大枣十二枚,芍药六两,生姜二两,胶饴一升。"虚劳病是中医的一个病名,是脏腑气血阴阳亏损,以五脏虚证为主要临床表现的多种慢性消耗性疾病。

虚劳病中有虚热的症状,"甘温除大热"是其治疗大法。"甘温除大热"这一方法出自《黄帝内经》,它的应用在李东垣的《脾胃论》中有详细的讲解。正是由于李东垣对"甘温除大热"法的实践与发扬,它才被广大医家所采用。内伤大热主要因土气不足,"阴火上乘土位"所致,以补中益气汤为主要治疗方药,用甘温的药物补益脾胃虚弱之气,才能使得清阳上升,阴火下降,以解心包之围,则大热方除。

但从小建中汤的药物组成来看,虚劳病也可考虑为因太阴阴气不足而导致的太阴虚热证,适应证广泛,这一理念也拓展了虚劳病的治疗思路。按照《伤寒论》太阴病篇的精神,先从消化系统疾病来讲解小建中汤的应用。

二、小建中汤加减法

兹将列举小建中汤加减法治疗消化系统方面的常见疾病和常见症状。最常见的消化系统疾病有:浅表性胃炎,急、慢性胃炎,慢性萎缩性胃炎,慢性萎缩性胃炎伴肠化或不典型增生,胃溃疡,胃癌,十二指肠溃疡,急、慢性肠炎,食管炎,胆囊炎,胆囊结石,肝内胆管结石,等等。常见临床症状有:反酸,胃脘烧灼感,嘈杂,呃逆,胃胀,胃痛,恶心,呕吐,纳差,消化差,食管烧灼感,嗳气,口干,口苦,便秘,大便干结或先干后稀,小便黄。舌体瘦,舌质红,苔薄黄,脉弱。

临床经验总结:用小建中汤加减法治疗证型为太阴虚热证的消化系统疾病,效果理想。愿抛砖引玉,供同道参考。方药如下。

生黄芪 30g	桂枝 10g	炒白芍 30g	炙甘草 10g
太子参 30g	炒白术 30g	炒山药 30g	法半夏 9g
砂仁 10g	海螵蛸 20g	生姜 15g	大枣 30g

6 剂。煮服方法:加水 1 600ml,浸泡 0.5 小时,文火煮 1 小时以上,煮剩 400ml,分 2 次,早、晚饭后 1 小时温服。服药后 2 小时内尽量不进食和饮水,忌寒凉冰冷的食物和水果。

说明:一般 1 个疗程为 6 剂,此为成人剂量,小孩剂量酌情减量。

兹列举加减法如下:

1. 胃胀痛,反酸较甚,为厥阴中化太过化火横逆克土气所致,加吴茱萸

5g、小茴香 15g、焦黄连 6g。

2. 纳差或消化差，加焦麦芽 30g、鸡内金 30g、炒神曲 20g。

3. 虚劳里急，心悸，烦躁，失眠，易怒，烦热，男子梦遗，女子梦交，手足心热，加生龙骨 30g、生牡蛎 30g。

4. 大便干结，加炙百合 30g、炒杏仁 15g、火麻仁 30g。

5. 大便干结如羊屎状，数日一解，加酒大黄 10g、炒枳实 20g。

6. 胆囊结石或肝内胆管结石，加黄芩 10g、柴胡 10g、郁金 15g、鸡内金 30g、鱼脑石 30g。

7. 食管炎，加焦黄连 6g、黄芩 10g。

8. 食管炎伴有热扰胸膈致烦者，加炒栀子 15g、淡豆豉 15g。

9. 胃溃疡或十二指肠溃疡，加当归 20g、白芷 10g。

10. 慢性肠炎，或湿重者，如舌苔白厚腻，大便稀，加茯苓 30g、炒白扁豆 30g、炒薏苡仁 30g。

11. 慢性萎缩性胃炎伴肠化，加吴茱萸 5g、小茴香 15g、焦黄连 6g、黄芩 10g、瓦楞子 30g。

12. 慢性萎缩性胃炎伴肠化、不典型增生，在上述 11. 的基础上再加蜈蚣 1 条、全蝎 6g。

13. 胃癌，在上述 12. 的基础上再加白花蛇舌草 30g、半枝莲 30g。

14. 咳嗽、咯痰，加炒杏仁 15g、全瓜蒌 30g、桔梗 20g。

15. 腹胀严重，加厚朴 20g、炒枳实 20g。

16. 面部痤疮，加黄连 6g、黄芩 10g、白芷 10g、当归 20g。

接下来就消化系统的常见症状进行逐症分析。先来看第一个症状反酸。《素问·至真要大论》讲："诸呕吐酸，暴注下迫，皆属于热。"指出"热生酸"。那么这个"热"是从哪里产生的？三阴病中的太阴病以土不伏火证为主，土气不足不能伏藏下焦肾气，这是产生火热的第一个原因；第二个原因是少阴热化证，它主要是少阴阴气不足引起的；第三个原因是厥阴中化证，主要因厥阴中化太过化火引起，此涉及了标本中的概念。

三阴病中产生火热的源头主要来自这三方面，它们都属于阴火的范畴。因此，火热为患是引起反酸的主要因素，但在临床上以厥阴中化太过化火引起的火热最为多见。虽然是"热生酸"，但不能一见到热就清热。如果把热再分类，可以分为实热和虚热，但在临床上发现绝大多数属于虚热。虚热产生的源头主要是三阴(太阴、少阴和厥阴),了解产生"热"的源头就能明确药物的使用。

按照西医的思维模式治疗反酸,一般会使用抑酸、保护胃黏膜等药物。此是从症状上着手,属于对症治疗,但不能解决根本问题,需要长期治疗。西医学认为幽门螺杆菌感染是引起胃炎的主要因素,反酸也因它产生,于是就有了"四联疗法"来治疗胃炎。

按照中医的思维方式,就是要找到产生火热的源头,为什么?因为只有解决了产生酸的火热源头,反酸的问题才会迎刃而解。细菌学之父巴斯德说:"细菌算什么,环境才是一切。"由此可见,幽门螺杆菌是西医关注的重点,而环境是中医关注的重点。视角和立足点的不同决定了治疗方法的不同,这也是由中西医学的不同哲学思维方法决定的。

第二个症状是胃脘烧灼感、嘈杂。烧灼感也是因"热"而引起。嘈杂是指胃中空虚,似饥非饥,似辣非辣,似痛非痛,莫可名状,时作时止的一种症状,通俗讲就是胃里感觉有一种说不出来的难受。嘈杂其实主要是寒热错杂引起的。寒热错杂的"热"多因厥阴中化太过化火所致,而厥阴本身的寒证会引起寒热错杂的"寒"。

第三个症状是呃逆、恶心和呕吐,它们是由胃气上逆引起的。那么,导致胃气上逆的原因是什么呢?胃气不足,运化能力减弱致使胃气不降而上逆,从而引起呃逆。在临床上发现引起呃逆最常见的原因是土木关系失调。在土气不足或者相对不足的情况下,厥阴风木升发太过致使木气横逆克土气而引起胃气上逆。厥阴本身就有一个风的特点,风是善行而数变的,它的特点是无处不在的。

第四个症状是胃胀。引起胃胀最常见的原因是什么?《素问·阴阳应象大论》讲:"热胜则肿",也有人认为是"热胜则胀"。实热和虚热都能引起胃胀,热胀冷缩的原理最容易理解。有位患者胃胀数年,再没有其他症状,多处医治,疗效甚微。通过脉象发现左关脉弦紧,说明厥阴肝有沉寒;右关脉弱,说明脾胃之气不足。通过双手把脉的对比提示这是一个木气克土气的脉象,也就是肝木之气横逆克脾胃土之气的脉象。这一过程是由厥阴中化太过化火至脾胃土气界面而导致的。涉及厥阴肝的问题,于是问诊患者有没有肝血管瘤或肝囊肿等肝脏疾病,患者回答有肝血管瘤病史。之前一直是按照行气除满的常规思路来治疗的,没有效果,说明病机重心不在这里,而在于肝脏沉寒。像这种胃胀在临床上会经常遇到，在没有其他临床体征的时候如何来判断？此时脉象是一个很重要的参考依据。

《伤寒论》厥阴病篇第352条曰："若其人内有久寒者，宜当归四逆加吴茱萸生姜汤。"此"内"指的是肝脏内，"久寒"就是沉寒痼冷。此时要用治疗血虚寒厥证的当归四逆汤，为什么要加吴茱萸、生姜这两味药物？因为一个针对经证，一个针对脏证。"若其人内有久寒者"指的是厥阴肝脏本身有沉寒，治疗时要加吴茱萸、生姜来温化。这种肝脏内的沉寒容易引起肝炎、肝血管瘤、肝囊肿、脂肪肝等肝脏疾病。

厥阴病本身是个寒证，此病例的胃胀在治疗的时候要以温化厥阴寒证为主，方剂选用附子理中丸合吴茱萸汤。吴茱萸是温化厥阴肝沉寒证的针对性药物，吴茱萸汤主要针对厥阴肝脏内的沉寒证。当归四逆加吴茱萸生姜汤中吴茱萸用到了2升，是《伤寒论》3次使用吴茱萸剂量最大的1次，可见"其人内有久寒者"的厥阴肝脏沉寒程度较重。《伤寒论》厥阴病篇第378条曰："干呕，吐涎沫，头痛者，吴茱萸汤主之。"此处吴茱萸用了1升，要求"汤洗七遍"，就是用开水冲洗七遍，这其实也可以看作是一种炮制方法，因为吴茱萸有小毒。现在临床应用的吴茱萸一般都是炮制过的，直接使用即可。

《伤寒论》中的吴茱萸1升相当于多少克（g）呢？50g。如果按照古代的剂量用50g就超出《中华人民共和国药典》的规定剂量范围了，但剂量太小又达不到治疗作用。怎么办？可以按照《伤寒论》中的3次分服方法，取它的治疗量的1/3，大概用了15g。在临床上发现15g吴茱萸能够胜任温化厥阴沉寒的力量。笔者曾试服吴茱萸30g，胃里感觉很难受。

2015年，笔者治疗过一位胃癌肝转移的患者，是一个典型的"其人内有久寒者"，以附子理中丸合吴茱萸汤为基础方，吴茱萸使用了30g。治疗6个月以后，他的身体发生了明显的改变，肝区疼痛、胃脘胀痛以及舌两边瘀暗的症状体征都消失了，后来复查肝转移的病灶也消失了。经方到底能不能治疗大病？剂量也很关键。有趣的是那位患者服用30g吴茱萸反而觉得特别舒服，没有任何不适感。

这其实就是《素问·六元正纪大论》讲的："有故无殒，亦无殒也。"引申讲如果他体内需要这个气味，对他来说就是治病良药。如果不需要这个气味，就有可能会对人体造成一定的损伤。因此，辨病识证必须要十分准确。

有人说中药很安全，没有副作用。那如果辨证反了，本来是一个虚寒证，但如果按照实热证治疗了，这种情况是不是也可以称为副作用？这个问题值得大家商榷。

有人说中药对肝、肾功能有损伤，其实中药用对了不仅不会损伤肝、肾功能，还会对肝、肾功能的损伤有很好的修复作用。2016 年，一位患者患有病毒性脑膜炎、肺炎、心律失常等疾病，伴有肝、肾功能损伤，尤其肝功能严重损伤。住院 3 周，抗生素、保肝药等各种办法都使用了，仍不见好转，于是来看中医。服用 18 剂中药以后，不仅疾病得到了治愈，而且复查血生化提示肝、肾功能均恢复正常。通过中医的治疗把患者身体状态调节平衡以后，可以用西医的检查、检验来辅助和验证中医的疗效，这应该也是中西医结合的一个切入点。

第五个症状是胃痛，一般分为实性的和虚性的。两者怎么鉴别呢？实性的胃痛喜凉拒按，疼痛一般剧烈，急性起病。而虚性的胃痛喜温喜按，程度一般缓和，慢性起病。虽然寒热均可引起疼痛，但《黄帝内经》中绝大多数疼痛和寒有关系。寒热引起的疼痛结合临床症状和全身体征（包括舌象和脉象），也能分辨出疼痛的虚实，而《黄帝内经》中"不通则痛"和"不荣则痛"仍然是引起疼痛的两大主要病机。

第六个症状是纳差和消化差。脾胃主要有以下三方面的功能：第一个功能是纳化相依，人体摄入的饮食物经过胃的受纳和腐熟，将其进行初步的消化、吸收，呈乳糜状，然后在小肠进行泌别清浊。中医基础理论里"脾主运化"只讲了脾主运化水谷精微和运化水液的功能，其实还应该有运化糟粕的功能。既然有入口，必然有出口，要讲究一种平衡，这个过程就叫纳化相依。如果不提及运化糟粕这一功能，那么脾主运化的过程是不全面的。因此，脾主运化应该包括这三个方面的内容，即运化水谷精微、运化水液和运化糟粕。脾胃的第二个功能是升降相因，脾胃居中焦，对上下焦有升降斡旋的作用，是人体气机的枢纽。脾胃的第三个功能是燥湿相济，脾主湿，胃主燥，两者相互协调，燥湿相济。

第七个症状是食管烧灼感和呃逆。胃脘烧灼感是因"热生酸"导致的，其实食管烧灼感也是因"热生酸"引起的。最常见的原因是厥阴中化太过化火引起的"热生酸"，此"酸"随着厥阴风木的升发太过冲逆而上到食管会引起食管烧灼感。《灵枢·痈疽》讲："热胜则肉腐"，便会引起食管溃疡等疾病。

怎么治疗？这就有了吴茱萸和黄连的使用，也就是左金丸。用吴茱萸温化厥阴之寒，黄连清泻厥阴中化太过转化的火热。左金丸可以说是厥阴中化太过化火的针对性治疗方药。

左金丸出自《丹溪心法》，由黄连和吴茱萸组成，用来治疗肝火犯胃证。黄连用到了 6 两，而吴茱萸用到了 1 两。君药重用苦寒之黄连，一则清心火以泻肝火，二则清胃火。此时火热太盛，一方面用吴茱萸温化厥阴肝寒的力量不宜太大，另一方面用吴茱萸的温性来佐制黄连的寒性。之所以起这个名字，是因为左金丸可以用来治疗木火刑金导致的肝火犯肺证。

哽噎指食物梗塞，难以下咽，形成原因通俗讲就是食管有阻塞。而阻塞的原因是因食管局部有邪气，这个邪气最常见的表现是食管上有热。《伤寒论》太阳病篇第 173 条曰："伤寒胸中有热，胃中有邪气，腹中痛，欲呕吐者，黄连汤主之。"此条指出其病机为上热下寒证，上热主要是指食管的热，下寒主要是指胃寒。引起哽噎的另一个原因是食管的痉挛，而这种痉挛跟"寒主收引"和"肝主情志"有很大的关系。

这些都是消化系统最常见的临床症状，简单的分析有助于对小建中汤加减法治疗消化系统疾病的理解。小建中汤适用于太阴阴气不足引起的太阴虚热证。阴气不足的时候还会出现便秘，数日一解，大便大多会呈现出先干后稀的情况。这种便秘不仅是因为肠道有热，还因为粪便在肠道内停留时间太久水分被吸收而引起。舌体偏瘦，舌质偏红，舌苔薄黄，脉弱，这些都是太阴虚热证的体征。

三、小建中汤方解和应用

小建中汤其实是从太阴病篇的桂枝加芍药汤化裁而来的，但提出小建中汤的名字是在《金匮要略·血痹虚劳病脉证并治》中，桂枝加芍药汤再加胶饴（即饴糖）就组成了小建中汤。饴糖现在不常见，有些人会用麦芽糖代替。在临床上发现对胃炎的患者，如果药物太甜反而容易产酸，还会加重胃炎的症状。在小建中汤的使用中也提到："呕家不可用建中汤，以甜故也。"临床一般用山药代替饴糖，效果理想。

桂枝和芍药是两个针对木气的药物。气分阴阳，而阴阳代表了气的属性。因此，木气的药物也可以从属性上一分为二，把木气分为阴木之气和阳木之气。阴木之气也就是厥阴乙木之气，易出现寒证，首选药物是桂枝。

阳木之气也就是少阳甲木之气,它也具有少阳之气即相火之气的特性,易出现热证,且相火是要敛降的,首选药物是白芍。

桂枝和甘草配伍具有辛甘化阳的作用,芍药和甘草配伍具有酸甘化阴的作用,它们始终是围绕着阴阳来展开的。桂枝汤中桂枝和芍药的比例本来是1:1的,但现在变成了1:2,这样就加强了补阴的力量。白芍具有"酸苦涌泄"之功,素有"小大黄"之称。《伤寒论》太阴病篇第280条曰:"太阴为病,脉弱,其人续自便利,设当行大黄芍药者,宜减之,以其人胃气弱,易动故也。下利者,先煎芍药三沸。"如果出现腹泻的症状,要慎重使用芍药,因为它本身是一个酸苦涌泄的药物。

在伴有腹泻或阳气不足的情况下,用了芍药一般会使得腹泻加重,此时芍药要减量或者去掉。还有一种办法就是煎芍药三沸,其实这也相当于一种炮制方法,但现在临床几乎使用的都是炒白芍,已经是炮制过的。生白芍容易引起腹泻,而且还会引起恶心,为什么?因为土气不足时使用酸性的药物容易恶土。临床发现酸性的药物会使得胃酸的分泌增加。炒法炮制以后它的微寒之性就被减弱了一些,故开处方时一般写炒白芍。现在药理研究发现芍药导致腹泻的主要成分是植物碱芍药苷。此外,配伍干姜也是减轻芍药导致腹泻的一种相佐方法。

芍药甘草汤有一个很重要的作用就是柔肝解痉、缓急止痛,它能够治疗腿脚抽筋、不宁腿综合征等疾病。为什么?因为肝主筋。如果出现以热为主引起的痉挛就使用芍药甘草汤;如果是以厥阴寒为主引起的痉挛就得温化厥阴之寒,使用当归四逆汤、吴茱萸汤、桂附地黄丸或附子理中丸等方剂予以施治,只要厥阴之寒得以温化,抽筋的症状也就消失了。

为什么提到三阴同病的时候,有时病机界面很难分得清楚?《伤寒论》阳明病篇第184条曰:"阳明居中,主土也,万物所归,无所复传。"说明疾病所有的转归都有可能归于土气。阳明病的下法最具有特点,高明的医生会为这种下法创造条件,比如将三阴病转化到阳明病界面再去使用下法。这里同时也体现了土气的重要性,所谓无土不成世界,土能生万物。土气也可以看作是太阴,它是三阴的屏障。再到后面的少阴、厥阴,如果它们出现问题,太阴一般会首先出现问题,此时太阴就显得至关重要了。

小建中汤里面的炙甘草、生姜和大枣都是属于土气的药物。甘草,味甘,性微寒,归心、肺、脾、胃经,具有补心气、益脾气、祛痰止咳平喘、缓急止痛、清热解毒、调和药性的功效。炙甘草是补益土气的首选药物，可以调和诸药。在《伤寒论》中有70首方剂使用了甘草，在所有药物当中使用率最高，素有"国老"之称。《伤寒论》有两个很重要的方剂，一个是针对后天脾胃之气的理中丸，另一个是针对先天肾气的四逆汤，都用到了炙甘草。炙甘草的应用体现了《伤寒论》一个重要的用药特点，就是保胃气、救肾气，同时也体现了后天脾胃之气与先天肾气的重要性。

生姜，味辛，性温，归肺、脾、胃经，具有发散风寒、温中止呕、温肺止咳的功效，主要针对土气的温度或湿度。大枣，味甘，性温，归脾、胃、心经，具有补气健脾、养血安神的功效，主要针对土气的厚度或密度。胃气不足的时候容易出现饥饿感，此时吃几个大枣很快就不觉得饥饿了，是因为大枣还有"满中"的作用。

提到土木关系，《医学衷中参西录》里有一个著名的方剂来复汤，它取名的寓意含有阳气来复的意思。来复汤中的"复"字取自《易经》十二消息卦中的复卦，即地雷复卦 ䷗，阳爻在最下面，其他都是阴爻，阳气从根上升，从最下面升上来，这个过程也体现了阴极生阳的思想。张锡纯在《医学衷中参西录》中讲："凡人元气之脱，皆脱于肝。"及"人之元气，根基于肾，萌芽于肝，培养于脾，积贮于胸中为大气，以斡旋全身。"通俗讲厥阴肝木之气具有储备人体能量的作用，这一作用可以称为"萌芽"，也可以称为厥阴本气。

来复汤的君药用到了山茱萸，救脱之药当以山茱萸为首选。为什么要用生山茱萸而不用酒山茱萸？因为生山茱萸在酸补厥阴本体的时候，它本身具有调畅之性，补而不滞；又因肝主疏泄，喜条达之性。而山茱萸酒炙过以后条达之性就会减弱，偏于内收和温补。还用到了白芍，白芍具有"酸苦涌泄"之功，具有敛降木气的作用，即具有降甲木之气的作用。生龙骨和生牡蛎收敛浮在外之气，即加强收敛厥阴风木异常升发之气。

来复汤里还用到了人参和炙甘草两个土气的药物，用以厚土载木。土木关系在临床上最为常见，是五行所有关系中最为典型的，如《金匮要略•脏腑经络先后病脉证》讲："夫治未病者，见肝之病，知肝传脾，当先实脾。四季脾旺不受邪，即勿补之。中工不晓相传，见肝之病，不解实脾，惟治肝也。"很多涉及木气的药物，包括桂枝汤、小建中汤等都是土木关系的体现。

既然提到了小建中汤，应该还有大建中汤。《金匮要略•腹满寒疝宿食病脉证治》曰："心胸中大寒痛,呕不能饮食,腹中寒,上冲皮起,出见有头足,上下痛而不可触近,大建中汤主之。"大建中汤由蜀椒、干姜、人参、胶饴组成,为温里剂,具有温中补虚、降逆止痛之效。大建中汤的病机是中阳不足、阴寒内盛,属于太阴虚寒证的范畴。

在小建中汤的基础上加黄芪,即黄芪建中汤,《金匮要略·血痹虚劳病脉证并治》曰:"虚劳里急,诸不足,黄芪建中汤主之。"黄芪,味甘,性微温,归脾、肺经,具有补气固表、托毒排脓、利尿、生肌的功效。黄芪的剂量也很关键,临床发现黄芪剂量小于 30g 的时候具有益气升发的功效,擅长补益脾肺之气,即气向上行。如果要将黄芪的气补益到下焦,就采取温病学的思路"治下焦如权(非重不沉)",生黄芪的剂量一般大于 60g。此时它的气主要补益到了哪里?补益到了"肾间动气"。之后补益的气又到了哪里?到了奇经八脉里面。所以日本中医学家渡边熙说:"汉方之秘,不可告人者,即在剂量。"可谓一语中的!

药物的气味补益到奇经八脉的时候,患者在服药的过程中小腹部一般会有鼓鼓的、胀胀的、气窜的感觉,因为小腹部是奇经八脉一源三歧的发源地。一源三歧中的"一源"指的是肾气,"三歧"指的是任脉、督脉和冲脉。因此,服药后会在小腹部出现这种气化反应的现象。

在中医古籍里一般只说人参,没有具体说明是哪种人参。人参的药名是怎么来的?由于根部肥大,形若纺锤,常有分叉,全貌颇似人的头、手、足和四肢,所以称为人参。人参也被人们称为"百草之王",《神农本草经》将人参列为药中上品。当时的医疗环境,临床使用人参的种类可能不是很多,所以古代医家应用时应该是心知肚明的,比如《伤寒论》的人参据考证多数医家认为是党参。在临床上对人参的使用观察发现,最常见的人参种类大概有七种,比如红参、党参、高丽参、西洋参、太子参、玄参、丹参等,功效各有所宜。当然,有人会说玄参和丹参不属于人参,这里也是为了与人参做鉴别。

老百姓普遍认为人参是大补的,是热性的,其实人参的性味几乎都是偏寒凉的,这也是《神农本草经》的思想。一些人服用人参后会出现上火或鼻腔出血等症状,所以人们一般会认为人参是热性的,这是因为虚不受补或补法不当引起的。补法可以说是中医学最具有技术含量的一个治法,但补法的精准性容易被人们忽视。

从寒凉属性的程度上来讲，西洋参最偏凉，被喻为"清凉"参。西洋参，味甘、微苦，性寒，归肺、心、肾、脾经，具有补益元气、补气养阴、清热生津的功效。红参和高丽参相对西洋参没有那么寒凉，所以有人认为它们是属于热性的，这是一个相对的概念。《神农本草经》指出人参："味甘微寒，主补五脏，安精神，定魂魄，止惊悸，除邪气，明目，开心益智。久服，轻身延年。"善于补益脾胃、气阴双补的人参一般用太子参。太子参，味甘、微苦，性平，归脾、肺、心经，具有补气健脾、养阴润肺的功效。

有人吃完西瓜以后会上火，所以也会认为西瓜是热性的。西瓜，味甘，性寒，归心、胃、膀胱经，具有清热解暑、生津止渴、利尿消肿的功效。西瓜又称为"寒瓜""夏令瓜果之王"，中医称西瓜为"天然白虎汤"。白虎汤是由生石膏、知母、粳米和炙甘草四味药物组成的，具有清热生津、泻火解毒的功效，是治疗阳明经热证的著名方剂。

张介宾在《景岳全书》中讲："虚火之外证有四，何也？盖一曰阴虚者能发热，此以真阴亏损，水不制火也；二曰阳虚者亦能发热，此以元阳败竭，火不归源也。此病源之二也。至若外证之四，则一曰阳戴于上，而见于头面咽喉之间者，此其上虽热而下则寒，所谓无根之火也；二曰阳浮于外，而发于皮肤肌肉之间者，此其外虽热而内则寒，所谓格阳之火也；三曰阳陷于下，而见于便溺二阴之间者，此其下虽热而中则寒，所谓失位之火也；四曰阳亢乘阴，而见于精血髓液之间者，此其金水败而铅汞干，所谓阴虚之火也，此外证之四也……阳虚之火有三，曰上中下者，是也。"指出阴火有"一源三歧"之说，"一源"是指肾阳不足，"三歧"就是阴火往上、往外、往下的三条道路。这样的阴火，一个叫无根之火，一个叫格阳之火，一个叫失位之火。

认为西瓜是热性的，根源可能是由于肾阳不足而导致的阴火，有时也称为水寒龙火飞，治疗首选四逆汤。比如手足心热用了四逆汤治疗以后就会消失，而且服用后一般不会引起上火。还有一些顽固性的失眠，用四逆汤加生龙骨、生牡蛎效果理想。这个就是阴火的一源三歧论，它的根源是肾阳不足。只要把肾气补足，火气就能够归藏，就会各司其位，各司其职。食用西瓜后引起上火，这种火几乎都是阴火，它形成了一个里寒外热或上热下寒的格局。更有甚者说附子是寒性的，药物的属性都搞反了，犯了南辕北辙的方向性错误。一旦方向错了，速度越快，损伤越大。

白术，味甘、苦，性温，归脾、胃经，具有补气健脾、燥湿、利尿、止汗、安胎的功效。白术堪称"补气健脾第一要药"，是一味补益土气的药物。白术在临床上常用的种类有四种，即生白术、土炒白术、麸炒白术和焦白术。生白术擅长健脾、通便，大剂量使用具有滋液、润肠、通便的功效。土炒白术、麸炒白术和焦白术是由同一种中药经过不同的炮制方法而成。土炒白术以健脾和胃、止泻止呕为著；麸炒白术善于燥湿健脾、益胃消食；焦白术以温化寒湿、收敛止泻为优。

半夏，味辛，性温，有毒，归肺、脾、胃经，具有燥湿化痰、降逆止呕、消痞散结的功效。《伤寒论》少阴病篇第 313 条曰："少阴病，咽中痛，半夏散及汤主之。"在少阴病篇里提到了四个咽痛症，其中有一个方剂半夏散及汤，由半夏、桂枝和炙甘草组成，具有祛风散寒、涤痰开结的作用。《素问•太阴阳明论》讲："咽主地气"，所以有时治疗慢性咽炎等咽喉部的疾病可以从胃肠道着手，而半夏散及汤是针对咽喉部疾病常用的治疗方药。在临床上发现大多数疾病只要胃肠道有问题，一般是要首先治疗的。如果这个问题解决不了，后续的治疗较难跟进，因为太阴可以说是三阴的屏障，此也体现了后天脾胃之气的重要性。

半夏散及汤的使用方法指出："半夏有毒，不当散服"，为什么？因为《伤寒论》中使用的半夏是生的，而生半夏有毒，如果配伍或煮服不当可能会引起喉头水肿，严重者会导致窒息。分析原因，可能是因生半夏辛开散结涤痰，使得地气中寒湿包裹的燥热火释放到咽喉部所致。因此，《中华人民共和国药典》严格限制了生半夏的使用，现在临床使用的半夏几乎都是炮制过的，最常用的有法半夏和姜半夏。笔者曾经给父亲使用过生半夏来治疗贲门癌，能转化出体内胶着的黏痰。而生半夏经过炮制以后，辛散涤痰开结的作用会大大减弱。

半夏和砂仁是一组对药，纳化相依，斡旋中焦，能促进中焦气机的流动。砂仁，味辛，性温，归脾、胃、肾经，具有化湿开胃、温中止泻、安胎的功效。谈到砂仁，顺便讲解下白豆蔻。白豆蔻，味辛，性温，归脾、胃、肺经，具有化湿行气、温中止呕的功效。那么，砂仁和白豆蔻之间的主要区别在哪里呢？两者可以说都是芳香化浊类药物，但白豆蔻对食欲不振、纳差的情况效果显著，能够增强食欲。而砂仁不仅具有醒脾和胃的功效，还具有一个重要的功效就是纳气归肾，能够将气纳入到地下水中，砂仁的这个功效在临床上显得极为重要。砂仁后下，是取其味，用来醒脾和胃、化湿开胃;砂仁不用后下,和其他药物同煮,是取其性,发挥纳气归肾的功效。

还有一个药物是海螵蛸,也叫乌贼骨,味咸、涩,性温,归肝、肾经,具有止带、固精、止血、制酸、敛疮的功效。海螵蛸对"热生酸"的"酸"有一定抑制作用,尤其对厥阴中化太过化火而来的"热生酸"效果突出。现代药理研究发现海螵蛸具有抑酸、保护胃黏膜等作用。以上是对小建中汤通过配伍后的基础方的解读。

药物的煮服方法,是按照《伤寒论》的方法来执行的。以小建中汤加味这个方剂为例,煮服方法:加水1 600ml,浸泡0.5小时,文火煮1小时以上,煮剩400ml,分2次,早、晚饭后1小时温服。如果是煎药机代煎的,因为方便些,可以按1天3次,1次200ml,饭后1小时温服。

小建中汤加减法的应用如下。

1. 胃胀痛,反酸较甚,为厥阴中化太过化火横逆克土气所致,加吴茱萸5g、小茴香15g、焦黄连6g。在土气不足的前提下,厥阴中化太过化火横逆克土气会导致热生酸、热胜则胀、热盛则痛,于是引起了反酸和胃脘胀痛等症状。土气不足的时候,使用小剂量的吴茱萸来温化厥阴之寒,配伍小茴香加强温化厥阴之寒的力量,用焦黄连清解厥阴中化太过转化的火热。《金匮要略·脏腑经络先后病脉证》曰:"夫肝之病,补用酸,助用焦苦,益用甘味之药调之。"甘味之药是土气的药物,将黄连炒焦以后就具备了焦苦的双性。

2. 纳差或消化差,加焦麦芽30g、炒鸡内金30g、炒神曲20g。焦三仙是指焦麦芽、焦山楂和焦神曲,具有较强的消积化滞的功效。但焦山楂味酸,对于胃炎有反酸的情况不宜使用,因为酸性的药物会刺激胃而产酸。故一般将焦麦芽、焦神曲和炒鸡内金称为焦三仙,三者合用具有较强的消食化滞、健脾和胃的功效,对纳差和消化差治疗效果理想。

鸡内金,味甘,性平,归脾、胃、小肠、膀胱经,具有健胃消食、涩精止遗、通淋化石的功效。焦麦芽,味甘,性平,归脾、胃经,具有消食健胃、回乳消胀的功效,多用于米、面等食物和食滞不消所致的证候。生麦芽多用于回乳。神曲,味甘、辛,性温,归脾、胃经,具有健脾和胃、消食化积的功效。

3. 虚劳里急,心悸,烦躁,失眠,易怒,烦热,男子梦遗,女子梦交,手足心热,要在小建中汤的基础上加生龙骨和生牡蛎。《金匮要略·血痹虚劳病脉证并治》曰:"虚劳里急,悸,衄,腹中痛,梦失精,四肢酸疼,手足烦热,咽干口燥,小建中汤主之。""夫失精家少腹弦急,阴头寒,目眩,发落,脉极虚芤迟，为清谷，亡血，失精。脉得诸芤动微紧，男子失精，女子梦交，桂枝加龙骨牡蛎汤主之。"这两个条文都属于虚劳病的范畴，如果把它们合起来解读，就可以解决临床上的很多问题，诸如胃肠炎、焦虑症、抑郁症、更年期综合征、前列腺炎、心悸、失眠、干燥综合征等疾病，效果理想。

《素问·生气通天论》讲："阳气者，烦劳则张"，过度的劳累和心烦会使得阳气扩张。阳气扩张之后就会出现桂枝加龙骨牡蛎汤的这些症状，这里加生龙骨和生牡蛎就是要加强收敛阳气的作用。《素问·逆调论》讲："胃不和则卧不安"，这个方剂对胃炎等引起的失眠效果也很好。

4. 大便干结，加炙百合 30g、炒杏仁 15g、火麻仁 30g。大便干结提示太阴的阴气不足，滋补足太阴脾的阴气用到了火麻仁。火麻仁，味甘，性平，归大肠、脾、胃经，具有润肠通便的功效。百合用来补益手太阴肺的阴气。百合，味甘，性微寒，归肺、心经，具有养阴润肺、止咳祛痰、清心安神的功效。因此，大便干结的时候，用杏仁、白芍、火麻仁和炙百合来滋补太阴的阴气、润肠通便。

《伤寒论》用麻子仁丸来治疗脾约。脾约是因足太阴脾的阴气不足导致太阴燥化到了阳明肠道，引起了大便燥结、排便困难等症状。这种大便的特点一般是先干后稀。麻子仁丸由火麻仁、杏仁、芍药、酒大黄、厚朴和枳实组成。影响人体气机右降的脏腑主要以肺、胆、胃为主，而阳明胃是人体气机右降最大的降机。杏仁肃降肺气，白芍降甲木之气，小承气汤（酒大黄、厚朴、枳实）来通腑泻热。肺对应杏仁，胆对应白芍，胃对应小承气汤。火麻仁功擅滋补足太阴脾的阴气，具有润肠通便的功效。太阴脾的阴气不足为本，阳明胃的燥热为标，故以火麻仁为君药。

5. 如果出现大便干结如羊屎状，数日一解，加酒大黄 10g、炒枳实 20g。《伤寒论》阳明病篇第 215 条曰："阳明病，谵语有潮热，反不能食者，胃中必有燥屎五六枚也。"出现这种情况，可以在补益太阴阴气的基础上，加酒大黄和炒枳实来荡涤肠胃、通腑泻热。如果腹胀严重者，再加厚朴 20g。

6. 如果有胆囊结石、胆管结石或肝内胆管结石，加黄芩 10g、柴胡 10g、郁金 15g、鸡内金 30g、鱼脑石 30g。肝内胆管结石和胆管结石相对好治些，为什么？因为结石在管道里比较容易排出，而胆囊是囊性的结构，故胆囊结石直接排出相对困难些。那么，胆结石是怎么形成的呢？从肝脏产生胆汁，胆汁储存在胆囊里，经过热邪的煎熬就会开始浓缩，慢慢地形成结晶，最后形成结石。还有胆汁在胆囊中停留太久，这也是容易形成胆结石的一个因素，而不吃早餐是最常见的一个病因。胆汁里面含有草酸盐、尿酸盐等盐类的物质，这些盐类的物质容易形成结石，而它们都是从肝脏里面产生的。

谈到了肝胆结石，顺便讲解下肾结石。西医认为肾脏是参与水液代谢的一个重要脏器。既然是参与水液代谢的器官，又怎么会产生结石呢？其实，这些盐类物质从肝脏释放出来以后，一部分随着血液在肾脏中滤过时沉积就会形成结晶，最后形成结石。肾结石相对比较容易排出，也是因为管道相对畅通的原因。通过调节肝脏代谢的这种方法来治疗结石，绝大多数都是可以治愈的，此一般属于厥阴病的范畴。

中医学认为引起厥阴肝脏的问题，除了肝脏本身的疾病，最常见的原因是土木关系或水木关系的失调，当然还有水气、土气和木气三者之间的关系失调。为什么要用黄芩呢？因为肝胆内寄相火。当出现热邪煎熬津液的时候，可以用黄芩来清解此热邪。针对肝气郁结或疏泄不畅的问题，可以加柴胡和郁金等来疏肝理气。郁金，味辛、苦，性寒，归肝、胆、心经，具有活血止痛、行气解郁、清心凉血、利胆退黄的功效。柴胡和郁金是一组对药。

再加鸡内金和鱼脑石，用来化石、排石。如果是泌尿系结石，再加金钱草和海金沙等。鸡内金在临床上的应用很广泛，除了健胃、消食、化石的作用以外，还有涩精止遗、缩尿的作用。如果遗尿的病机以中焦脾胃虚弱为主，就以四君子汤合缩泉丸为主方来治疗。缩泉丸里有益智仁、乌药和山药，再加鸡内金，这是治疗遗尿常用的一个基础方，效果理想。

《灵枢·口问》讲："中气不足，溲便为之变，肠为之苦鸣。"指出中气不足（包括脾胃之气）会导致大小便异常，实因小肠泌别清浊的功能失司所致。在临床上发现有一部分尿床从中焦脾胃着手治疗，要是治疗效果不理想，一般建议患者做腰骶椎的 X 线检查，观察有没有骶孔裂的问题？如果有骶孔裂，说明先天肾气不足，得从肾论治，此时可能要用桂附地黄丸或者六味地黄丸来补益肾气。这类尿床配合针灸治疗效果也很好，一般会针刺八髎穴。

2017 年治疗过一位尿床的孩子，服用桂附地黄丸以后出现了流鼻血的情况。结果发现药房把肉桂误抓成了桂枝，孩子尿床虽然也治愈了，但是如果用了肉桂的话，一般不会引起流鼻血的现象。这是因为桂枝能够畅达木气，入通血脉，而肉桂能够引火归原。这也是一些用药细节的地方，有时细节可以决定成败。

7. 食管炎引起的食管烧灼感或哽噎，加焦黄连 6g、黄芩 10g。《伤寒论》中的黄连汤是针对上热下寒的，常用来治疗食管炎。太阳病篇第 173 条曰："伤寒胸中有热，胃中有邪气，腹中痛，欲呕吐者，黄连汤主之。""上热"指的是胸中的热，主要是指食管的热。"下寒"指的是胃寒，是相对于食管而言的。如果下焦也虚寒，可以合用交泰丸。交泰丸的药物组成是黄连和肉桂。

交泰丸的名字与《易经》中的泰卦☷有关。地在上，天在下，地天泰卦。地气往下行，天气往上行，这就是交泰。如果是天地否卦☰，天在上面，地在下面，天气往上行，地气往下行，天地之气就出现了背离。此时可以用交泰丸，这个过程就叫否极泰来。那么，我们人体的交泰点在哪里？比如人晕倒了一般会掐哪里呢？会掐人中。

眼睛、鼻子、耳朵都是双数，是三个阴爻，这样人体的上面就形成了一个坤卦。口、前后二阴都是单数，是三个阳爻，这样人体的下面就形成了一个乾卦。如果把人看作是一个地天泰卦☷，那么人中可以看作是人体的交泰点。因此，当人晕倒的时候，是因为人体的天地之气不交泰了，所以为了让天地之气交泰就要迅速掐人中。

8. 食管炎伴有热扰胸膈致烦者，加炒栀子 15g、淡豆豉 15g，也就是栀子豉汤。《伤寒论》太阳病篇第 76 条曰："发汗后，水药不得入口为逆，若更发汗，必吐下不止。发汗吐下后，虚烦不得眠，若剧者，必反复颠倒，心中懊恼，栀子豉汤主之；若少气者，栀子甘草豉汤主之；若呕者，栀子生姜豉汤主之。"烦热、失眠、焦虑等都可以看作是焦虑症或神志异常的表现，一般把这种证型称为热扰胸膈证，用栀子清退无形的虚热，用淡豆豉开湿郁。总之，栀子豉汤具有清热除烦、宣发郁热的功效。临床发现一些食管炎的患者会伴有不同程度的焦虑，应用栀子豉汤治疗效果理想。

9. 胃溃疡或十二指肠溃疡，加当归 20g、白芷 10g。胃溃疡或十二指肠溃疡的形成其实就是胃和十二指肠的黏膜腐烂。《灵枢·痈疽》讲："热胜则肉腐"，故热得太过以后会引起腐烂。在胃镜下可以清楚地看到胃或十二指肠黏膜的溃疡。治疗以益气活血、托腐生新、托疮生肌，用黄芪当归汤就可以达到这个目的。黄芪当归汤不仅可以益气养血活血，同时还具有化瘀而不留瘀的功效。加白芷配伍黄芪加强托腐生新的力量。如果溃疡严重，建议使用焦当归，因其具有活血止血而不留瘀的功效，此也是临床的一个经验用药。

10. 慢性肠炎，或湿重者，如舌苔白厚腻，大便稀，加茯苓 30g、炒白扁豆 30g、炒薏苡仁 30g，达到运脾除湿、燥湿止泻的作用。白扁豆和山药又组成了山药扁豆汤（自拟方），常用来治疗小儿乳糖不耐受，其大便多呈奶瓣状。一般用炒白扁豆和炒山药各 30g。山药扁豆汤不偏不倚，具有健脾利湿的功效。对有乳糖不耐受的婴儿不能服用山药扁豆汤的，一般建议让其母亲服用药物，通过改变乳汁的状态来治疗婴儿乳糖不耐受的问题。哺乳期的母亲和婴儿气血状态几乎是一致的，通过改变母亲的气血状态从而达到改善婴儿的气血状态。

11. 慢性萎缩性胃炎伴肠化，加吴茱萸 5g、小茴香 15g、焦黄连 6g、黄芩 10g、瓦楞子 30g。有些慢性萎缩性胃炎伴肠化的患者可能没有临床症状，不做胃镜检查根本发现不了。司外揣内的方法不一定能获得全面的证据，对于微观的东西中医也有盲区。西医学的检查和检验等手段，正好可以弥补中医盲区的这一部分内容。从临床实践来观察，此组方剂对慢性萎缩性胃炎伴肠化的治疗效果理想，服药 3 个月以后建议患者复查胃镜或病理检查，再次评估疗效。

西医学有一个观点，炎症环境会给肿瘤细胞提供一个温床，肿瘤细胞在体内环境正常的情况下有可能逆转。肠化一类的病变也是这个道理，肠化可以看作是一种癌前病变，分为轻度、中度和重度，再往后发展就是不典型增生，最后会发展成胃癌。胃癌在日本的发病率是比较高的，这可能跟日本人经常吃生鱼片、生肉或大量海鲜等属性寒凉的食物有关。这些寒湿在体内会不断地蓄积，从而形成"沉寒痼冷"，这可能也是引起肠化或不典型增生或胃癌等的致病因素。日本每半年会在社区免费做胃镜体检，发现肠化或不典型增生的患者容易发展成胃癌，于是通过药物治疗、改变饮食习惯及生活方式等提前预防。

有一位患者得了慢性萎缩性胃炎伴重度肠化，异常恐惧，经朋友介绍来看中医。中药服到 2 个月的时候，到医院做胃镜检查发现肠化已经治愈了。他爱人顺便也做了胃镜，发现也是重度肠化，就安心地用中医治疗了。她还有一些伴随症状，主要是更年期综合征的症状，出现了里寒外热的格局。此时要重点温化中、下焦的寒湿，只要中、下焦的寒湿祛除，外面的热自然会收敛回来。3个月以后患者复查胃镜，慢性萎缩性胃炎伴肠化也得到了治愈。

瓦楞子，味咸，性平，归肺、肝、胃经，具有化痰软坚、化痰散结、制酸止痛的功效。跟海螵蛸一样，它虽然也具有制酸止痛的功效，但瓦楞子有比较强的消痰化瘀和软坚散结的功效。临床发现瓦楞子对一些消化系统的肿瘤，尤其对胃部肿瘤有较好的治疗效果。因此，在临床上遇见胃肠道息肉、肠化、不典型增生或胃肠道肿瘤的情况，一般会使用瓦楞子，这也体现了药物使用的精准性。如果反酸较重，瓦楞子和海螵蛸可以联合使用。

12. 慢性萎缩性胃炎伴肠化、不典型增生，在11.的基础上再加蜈蚣1条和全蝎6g。蜈蚣和全蝎，均味辛，蜈蚣性温，全蝎性平，两者均有毒，归肝经，具有息风止痉、攻毒散结、通络止痛的功效。两者组方称为止痉散，用在这里主要发挥通络止痛和攻毒散结的功效。

13. 胃癌，在12.的基础上再加白花蛇舌草30g、半枝莲30g。白花蛇舌草，味微苦，性寒，归胃、大肠、小肠经，具有清热解毒、利湿通淋的功效。半枝莲，味辛、微苦，性凉，归心、肝、肺、胃经，具有清热解毒、活血祛瘀、利水消肿的功效。它们具有比较强的清热解毒的作用，现代药理研究发现它们对消化系统肿瘤有一定的抗肿瘤作用。在扶正的基础上，用一些抗肿瘤的药物治疗胃癌，临床发现有一定效果。但做过化疗的患者一般正气较弱，不建议过多使用寒凉的清热解毒药物，因为化疗药物的属性从中医来认识一般是大寒的，容易损伤人体的正气。

在化疗期间服用中药解决化疗药物的副作用，及时修复损伤的身体，一般不会遗留诸如化疗后出现的胃肠道反应、末梢神经炎、白细胞减少症等后遗症问题。正如之前所述，用自拟的加味黄芪菟丝汤治疗胃癌化疗引起的白细胞减少症。临床发现加味黄芪菟丝汤不仅对白细胞减少症有作用，还对化疗时引起的胃肠道反应、末梢神经炎、脱发等都有一定的治疗效果。服药后检验发现免疫细胞，T细胞亚群$CD4^+$、$CD8^+$的指标均会升高，对免疫系统也有一定的调节作用。

14. 咳嗽、咯痰，加杏仁15g、全瓜蒌30g、桔梗20g。脾胃为生痰之源，肺为贮痰之器。因土生金，故在太阴阴气不足的基础上加杏仁和全瓜蒌，不仅发挥化痰、排痰的功效，还具有润肠通便的功效，同时体现了"肺与大肠相表里"的关系。加桔梗本着有痰必排的原则，加强宣肺祛痰的功效。

15. 腹胀严重,加厚朴 20g、炒枳实 20g。厚朴,味苦、辛,性温,归脾、胃、肺、大肠经,具有燥湿、行气、平喘的功效。枳实,味辛、苦,性微寒,归脾、胃、大肠经,具有破气消痞、化痰消积的功效。厚朴和枳实是一组对药,两者合用发挥较强的行气除满的功效。《伤寒论》太阳病篇第 66 条曰:"发汗后,腹胀满者,厚朴生姜半夏甘草人参汤主之。"此处的腹胀满具有虚实夹杂的特点,治以三补七消,加人参以增强补益气阴的功效,加厚朴起下气除满的作用。《伤寒论》太阳病篇第 43 条曰:"太阳病,下之微喘者,表未解故也,桂枝加厚朴杏子汤主之。"本身有宿病喘证,有表证时要表里同治,即治疗表证的同时要兼顾里证。慢性阻塞性肺疾病患者在临床上也容易出现腹胀,多因胃肠道瘀血导致,加厚朴、枳实以宽中消满。

16. 面部痤疮,加黄连 6g、黄芩 10g、白芷 10g、当归 20g。面部痤疮为胃热循行面部经络所致,由厥阴中化太过化火至足阳明胃的面部经络引起。在太阴阴气不足的基础上,如果有厥阴中化太过化火的情况,再加小剂量的吴茱萸和小茴香温化厥阴之寒以治本。

小建中汤加减法的内容很丰富,用来治疗太阴阴气不足引起的太阴虚热证。实践是检验真理的唯一标准,只有多临证,才能找到问题的根结,才能看到疗效,才会有所感悟。

第三节 太阴虚寒证

一、太阴虚寒证的概念

太阴病脏证按照《易经》中"一阴一阳之谓道"的分类方法进行分类,有两个大的分类,一个是以太阴阴气不足引起的太阴虚热证,另一个是以太阴阳气不足引起的太阴虚寒证。太阴虚寒证病机为太阴阳气不足、寒湿内生,治法以温益太阴阳气、散寒祛湿,方剂选用附子理中丸。

《伤寒论》太阴病篇第 277 条曰:"自利不渴者,属太阴,以其脏有寒故也,当温之,宜服四逆辈。"四逆辈在桂林古本《伤寒杂病论》里面给出了很好的解释,即"宜服理中、四逆辈",就是理中丸和四逆汤之类。理中者,理中焦,中焦虚寒证就用理中丸来治疗。理中丸由人参、白术、干姜和炙甘草组成。理中丸的立足点在哪里?在中焦。最具代表性的一个药物是干姜。

干姜，味辛，性热，归脾、胃、肾、心、肺经，具有温中散寒、回阳通脉、温肺化饮的功效。

下焦者，理下焦，下焦虚寒证就用四逆汤来治疗。四逆汤由附子、干姜和炙甘草组成。《伤寒论》重点讲述了两个方剂，一个是理中丸，另一个是四逆汤。理中丸是针对后天脾胃之气的，四逆汤是针对先天肾气的。《伤寒论》总共有条文398条，113方，总结出来了两个治疗大法，即保脾胃之气、救肾气，它们分别立足于后天脾胃之气与先天肾气。

四逆汤的病机靶点在哪里？这个问题后世医家观点不一，有些医家认为四逆汤是属于少阴病的，有些认为它是属于太阴病的，一直争论不休。为什么？因为太阴病篇和少阴病篇都出现了四逆汤，但在少阴病篇重点介绍了六个附子剂之中的四逆汤。按照《伤寒论》的用药习惯，四逆汤当属于少阴病更为妥当。四逆汤用在太阴病篇体现了"火生土"之意。

如果中、下焦都有虚寒证，就用理中丸和四逆汤的合方，即附子理中丸。附子理中丸的配伍很有特色，不仅立足于后天脾胃之气，还立足于先天肾气，真可谓先后天同治，被人们形象地比喻为中药的"纯爷们"。这样的配伍就把先后天两个界面压缩到了一个界面，使得附子理中丸在临床的应用更加广泛。

举个例子，笔者以前经常发热，有的时候来不及煮汤药，就服用附子理中丸（浓缩丸）。附子理中丸中成药的说明书剂量规定1次服用8～12丸，每8丸相当于原生药3g。这个剂量较小，药物浓度较低，笔者一般1次会服用36丸（根据个人体质用药）。服药后体温还会逐渐地升高，一般会发热到40℃左右。间隔1小时左右，再服用36丸附子理中丸。半个小时后身体开始微微出汗，体温就逐渐下降了。2～3小时后体温就基本恢复正常了，也不会遗留咳嗽等后遗的问题，也不会影响第二天正常上班。

可能有人会问：附子理中丸怎么可以治疗发热？附子理中丸的说明书只写了功能主治是：温中健脾，用于脘腹冷痛、肢冷便溏，没有写治疗发热啊，它的原理是什么？有一些发热是由于内生寒湿逼迫阳气外越引起的。因此，祛除寒湿，阳气自然归位，发热自退。中医的理，只要把它用活了，像附子理中丸这样一个简单的中成药也能够解决发热等临床大问题。中医治病要靠理，从理上可以推出方药。经验固然重要，但理更重要，因为理论指导临床实践。长期形成的经验有时容易形成惯性思维，常会有先入为主的偏见，影响对疾病的判断。

　　容易水土不服的人，建议带些附子理中丸。笔者每次出差都会带上一两瓶附子理中丸。当地的水土适应有个过程，前一两天可以服用一些附子理中丸，水土不服的问题一般就能避免了。水果的属性大多是寒凉的，建议吃完水果以后可以服用附子理中丸，就会把当天累积的寒湿大部分排泄出去，大便一般是稀的，甚至有些黏。可见，附子理中丸在临床上的使用是相当广泛的。

　　有位孩子在夏天吃了雪糕之后开始咽痛，然后出现了发热。咽部发炎了，淋巴滤泡充血、水肿了，或者是上呼吸道感染了，按照常规的治疗思路，一般会先服用一些寒凉的清热解毒药物（包括清热解毒的中成药）。服用之后发热、咽痛的症状可能会略微缓解，但是后面发热等症状反而加重了。为什么？因为清热解毒的药物使用之后，针对虚寒证不仅疗效不显著，甚至还会因药物的寒凉之性损伤阳气，进而加重病情。

　　于是嘱咐家长给孩子服用附子理中丸（浓缩丸），1 次 8 丸。家长说："孩子发烧成这样，服用这个药行吗？"家长为什么会有这样的疑惑？是因为一部分医生或患者已经对这种错误的用药方法习以为常了。其实，很多错误的方式反复在使用的时候容易形成惯性思维，但并不以为然，下次遇到同样的问题仍然会用同样的方法。中医治病很重视证据，要做到知其然，还要知其所以然。

　　要是服药后 1 小时内发热没有减退，1 小时后再给孩子服 1 次附子理中丸，剂量也是 8 丸。结果孩子服药半个小时以后，排出来一些黏稠且臭秽的大便，此也是寒湿外排的一个临床表现，正如《伤寒论》太阴病篇第 278 条曰："以脾家实，腐秽当去故也。"寒湿外排以后，阳气自然归位，高热自退，而治疗过程中并没有使用直接退热的药物。足见《素问·阴阳应象大论》中"治病必求于本"乃至理名言。

　　《素问·太阴阳明论》讲："故喉主天气，咽主地气"，喉通的是天气，是从解剖结构而言。那么，天气通于什么？《素问·阴阳应象大论》讲："天气通于肺"，是从功能而言。因此，天气与肺、喉之间的关系一目了然。天气，即在天为六气（风、寒、暑、湿、燥、火）。正常情况下，六气是一气的变象，都属于正气。异常情况下，一气变为六气，六气亦可为邪气，成为致病因素。可以说，邪正是一家，正如《金匮要略·脏腑经络先后病脉证》曰："夫人禀五常，因风气而生长，风气虽能生万物，亦能害万物，如水能浮舟，亦能覆舟。"因此，邪气侵袭肺，喉部即为肺气与邪气抗争的一个场所，或者说喉为肺之窍，比如急性喉炎、上呼吸道感染等都是直接感受外界天气所致的。

《灵枢·邪气脏腑病形》讲："形寒寒饮则伤肺"，指出天气中的寒气伤肺和寒凉食物伤肺的两种情况。在《素问·咳论》中将这一过程做了详细的讲解，原文讲："皮毛者，肺之合也，皮毛先受邪气，邪气以从其合也。其寒饮食入胃，从肺脉上至于肺则肺寒，肺寒则外内合邪因而客之，则为肺咳。"因此，"咽主地气"的"地气"，在这里可以理解为胃气。咽部可以说是地气（包括胃气）的一个反应点，或者说咽为地气之窍。

简言之，咽喉部的疾病有时可能是由胃肠道的疾病所致。这样就能够理解雪糕等寒凉冰冷的东西食用之后，为什么会引起急性咽喉炎或者上呼吸道感染等疾病的原因。寒凉冰冷的东西进入胃之后，使得胃中阳气逼越于外，正邪相争于咽喉部，会导致咽喉部局部的炎症反应（红、肿、热、痛、痒），还会伴随发热等症状，可见问题的症结在于胃中寒气。因此，温化胃中寒气是治疗的关键，而附子理中丸可以温化中、下焦的寒湿。附子理中丸的中成药可以作为家庭常备之药，以备急需之用。

因此，临床遇到发热的问题时，使用寒凉的清热解毒药物需要慎重，针对虚寒证有时这种做法无异于扬汤止沸。寒凉的药物会使得寒邪不断地累积，有时可以暂时缓解症状，但后面随着寒邪累积越重，阳气逼越越重，发热会越重。当然，引起发热的原因有很多，只有切中病机，辨证准确，才能有的放矢。即使一个普通的中成药，在临床使用过程中只要用对了，也能够解决很多临床问题。如果辨证相反了，疗效自然而知。

二、慢性胃肠炎治验

兹将列举慢性胃肠炎病案一则，内容如下。

刘某，男，58岁，甘肃省天水市人，2015年8月20日初诊。

主诉：胃脘胀痛、腹痛即泻30年余。

现病史：患者自幼饮食无规律，贪食生冷无度，30年余前出现反酸，呃逆，胃脘胀痛，腹痛即泻，晨起显著。曾多处求医问药，确诊为慢性胃肠炎，给予西药四联疗法及中药等多种治疗，均未奏效。患者一亲戚10年余慢性胃肠炎在笔者处治愈，遂介绍来诊。

刻诊：面色萎黄，消瘦，反酸，呃逆，胃脘胀痛，脘腹冰冷，得温觉舒，疲乏，怕冷，眠差，腹痛即泻，晨起为著，遇风或受凉亦可作，大便呈水状、黏，小便可。舌质淡嫩，舌体胖大，边有齿痕，苔腻、表面薄黄，左关脉弦紧，右关、尺脉弱。

西医诊断：慢性胃肠炎。

中医诊断：泄泻

证型：太阴虚寒证。

病机：太阴阳气不足，寒湿内生。

治法：温益太阴阳气，散寒祛湿。

方药：附子理中丸加味。

黑顺片 15g	干姜 15g	焦甘草 30g	吴茱萸 15g
太子参 30g	炒白术 60g	炒山药 60g	砂仁 10g
桂枝 15g	茯苓 30g	赤石脂 30g(布包)	海螵蛸 20g
焦黄连 6g	生牡蛎 30g		

6剂。煮服方法：加水 1 800ml，浸泡 0.5 小时，文火煮 1.5 小时以上，煮剩 400ml，分 2 次，早、晚饭后 1 小时温服。

先来简单分析下症状。第一个症状是胃胀，它是一个虚证，还是一个实证？其实，一个症状引起的原因有时会有多种可能性，虚证、实证可能都会有。实证一般多因阳气亢盛、热胜则胀而引起；虚证一般多因阳气不足、运化无力而引起。它们的鉴别点是：实证的胀满是拒按、恶热的，而虚证的胀满是喜按、喜温的。虚证的脘腹部一般是冰冷的，主要是阳气不足、虚寒内生导致的。温度的感觉有时比较重要，对诊断也有帮助。

第二个症状是胃痛。《黄帝内经》涉及疼痛的内容相当丰富，但总的病机不外乎"不荣则痛"和"不通则痛"两个大的方面。《素问·至真要大论》中的"病机十九条"和《素问·举痛论》讲述的疼痛更多的是以寒邪为患。因为寒为阴邪，寒主收引，客于经脉，经脉运行受阻，故出现疼痛。从引起疼痛的两个大的病机可以看出，实证和虚证都能引起胃痛。但实证胃痛多急性起病，程度剧烈，喜凉拒按，病程较短；而虚证胃痛多慢性发作，程度缓和，喜温喜按，病程较长。

第三个症状是腹痛即泻，是由肝木之气克脾土之气引起的，也可以认为是由厥阴下陷横逆克土气引起的，具体地讲就是厥阴病的上热下寒证。

厥阴阴气不足会导致厥阴中化太过化火，厥阴阳气不足会导致厥阴中化不及化寒。传统意义上讲就是"气有余便是火""气不足便是寒"。"上热"导致了热生酸，引起了反酸的症状；热盛则胀满引起了胃脘胀满的症状；"下寒"则引起了腹泻；而厥阴下陷横逆克土气，克到土气之胃则会出现胃脘胀痛，克到土气之肠道则会出现腹痛即泻等症状。

再看患者的现病史。患者自幼饮食无规律，贪食生冷无度，长期食用寒凉冰冷的食物，此也是形成厥阴沉寒的原因之一。30年余前患者出现了反酸的症状。反酸产生的原因在上节已经做了详细的讲解，《黄帝内经》认为酸因"热"产生，但在临床上最常见的"热"是因厥阴中化太过化火引起的。

呃逆是因胃气上逆引起的。那么，是什么原因导致的胃气上逆？是胃气本身的问题，还是其他脏腑间接导致的？从六气的属性来讲，风气善行而数变。厥阴风木之气横逆克土气的情况最为多见，同时可能还伴随寒湿阴霾之气冲逆而上的症状。

其实，临床的很多问题都有可能立足在厥阴的界面。《素问·阴阳应象大论》讲："左右者，阴阳之道路也。"左升右降是阴阳出入的道路，而升降出入是气的运行方式。五脏六腑中主升的脏腑以肝、脾、肾为主，而厥阴肝之升为人身最大升机。主降的脏腑以肺、胆、胃为主，而阳明胃之降乃人身最大降机。因此，左升以厥阴肝为主，右降以阳明胃为主，而厥阴、阳明又同主阖。这些理论决定了土木关系之间的密切性，而土木关系也是五行中最常见的关系。

西医也在寻找引起胃炎的原因，比如反酸，逐渐发现幽门螺杆菌感染是引起产酸的主要原因，同时也是引起胃炎的主要病因。目前，西医的治疗主要是四联疗法，在临床上发现有些严重的慢性萎缩性胃炎患者，其幽门螺杆菌检查可能是阴性的。反而有些没有胃炎的患者，幽门螺杆菌检查可能是阳性的。因此，幽门螺杆菌能不能作为胃炎的定性诊断指标？这个问题值得商榷。

在笔者上大一的时候，父亲患有严重的胃溃疡和十二指肠球部溃疡。服用了补中益气汤，结果症状很快得到了明显的改善，笔者都在为中医的疗效感到神奇。有一次，老邻居看到笔者父亲服用中药效果很好，就把处方也拿过去了。他爱人平素身体很差，患有多年的慢性胃肠炎，还有肺气肿等一些基础病。把补中益气汤给她服用以后，结果排泄出1条大约30cm

长的虫子。她可能本身肠道就有寄生虫,但奇怪的是虫子居然是死的,可以想象她的胃肠道内环境相对较差。

人的身体里面有数以万计的生命,这个群体就是菌群,它们之间有一套自我调节的体系来维持菌群之间的平衡,微生物学也是目前研究最火热的学科之一。因此,自律的生活,饮食的规律,起居作息的正常,情绪的自我调节,身心的和谐,等等,这些都是有益于身体健康的。保养好自己的身体,体内的菌群才能有正常的生态环境。只有不生病才能让菌群和谐共存,反过来菌群失调以后也会威胁人体的健康,甚至生命。

举个例子,有位曾获诺贝尔奖的植物学家发现树叶上生虫子,按照西方哲学还原论的思维方式来研究,采用对抗式的方法来杀虫,花精力来研究可以杀虫的农药。虽然暂时取得了杀虫的效果,但过段时间虫子又生出来了,甚至还会出现耐药或变异的虫子。又得研究新的农药来杀虫,始终跟着虫子跑,结果“反被虫子研究”了。但是后来植物学家慢慢地发现生虫跟树根部的营养代谢有关系,故调整树根部的营养代谢,结果发现虫子自然减少或消失了。由此,植物学家发现树叶上生虫子主要是因为树根部的营养代谢出现了异常。因此,通过调节树根部的营养代谢,虫子的问题便可迎刃而解。

这个例子很有意思,在农村生活过的人体会就很深刻。给果树越打农药就会发现虫子越多,最后发现一年的农产品收入还没有农药的成本高。后来年轻人都考学或打工离开农村了,家里劳动力越来越少,山上很多果树都闲置了,结果虫子反而减少了,果树还长得很好。古人有云:“物必自腐而后虫生”,比如说苹果,当看到它表面腐烂的时候,其实里面已经烂透了。因此,要学会去推理,如果有一定逻辑学知识,对认识事物的本质就会有一定帮助。

从这个例子也可以对东西方的哲学思维窥见一斑。这些年来经济发展过快,但对自然资源过度开发,尤其对地下的能源物质如石油、天然气、煤炭、可燃冰、海洋能源等不断地开采挖掘。将地球内部的这些能源物质搬到外界使用,就会导致地球外面的温度升高,它会形成什么现象呢?全球温室效应,它会使得全球气候变暖。因为能量守恒定律认为能量既不会凭空产生,也不会凭空消失,它只会以一种形式转化为另一种形式。

中国文化讲天人合一,也称为天地人合一,认为天地自然与人是和谐统一的,是一个整体。天地为大宇宙,人体为小宇宙。人与自然界的状态是一体的,大多呈现里虚寒、外浮热的状态。近些年疾病谱发生了明显的改变,尤其是肿瘤疾病,几乎呈井喷式地发展。笔者现在一天的门诊里,有时候会连续遇到几个肿瘤患者,而且越来越年轻化。为什么疾病越治越多?这已经不单是一个疾病的问题,更是一个社会问题,应该引起人们深度反思。

细菌学之父巴斯德说:"细菌算什么,环境才是一切。"这个环境应该是个广义之词,包括身体内环境、生活环境、心理环境、社会环境等。因此,治疗幽门螺杆菌引起的胃炎不能单从细菌本身着手,一味地杀菌、抗菌,这样只会更加地破坏细菌的生存环境,从而滋生更多的细菌,包括耐药菌和超级细菌。通过调节环境,调节人体的阴阳平衡,才能从根源上解决细菌的问题。好比房间有了垃圾才会生虫子,所以清扫垃圾才能从根源上解决虫子的问题。中医就是基于阴平阳秘或阴阳平衡这一理念来认识和治疗疾病的,正如《素问·阴阳应象大论》讲:"阴阳者,天地之道也,万物之纲纪,变化之父母,生杀之本始,神明之府也。治病必求于本。"

佛家医学讲:"凡病皆假象",事实上往往眼睛看到的不一定是真相,切忌犯了先入为主的偏见。人们常说我相信眼睛看到的,但是往往看到的是表象,要透过现象看本质,这样才能找到疾病的本质或规律性的东西。《黄帝内经》可以看作是中医的本体论,它是理论的高度升华,已经找到了疾病的规律。《伤寒论》可以说是中医最主要的方法论,用系统的理法方药体系来诊治疾病。本体论通过方法论得到了实践,方法论验证了本体论的正确性,这也是理论联系实际的结果。

因此,对症治疗只是比较初级的对抗式的治疗方法,只能缓解症状,但不能解决根源的问题。这样一见到反酸,就不会一味地去抑酸。腹痛即泻有时受情绪或者冷热刺激等因素的影响,做肠镜检查可能是正常的,西医把这种诊断一般考虑为肠易激综合征。所谓综合征是指在病理过程中当出现一个症候时,同时会伴有另外几个症候,将其统一起来进行观察,一个综合征的各种症状可以看作是一个基本原因引起的。凡是有综合征名字的疾病,目前大都没有研究清楚它的原理,比如多囊卵巢综合征、干燥综合征等,所以这些疾病的治疗目前主要是对症治疗。西医学也在找病因,当然随着科技等迅速的发展,将来可能也会找到疾病的规律。

既然反酸因"热"而产生，那么热盛太过会引起什么呢？《灵枢·痈疽》讲："热胜则肉腐"，故热盛就会引起胃溃疡、十二指肠球部溃疡等溃疡性疾病。因此，遇到溃疡性疾病要不要直接清热解毒呢？只有治理产生"热"的源头，才能杜绝"热胜则肉腐"引起的疾病。溃疡是正气虚的表现，益气活血、托疮生肌、托腐生新才是治疗的关键，而黄芪当归汤是首选方剂。

以上大概讲了现病史。再看面色萎黄，一般是气血不足的表现。中医的四诊是望、闻、问、切。《难经》讲："望而知之谓之神，闻而知之谓之圣，问而知之谓之工，切脉而知之谓之巧。"望诊放在四诊之首位，足见其重要性。《素问·阴阳应象大论》讲："善诊者，察色按脉，先别阴阳。"通过察色望诊和切脉可以判断出阴阳的大概方向，也就基本能够判断病机的方向。而四诊合参要求收集的资料越全面越好，最后得出一个综合的判断，这样才能更加精准地确定病机。

"怕冷"是卫气调节温度功能异常的问题，有些人认为是阳虚引起的，有些人认为是阴虚引起的，有些人还认为是气虚或血虚引起的，这时就很难做出判断。有些患者怕冷、怕热的症状都有，那怎么来解释这个问题？可以按"气—阴阳—五行—脏腑—经络"的中医思维模型来理解，回归到气一元的范畴，就是卫气功能的异常，这个问题就变得简单了。

《灵枢·本脏》讲："卫气者，所以温分肉，充皮肤，肥腠理，司开阖者也。"可见，卫气"温分肉"的功能出现异常就会导致温度的异常。卫气功能出现异常不外乎就这三种情况，一个是"卫出于上焦"，一个是"卫出于中焦"，还有一个是"卫出于下焦"。简言之，卫气宣发于上焦，补充于中焦，根源于下焦。只要卫气的这三个功能都恢复正常，怕冷、怕热的这些症状就会自然消失。

2016年治疗过一位普秃的患者，他的头发、眉毛、胡子、阴毛及全身的汗毛都脱落了，伴随很严重的怕冷症状。治疗时用了补阴为主的方药，主方是引火汤，用了大剂量的熟地黄。治疗了一段时间以后，毛发全部开始生长了，怕冷的症状也逐渐消失了。如果一见到怕冷，就一味地认为是阳气不足，用一些补阳气的药物如附子等来治疗，而这些药物在补益阳气的时候可能会损伤人体的阴气，进而损伤了卫气，这样会适得其反，怕冷的症状反而会加重。如果方向反了，速度越快，损害越大，临床切忌先入为主的思维。

　　这位普秃患者坚持治疗了一段时间，毛发密密麻麻地全生长出来了。他从小伤了脾胃，之后就不断地发烧，再到后来就不发烧了，因为阳气虚弱无力与邪气抗争了。所以他每次感冒症状都很严重，要很长时间才能恢复。脾胃后天之气一旦损伤，滋养和灌溉先天肾气的能力就会减弱。发为血之余，而肾主骨，骨生髓，髓生血。可见，肾是发之源。

　　有些人反映越吃附子越怕冷，附子本来是补阳气的，怎么还会越补越怕冷呢？这个仍然是没有辨证准确的缘故。依据"气—阴阳—五行—脏腑—经络"的中医思维模型，从卫气的角度去理解就不会出现这样的问题。肾气就像一杯水，水量和温度可以形象地比喻为肾阴之气和肾阳之气，比如水少了（肾阴之气不足），就给它加水。温度低了（肾阳之气不足），就给它调温度。水量和温度都异常了，那就边加水，边调温度。

　　关于肾气相关的疾病，《伤寒论》称为少阴病。少阴病脏证有两个大的病机方向，一个是少阴阴气不足引起的少阴热化证，另一个是少阴阳气不足引起的少阴寒化证。但在临床上更多见的是少阴热化证和少阴寒化证同时存在的情况，这个是临床的难点，也是重点，一般将这个证型称为少阴寒热证。单纯的少阴热化证或少阴寒化证相对比较好治，是因为病机线路相对简单些。如果两者同时存在，治疗时孰轻孰重，有时就显得不知所措了。

　　用水的象来看少阴，这个水可以分为壬水和癸水。壬为奇数，为阳；癸为偶数，为阴。因此，壬水是代表阳气的，代指肾阳之气。癸水是代表阴气的，代指肾阴之气。壬水可以用水的温度来比喻，癸水可以用水的量来比喻。在《素问·上古天真论》中提到了"天癸"，属于癸水的范畴，当肾气有余以后奇经八脉得到充盈，从冲任脉释放出来的一种精微物质。这种精微物质的一部分相当于西医学的内分泌激素，具有调节内分泌的功能。

　　关于发热，《伤寒论》太阳病篇第7条曰："病有发热恶寒者，发于阳也；无热恶寒者，发于阴也。"这一条可以说是三阴病和三阳病界限判断的一个总纲。比如感冒有发热的，也有不发热的，三阴三阳病大概的趋势或者方向基本上就可以确定。发热是正气与邪气抗争的过程，如果阳气不足无力抗邪就不会引起发热。

　　在临床上发现一些孩子感冒也不发热了，可家长觉得很高兴。通过调理孩子的脾胃或肾气以后，慢慢地孩子感冒时就可以发热了。讲清楚了道理，以后出现发热，家长就不会过度地恐慌。一见到发热，有些人会习惯使用清热解毒的苦寒药物。在使用清热解毒的药物时，一定要辨证准确，有的放矢，中病即止，不可过用，以免损伤脾胃之气或人体阳气。精通温病学的医生，在清热解毒药物的使用上很有见地。

服药之后出现大便黏的现象，这其实是寒湿外排的表现。《伤寒论》太阴病篇第 278 条曰："以脾家实，腐秽当去故也。"《素问·五运行大论》讲："故风寒在下，燥热在上，湿气在中，火游行其间，寒暑六入，故令虚而生化也。"在下的寒湿就是要通过大小便排泄出来，而寒湿外排一般有个特点就是大便黏。

舌质淡嫩，舌体胖大，舌边有齿痕，它们反映了水湿的壅滞。水湿壅滞是因阳气不足、蒸腾气化失司引起的。既然是阳气不足，从阳气产生的源头上来讲，是上焦、中焦，还是下焦的问题呢？在临床上发现胖大舌或齿痕舌主要是下焦阳气不足引起的，当然也有涉及上焦或中焦的。舌苔厚腻、表面薄黄，很多人误以为是实热导致的，一般会使用属性寒凉的药物，反而损伤了阳气，进而加重了中、下焦的虚寒证。

有一种黄苔在临床上容易被大家忽视。上大学的时候，《金匮要略》的老师讲到了报纸上写的一段简短的文字，说长期吸烟的人舌苔几乎都是黄色的，可以看作是染苔。在临床上发现大多数喜欢吸烟的人体质一般偏于虚寒，要靠吸烟来刺激血管，鼓动气血运行才觉得精神，这说明喜欢吸烟的人体内气血可能是不足的。所以这种舌苔发黄有可能是一个假热证，是个表象，本质属虚寒证。

简单地讲解一下脉象。笔者比较推崇《圆运动的古中医学》中的脉法，要求双手把脉。双手把脉有一个优点，就是在把脉的时候能瞬间体会到气的运行状态（升降出入），而且两边脉象的大小可以得到清晰的比较，比如左边脉大还是右边脉大。这个对比也很重要。脏腑定位到寸关尺三部，左寸候心，左关候肝，左尺候肾（肾阴）。右寸候肺，右关候脾，右尺候肾（肾阳）。通过脉象的异常，可以很快地确定脏腑的定位。如果是某几个部位脉象的异常，就可以初步判断出脏腑之间的关系，这是单手把脉所不及的。

吴鞠通《温病条辨》强调脉象的对比法。单手把脉时两边脉象的感觉在短时间内很难做出对比，而在双手把脉的时候基本上可以判断出患者体内气血盈虚通滞的运行状态。之前讲到"胃胀"的那个病例，她的脉象显示左关脉弦紧，右关脉弱，这是一个木克土的脉象。左关脉以肝木为主，右关脉以脾土为主,这两个脉同时把的时候会形成鲜明的对比。

《伤寒论》厥阴病篇第 352 条曰:"若其人内有久寒者,宜当归四逆加吴茱萸生姜汤。"指出肝脏沉寒是厥阴中化太过化火至足阳明胃的基础。肝脏沉寒会引起肝血管瘤、肝囊肿、脂肪肝等肝脏疾病。很多人有疑问:以前体检没有发现这些问题,怎么过了 40 岁以后突然就有这些疾病了,而且等发现以后逐年还在生长。这其实就是《素问•阴阳应象大论》讲的"年四十,而阴气自半也,起居衰矣"。人到 40 岁以后阴气会减少一半,通俗讲就是人体的能量会减少一半,起居开始衰弱。

在临床上还会见到 40 岁以后容易出现诸如高血压、糖尿病等家族遗传性的疾病,但有些人在二三十岁就开始发病了,那是因为对身体的能量消耗过多或者过度透支引发的,比如饮食不规律,贪食寒凉冰冷或辛辣刺激的食物,长期熬夜,房事无节制,胡思乱想,情绪不畅,等等,这些都是提前导致"阴气自半"的原因。

在临床上发现现代年轻人的身体状态是比较令人堪忧的,到医院一检查,肿瘤、囊肿、增生、血管瘤、高血压、糖尿病、焦虑抑郁症等这些问题都表现出来了。按照《黄帝内经》讲的 40 岁以后容易出现的疾病都提前出现了,这跟环境的变化和自身的不良生活习惯、情绪等都有直接关系,正如《素问•上古天真论》讲:"今时之人不然也,以酒为浆,以妄为常,醉以入房,以欲竭其精,以耗散其真,不知持满,不时御神,务快其心,逆于生乐,起居无节,故半百而衰也。"有时候给患者讲一些这方面的知识,他们会觉得中医很有意思,感觉生活中处处有中医。佛学讲:"万法皆空,因果不空",凡是有损伤的因,就会有损伤的果出现。

接着肝脏的沉寒再来拓展一些内容。如果是男性,问诊有没有精索静脉曲张、疝气等问题。如果是女性,问诊有没有痛经等问题。还可以问诊患者母亲既往有没有痛经病史。患者经常会说她母亲以前有严重的痛经,但生完她就不痛了。这是因为娘胎里的寒气传给了子女,这个就像"传家宝"。因为能量既不会凭空产生,也不会凭空消失,它只会从一种形式转化为另一种形式。因此,中医强调受孕前最好把父母的身体调到最佳状态,这是父母禀性对孩子的影响,也会影响孩子的寿命。

一些孩子长胎记或者脸上长一些黑痣,这些几乎在娘胎里就已经形成了。有位患者怀孕的时候,几乎天天吃火锅、麻辣烫等辛辣刺激的食物,喝冰饮料等寒凉冰冷之品，结果孩子出生以后没有头发。辛温燥热的食物容易耗伤人体阴气，寒凉冰冷的食物容易损伤人体的阳气。这些对孩子的身体都很不好，孩子现在已经 16 岁了，身体还是很虚弱。

谈到身体的沉寒，还会出现"阴极生阳""寒极生热"的过程，会引起类似格阳证的证候。身体里面深层的沉寒会把阳气逼越于外，给人一种状态很好的感觉，但其实身体已经出现了问题，正如《医宗必读》讲："至如至实有羸状，误补益疾；至虚有盛候，反泻含冤。"大家在临床上可能有体会，一直病病殃殃的这些人反而大都长寿，身体平时特别强壮的人突然会检查出一些大病或者肿瘤。这就是《黄帝内经》中的"阴中有阳""阳中有阴"，这里面其实有个转化的机制，即物极必反，事物的发展达到极点会向相反的方向发展，诚如《道德经》中的"反者道之动"。

有位患者二十几岁的时候，做实验时不慎吸了一口氯气，之后就觉得主支气管的位置有一种烧灼感，此属于主支气管炎的临床表现，一直伴随到现在。每次只要一闻到刺激性的气味或者感冒，这个症状就会加重。这些问题都是常年一点一滴累积起来的，因为当时没有彻底治好它，所以伴随了他很长时间。逢人会说起他的这个病，可以说他之后的生活几乎就围绕着那一口氯气展开的。换句话讲，疾病是一个人某一阶段或全部生活的写照。该病属于少阴热化证，方剂选用麦味地黄丸加炙紫菀、炙款冬花、木蝴蝶、菟丝子来治疗，总共服用 18 剂中药，这个病就治愈了。

三、附子理中丸加减法

该病案的证型为太阴虚寒证，病机为太阴阳气不足、寒湿内生，治法以温益太阴阳气、散寒祛湿，方剂选用附子理中丸。接下来看附子理中丸的配方规律。

附子峻补阳气，温通十二经脉，性善走而不守，为温阳固脱第一要药。张介宾在《景岳全书》中讲："夫人参、熟地、附子、大黄，实乃药中之四维，病而至于可畏，势必庸庸所济者，非此四物不可……人参、熟地者，治世之良相也；附子、大黄者，乱世之良将也。"把人参、熟地黄、附子和大黄这四味药物称为中药四维，或四大将军，或四大金刚。"四大将军"中有两个武将、两个文将。武将即附子和大黄，文将即人参和熟地黄，而笔者对这四味药物的临床应用可谓情有独钟。

《素问·六元正纪大论》讲："有故无殒,亦无殒也",引申讲正确使用药物不仅对人体没有损伤,还会有积极的作用。为什么呢?因为中医治病用的是药物的偏性。中医把偏性有时称为毒,这个"毒"不是说药理成分有多少毒性成分,而是讲中药的偏热、偏寒、偏温、偏凉的属性。中医正是利用药物的偏性来纠正人体阴阳的偏性或者失衡的状态,从而达到阴平阳秘的平衡状态。

附子,味辛、甘,性大热,有毒,归心、肾、脾经,具有回阳救逆、补火助阳、散寒止痛的功效。附子补益的阳气是温通十二经脉的,性善走而不守,此可以看作是附子温通法的使用。卫气慓疾滑利,善走而不守,附子补益的气在属性上跟卫气的特性相似,如《灵枢·邪客》讲:"卫气者,出其悍气之慓疾,而先行于四末分肉皮肤之间,而不休者也,昼日行于阳,夜行于阴,常从足少阴之分间行于五脏六腑。"既然附子能够峻补阳气,那么如何发挥附子温补的作用呢?得让它偏于内守才能发挥温补的作用,这就得通过药物的配伍。

干姜,味辛,性热,归脾、胃、肾、心、肺经,具有温中散寒、回阳通脉、温肺化饮的功效,还具有引阳归舍的作用。引阳归舍就是把附子补益的阳气引到藏舍的地方。《素问·生气通天论》讲:"阳气者若天与日,失其所,则折寿而不彰,故天运当以日光明。"这个"所"就是舍的意思,人体以肾为水火之宅,阴阳之舍。

干姜温中散寒,具有针对性,单刀直入,温化寒凝。比如四逆汤中的附子能够峻补阳气,温通十二经脉,性善走而不守,但要把附子补益的阳气带到肾之宅舍,就要用干姜来引阳归舍。干姜把中焦土气的寒湿散开,然后把附子的阳气导入土下水中。那么,如何把附子补益的阳气守住?就用到了炙甘草,这其实是"土伏火"大法的体现,即用脾胃土气来伏藏下焦肾水之气。通过这样的理论配伍,使得附子发挥了温补的作用,且应用这类附子方剂一般不会出现上火的症状,服药后一般会有大便稀、黏、排便次数多等情况,这些都是寒湿被温化后外排的表现。

治疗慢性胃肠炎一般将炙甘草易为焦甘草。焦甘草就是将甘草炒焦,这样使用有没有理论依据?《金匮要略·脏腑经络先后病脉证》曰:"夫肝之病,补用酸,助用焦苦,益用甘味之药调之。"焦甘草具备了焦之性,对于厥阴肝沉寒引起的肝胃虚寒证效果显著。焦甘草还具有炭之性,对胃肠道的充血、出血，还有溃疡、糜烂等有一定的止血和修复作用，这些方面的性能焦甘草比炙甘草更有优势。如果没有焦甘草，就使用炙甘草，疗效也能够保障。

干姜是理中丸的关键性药物。理中丸出自《伤寒论》，由人参、白术、干姜和炙甘草组成。理中丸的病机重心在中焦，针对中焦虚寒证；而四逆汤的病机重心在下焦，针对下焦虚寒证。如果中、下焦阳气均不足，就把理中丸和四逆汤这两个方剂组合在一起，组成附子理中丸，针对中、下焦虚寒证，起到了1加1大于2的效果。

将补益的气通过病机线路用归经药带到该去的地方。比如桂附地黄丸，这个"桂"用肉桂的时候有引火归原的意思，归元就是归到肾气的处所；用桂枝的时候发挥了滋水涵木的作用，能将补益的气引到木气的处所。治疗一些心血管系统疾病的时候，一般使用含有桂枝的桂附地黄丸，通过滋水涵木来达到木生火的作用。火代表心火，比如治疗冠心病用桂附地黄丸加当归、赤芍、红参、生龙骨、生牡蛎、麦冬、炙五味子、炙甘草、生姜、大枣，还有一个针对性的药物丹参。现代药理学研究发现丹参可以扩张冠状动脉血管。活血化瘀的药物有很多，选用丹参治疗冠心病更加体现了药物使用的精准性。

颈椎病里有一种类型是交感神经型颈椎病，颈椎或上胸椎的小关节错位压迫交感神经或副交感神经，从而影响支配心脏的神经，继而引发心脏病，出现类似冠心病、心绞痛、心律失常等心脏病的症状，这种心脏病一般称为颈源性心脏病。此和中医的"木生火"理论不谋而合，只不过解释的术语不一样而已。现代科技对中医药的很多研究成果，都是在证明中医的科学性。笔者时常和一些西医专家聊一些医学问题，他们大都不仅不排斥中医，反而觉得中医有一套很成熟的独特的理论体系。

颈源性心脏病还要加葛根。葛根，味甘、辛，性凉，归肺、脾、胃经，具有解表退热、透疹、生津止渴、升阳止泻的功效。《伤寒论》太阳病篇第14条曰："太阳病，项背强几几，反汗出恶风者，桂枝加葛根汤主之。"用桂枝加葛根汤来治疗项背部强硬不适，提示葛根还具有柔肝、解痉、止痛的作用。现代药理学研究发现葛根具有扩张冠状动脉血管、改善循环等作用。配伍川牛膝以引血下行、引阳入阴，且防止葛根升提阳气太过引起头痛等不适。

有些心悸患者做各种检查可能都正常，甲状腺的疾患、心脏病本身、自主神经功能紊乱等最常见的几种情况都排除了，就是找不到心悸的原因。此时要考虑是不是颈源性心脏病。如果是颈源性心脏病，可以配合在颈椎处实施针刺治疗，针药结合治疗效果理想。患者针刺时，一般会紧张而使得肌肉痉挛，进针时反而会引起疼痛，要尽量想办法让患者放松而不至于进针疼痛。颈椎是肝木系统的一个能量出口，因为肝主情志，所以长期情绪不畅的人一般颈椎都有不适症状。

《伤寒论》中提到了颈部的两个"风穴"，一个是风池穴，另一个是风府穴。肝主风，这两个穴位和肝木系统有着联属关系，好比能量出入的小窗口。风池穴在颈后区，枕骨之下，胸锁乳突肌上端与斜方肌上端的凹陷中，归属于足少阳胆经。风池穴的位置有枕神经通过，当枕神经被卡压的时候会引起枕神经痛。一些人认为这种头痛是偏头痛，但如果垂直按压风池穴时有明显压痛或放射到侧头部的疼痛，一般可诊断为枕神经痛，用针药结合治疗效果理想。枕神经痛在临床上很常见，但因为疼痛学科近些年才开始引起重视，西医还没有疗效确切的治疗方法。曾遇到有些枕神经痛长达50年余，相当痛苦。由此可见，古人很早以前就对这些疾病有了比较系统的认识。

风府穴在后发际正中直上1寸，两斜方肌之间的凹陷中，隶属于督脉。督脉从小腹关元穴发出来，是"一源三歧"中的一歧。从小腹下行经过会阴、肛门，向后正中线上行，经过脊中到达风府穴，一支上行至齿龈交，一支从风府穴进入脑户。进入脑户到哪里去了？髓海，因为脑为髓海。

那么，髓是哪里产生的？是从肾产生的，《素问·阴阳应象大论》讲："肾生骨髓"，《素问·逆调论》又讲："肾不生则髓不能满"，这一生理过程是由"肾→髓→督脉→脑"的病机线路来完成的。《素问·骨空论》讲："督脉为病，脊强反折。"脊柱的一部分疾病是督脉循行线路的病理现象。

髓海不足会引起脑鸣，在临床上比较常见。西医没有脑鸣的说法，认为都是耳鸣，一般是神经性耳鸣。髓海好比一杯水，水少了容易出现晃动，所以髓海不足容易引起脑鸣。一些脑血管疾病诸如脑梗死、脑萎缩等脑部疾病都和"肾→髓→督脉→脑"这条病机线路有关系。

督脉和痔疮也有一定关系，这跟督脉的循行线路有关，如《素问·骨空论》讲："督脉为病，脊强反折……癃痔遗溺嗌干。督脉生病治督脉，治在骨上，甚者在脐下营。"西医检查痔疮看肛门，中医检查痔疮还可以看上唇下面系带上有没有息肉。息肉的位置如果靠下端一般是外痔，在中间一段一般是混合痔，靠上端一般是内痔。人体结构就是这么有趣和微妙。民间流行一个治疗痔疮的方法，用火针把息肉烧掉，有些人建议用激光把息肉打掉。这种方法治疗痔疮短期内可能有些效果，但要彻底根治痔疮还得从内调理，主要从三阴病和督脉为病着手来治疗。

炒白术不仅是补气健脾第一要药，还具有一定燥湿的功效。有些肠炎大便像水一样的时候，要用炒白术来崇土制水，同时要把它的剂量增加。临床发现炒白术的剂量用到 60g 的时候，崇土制水的力量就比较强了，剂量太小往往达不到这个效果，60g 的剂量是比较稳定的。再加炒山药，剂量也用到了 60g，两者相伍不仅能够崇土制水，还能够厚土载木。土气弱的时候木气容易克土气，只要把土气厚实起来，木气就不容易克土气了。

吴茱萸，味辛、苦，性热，有小毒，归肝、脾、胃、肾经，具有散寒、止痛、止呕、疏肝、燥湿的功效。《伤寒论》厥阴病篇第 378 条曰："干呕，吐涎沫，头痛者，吴茱萸汤主之。"吴茱萸汤由吴茱萸、生姜、人参和大枣组成，君药是吴茱萸，剂量用到了 1 升，汉代 1 升换算过来是 50g。

吴茱萸有小毒，有一定的偏性，针对厥阴的寒证。肝脏内有沉寒者，首选吴茱萸来温化厥阴肝脏沉寒。当归四逆加吴茱萸生姜汤用吴茱萸温化厥阴沉寒，寒气会减弱，它中化的程度也就开始减弱，逐渐不会再生出来热。因为厥阴病从本质上来讲是以寒证为主的，所以沉寒被温化以后就不会再产生热，也就不会再出现"热生酸"了。

然后用到了桂枝。桂枝是一个木气的药物，针对厥阴风木之气的下陷，它可以升提木气。土气就像水土流失一样，不仅会引起木气克土气的情况，还会使得木气下陷。木气下陷以后，怎么样把它升提起来？用桂枝。桂枝具有升提下陷的厥阴风木之气、达肝阳、通肺脉的功效。

土气里面的湿度太重会导致水分太多，因此"利小便所以实大便"是中医治疗泄泻的一种常用方法。利水渗湿的药物首选茯苓，为什么？因为茯苓不仅具有运脾、除湿、利水的功效，还能够理先天元气，将浊阴渗到膀胱，浊中之清再次气化利用，浊中之浊从小便排出。

关于赤石脂，《伤寒论》少阴病篇第 306 条曰："少阴病，下利便脓血者，桃花汤主之。"第 307 条曰："少阴病，二三日至四五日腹痛，小便不利，下利不止，便脓血者，桃花汤主之。"桃花汤由赤石脂、干姜和粳米组成，用以温中、涩肠、止痢，临床症状有下利、腹痛、便脓血，这些症状和溃疡性结肠炎的症状相似，用桃花汤来治疗效果理想。粳米一般用山药代替。

方中还加了生牡蛎。生牡蛎，味咸，性微寒，归肝、肾经，具有平肝潜阳、镇惊安神、软坚散结、收敛固涩的功效。在《温病条辨》里面有一甲复脉汤、二甲复脉汤、三甲复脉汤。复脉汤里补阴的药物较多，容易引起腹泻，加入生牡蛎起到了坚阴收涩的作用，称为一甲复脉汤；再加鳖甲，称为二甲复脉汤；再加龟甲，称为三甲复脉汤。

方中还用到了焦黄连，理论依据来源于《金匮要略》。《金匮要略·脏腑经络先后病脉证》曰："夫肝之病，补用酸，助用焦苦，益用甘味之药调之。"焦黄连就是把黄连炒焦，焦苦之性都具备了。针对厥阴中化太过化火转化出来的火热，用焦黄连来清解。如果没有焦黄连，就使用黄连，疗效也可以保障。如果胃脘烧灼感严重，说明胃酸对胃黏膜的腐蚀作用较强，是因为"热生酸"太多，此时黄连的剂量可以用大些。黄连和黄芩是一组对药，在《伤寒论》中的五个泻心汤里是一起使用的。

这组方剂的配伍结构在临床疗效上比较稳定，对肝胃虚寒证引起的慢性胃肠炎效果理想。腹泻严重，胃气比较弱的，可以加炒白扁豆。白扁豆和山药的组合一般称为山药扁豆汤（自拟方），常用来治疗小儿乳糖不耐受。药食同源，脾胃虚弱的人，也可以和大米熬成山药扁豆粥食用。

如果出现头痛、耳鸣、眩晕等症状的时候，说明土气不能载木气，木气的能量出口在颈椎，颈椎是连接头部和躯干的枢纽，再加一个方剂葛根芩连汤。葛根芩连汤出自《伤寒论》，太阳病篇第 34 条曰："太阳病，桂枝证，医反下之，利遂不止，脉促者，表未解也，喘而汗出者，葛根黄芩黄连汤主之。"葛根芩连汤具有清泄里热、解肌散邪的作用。葛根、黄连、黄芩，还有一个很容易被忽视的药物——炙甘草。上大学考试时经常会考葛根芩连汤含有葛根、黄连、黄芩，还有什么药物组成呢？有些人可能回答不上来。

这里用葛根发挥升提下陷木气的作用，且从桂枝加葛根汤可以看出，葛根可以说是治疗颈椎病的专药。这个药在临床上使用广泛，治疗颈源性心脏病，葛根还具有一定的扩张冠状动脉血管、解除冠状动脉痉挛的作用。经典病机线路是"水不涵木→木不生火"，同时还有一条病机线路是"病在肝，俞在颈项"（《素问·金匮真言论》），要考虑肝木之气在颈椎的这条病机线路。

举个应用葛根芩连汤的例子。有一位来自甘肃省甘南藏族自治州的 14 岁姑娘，患有腹痛型癫痫，在华西医院、甘肃各大医院辗转求医，也看过很多中医名家，都是无功而返。其症状表现为腹痛即泻，随之癫痫就发作了。癫痫的症状如角弓反张、两目上翻、口吐白沫、不省人事等都存在。肝木之气的能量出口在颈椎，颈椎又联系到脑窍。还有一条病机线路是"木生火"，可以影响心脏，进而影响脑窍，因为心脑一体。选用附子理中丸合葛根芩连汤为基础方剂，起到厚土载木、解痉息风的作用。一共服了18剂中药，多年癫痫的顽疾就彻底治愈了。这个病的治愈也改变了其家属对中医是慢郎中的看法。

在四川省江油市产出的附子，属于道地药材。西南为坤土所在之地，附子要想在那种阴寒的环境中生长，自身得有过多的阳气才能抵御寒气。加之坤土的厚重，也体现了附子与土气之间具有土伏火的特性。可以说附子的生存环境决定了它的品性。根据太阳照射的程度，还有地域环境等因素，这些决定了药物的性味，四性即四气：寒、热、温、凉，五味：酸、苦、甘、辛、咸。

煮服方法主要涉及附子的煮服问题。现代药理研究发现，附子的主要毒性成分是双酯型生物碱（主要是乌头碱），而发挥治疗作用的主要成分是单酯型生物碱。目前，炮制过的附子如黑顺片，其单、双酯型生物碱的含量均符合《中华人民共和国药典》要求，而生附子要严格按照煮服要求操作。附子一般水煮0.5小时以后双酯型生物碱的含量会消失，而水煮1小时以后单酯型生物碱的含量会达到峰值，且随着水煮时间的延长其含量会保持，说明延长水煮时间能够降低附子的毒性，从而达到减毒增效的目的。可见，破坏双酯型生物碱的主要方法是水煮。临床中常应用附子来温补下焦肾气，在常规剂量15g以内，一般建议水煮1.5小时。如果附子剂量超过20g，一般建议水煮2小时以上。

《伤寒论》中的附子剂都是和其他药物一起水煮的。当然附子也可以单独水煮，但水煮的时候最好把水一次性加够。如果水量不够，可以添加滚开水。切记不要水煮少于30分钟的时候再加凉水，那样双酯型生物碱可能不会被破坏。还有一种方法就是用药物的配伍来减毒，比如用炙甘草配伍附子，炙甘草的剂量一般是附子的2倍。天下万物，阴阳相生相克，总是一物降一物，总有一个破解的方法。

临床发现出现附子的毒副反应，大多是因为没有辨证准确的原因，还有一些是因为煮服方法或者配伍不当，出现诸如唇舌及四肢麻木、恶心呕吐、烦躁不安、心律失常、呼吸急促、四肢及颈部肌肉痉挛、肢冷脉弱、血压及体温下降，甚则昏迷等症状，中毒症状以神经系统和循环系统为主，其次是消化系统。体内需要附子的气味时，只要辨证准确，即使煮服方法不当，一般也不会引起明显的毒副反应。像古人急救时，一般将中药煮沸后即刻开始喂药，边煮边喂，屡见奇效，所以有人认为附子所谓的毒性成分恰恰是治病救命的良药。从哲学的角度来讲，事物运动发展是矛盾运动的结果，所以事物总具有两面性，既对立又统一。

如果起初对附子的剂量使用把握不准，可以先用 10g 以内。方向远比速度重要，只要理论方向正确，时间只是个过程，最终药物浓度的累积会经过由量变达到质变的过程。如何能够精准判断服用药物的剂量，同时又不会出现不舒服的症状，这跟道家炼丹的"火候"一样，也是考验一个医生境界的地方。

第四节　土不伏火证

一、土不伏火证的概念

土不伏火证是指脾胃土气不足不能将下焦肾水之气伏藏从而引起火热的证候，病机为土气不足、土不伏火，治法以补益土气、厚土伏火，方剂选用四君子汤。那么，人体的总火源在哪里？在下焦肾气，可以说肾气是人体总能量的发源地。所以土不伏火的"火"是以下焦肾气为主的，如果理解为脾胃本身的火会使得治疗思路受到局限。土不伏火证在临床上的应用是相当广泛的，而且能够解决很多疑难的临床问题。

《易经》里有一个卦叫地水师卦，它是最能反映土伏火特点的一个卦。地水师卦坤上坎下，即地上水下，上卦坤六断的坤卦代表土气，下卦坎中满的坎卦代表水气，师卦通俗叫地下水。那么，这个地下水的象在中医里反映了什么问题呢？举个例子，熟地黄是补益脾胃的，还是直接补益肾的呢？《本草崇原》讲："地黄色黄，味甘性寒，禀太阴中土之专精，兼少阴寒水之气化。"及"地黄入土最深，性唯下行。"指出熟地黄是土之专精，是专补土气的。既然熟地黄是土之专精，那么它是怎么达到补肾的作用的？通过补益土气，就像往土里慢慢地渗水一样，首先渗到土壤层，再渗到地下水里面去，所以熟地黄是通过补益脾胃土气来达到补益肾水之气的。

熟地黄，味甘，性微温，归肝、肾经，具有补血、滋阴、益精的功效。熟地黄也叫九地，要九蒸九晒，就是将生地黄九蒸九晒之后才炮制成了熟地黄。破坏了生地黄的寒性，熟地黄的性味就偏于温补了。熟地黄炮制时经过九蒸九晒的过程体现了九九归一的寓意，它具有一定温补肾阳之气的作用。张介宾在《景岳全书》中讲："善补阴者，必于阳中求阴，则阴得阳升而泉源不竭。"这个补益是从后天脾胃之气滋养和灌溉到了先天肾气这样一个过程。有人担忧熟地黄会不会很滋腻，从而使得脾胃之气呆滞，影响食欲。其实，熟地黄不仅不容易导致脾胃之气呆滞，一般还会增加食欲。因此，要学好中医一定要有哲学的怀疑精神，不断地反思，逐渐形成自己的学术思想体系，不能人云亦云。

二、四君子汤加减法

善于补益土气的药物，不得不说一个著名方剂四君子汤。四君子汤出自《太平惠民和剂局方》，由人参、白术、茯苓和炙甘草组成，针对脾胃气虚，具有益气健脾的功效。可以看出，四君子汤是由四味补益土气的药物组成的，是补益土气的重要方剂。人参一般用太子参，善于对脾胃土气气阴双补。茯苓，味甘、淡，性平，归脾、肾、心经，具有渗湿利水、健脾、宁心安神的功效。茯苓具有理先天元气的功效，它能够将中焦的气（或者后天脾胃之气）导引到先天肾气里面去，属于一个归经药物，也是一个使药。

除了四君子汤以外，还有姜、大枣，这六味是最常用的属于土气的药物，它们围绕土气的四个度（即温度、湿度、厚度和密度）来益土气。土气的温度用到了姜，即干姜或生姜等；土气的湿度用到了姜、白术、茯苓等；土气的厚度用到了太子参、白术、炙甘草等；土气的密度用到了太子参、白术、炙甘草、大枣等。当然，这种用药方式没有绝对的界限，临床应用时应根据具体问题灵活变通。这六味土气的药物基本上把土气的功能都涵盖了，把它们选择性地配伍到小建中汤里会增强补益土气、厚土载木的作用，从而使得小建中汤的这一组方剂结构更加稳定，疗效更加突出。

接下来通过一个病案来阐释土不伏火证的临床应用。

刘某，男，6岁，甘肃省兰州市人，2015年7月28日初诊。

主诉：腹痛1个月。

现病史:患儿平素易感冒,伴有腹痛,脐周为主,行腹部彩超检查提示肠系膜淋巴结肿大,多处医治,效果不佳。此次感冒后腹痛持续1个月,经曾治愈的患儿家长介绍来诊。

刻诊:头发稀疏,黄染,呈麦穗样辫,腹痛,脐周为甚,纳差,盗汗,俯卧,磨牙,大便干结、三日一解,小便正常。舌质红,苔薄黄,脉数。

西医诊断:肠系膜淋巴结炎。

中医诊断:腹痛。

证型:太阴虚热证。

病机:太阴阴气不足,虚热内生。

治法:补益太阴阴气,通腑泻热。

方药:桂枝加大黄汤。

| 桂枝 10g | 炒白芍 20g | 生姜 10g | 大枣 20g |
| 炙甘草 10g | 酒大黄 6g | | |

3剂。煮服方法:加水800ml,浸泡0.5小时,文火煮1小时以上,煮剩200ml,分2次,早、晚饭后1小时温服。

二诊(8月1日),患儿服药后腹痛消失,大便通畅、日一解,余症均缓解。舌质淡嫩,苔薄白,脉数。

证型:土不伏火证。

病机:土气不足,土不伏火。

治法:补益土气,厚土伏火。

方药:四君子汤加味。

太子参 20g	炒白术 15g	茯苓 15g	炙甘草 10g
鳖甲 20g	生牡蛎 30g	地骨皮 10g	生山药 30g
法半夏 6g	白豆蔻 6g	炙黄芪 20g	生姜 10g
大枣 20g			

6剂。煮服方法:加水1 200ml,浸泡0.5小时,文火煮1小时以上,煮剩200ml,分2次,早、晚饭后1小时温服。

患儿服药后余症均消失。从这个病案可以看出先后使用了桂枝加大黄汤和四君子汤为主的两组方剂。在这个病案的初诊中,"腹痛""大便干结、三日一解"是其辨证要点,病机为太阴阴气不足、虚热内生,治法以补益太阴阴气、通腑泻热,方剂选用桂枝加大黄汤。服药3剂后腹痛消失,大便通畅、日一解,余症均缓解。二诊时以"头发稀疏,黄染,呈麦穗样辫""纳差,盗汗,俯卧,磨牙"为其辨证要点,病机为土气不足、土不伏火,治法以补益土气、厚土伏火,方剂选用四君子汤。

本案诊断为肠系膜淋巴结炎,一般具有哪些临床症候?最常见的症状是腹痛,腹痛的特点以脐周痛为主,并有固定压痛点,腹部彩超可以检查出肠系膜淋巴结肿大。症状还有发热,恶心,呕吐,纳差,腹泻或便秘,盗汗,等等。肠系膜淋巴结炎常继发于上呼吸道感染或者肠道炎症。《伤寒论》阳明病篇第 239 条曰:"病人不大便五六日,绕脐痛,烦躁,发作有时者,此有燥屎,故使不大便也。"这里的脐周痛和便秘、大便干结的症状跟肠系膜淋巴结炎的症状相似。

《伤寒论》太阴病篇第 279 条曰:"本太阳病,医反下之,因尔腹满时痛者,属太阴也,桂枝加芍药汤主之。大实痛者,桂枝加大黄汤主之。"本来是太阳病,但医生错误地使用了下法,使得木气随着土气的下陷而下陷。太阴的阴气不足易产生虚热,再加上肝木之气内寄相火易郁而化火,两热相加,热胜则胀满,热盛则痛。土气的不足使得木气横逆克土气,于是便出现了腹满、腹痛等症状。

"大实痛"有两层意思,一是疼痛程度较前加重,二是大便的干结不通。《素问·厥论》讲:"脾主为胃行其津液者也",太阴的阴气不足,阴虚生内热,热邪使得胃中津液煎熬减少,于是出现了阳明病的腑实证,所以用酒大黄来荡涤肠胃、通腑泻热、推陈致新。《伤寒论》阳明病篇第 181 条曰:"问曰:何缘得阳明病?答曰:太阳病,若发汗,若下,若利小便,此亡津液,胃中干燥,因转属阳明。不更衣,内实,大便难者,此名阳明也。"此条文将太阳病转属阳明病的过程做了详细的讲解。

因此,从桂枝加芍药汤和桂枝加大黄汤可以看出,补益土气、厚土载木,用到了生姜、大枣、炙甘草三味土气的药物,升提下陷的木气用了桂枝。加倍剂量的白芍不仅可以防止桂枝升提木气太过,又可以发挥其"酸苦涌泄为阴"的作用。热邪炽盛导致阳明腑气不通,因此用了通腑泻热的酒大黄。

通泄法的方剂在临床上的使用一定要把握一个度,要以土气的强弱为关键,以腑气通为要,中病即止,不宜过用。这里有必要将阳明病和少阴病的三急下证做一对比研究。阳明病篇的阳明病三急下证以通腑泻热、急下以存阴为主,属于实热证,此阳明腑实证通泄以后一般会治愈。少阴病篇的少阴病三急下证也使用了大承气汤，虽然也发挥了通腑泻热、急下以存阴的作用，但它是少阴热化证引起的。

少阴热化证的根源为少阴阴气不足，属于虚热证，此阳明腑实证通泄以后要以补益少阴的阴气为主。《温病条辨》里的增液承气汤（生地黄、玄参、麦冬、大黄、芒硝）最能体现这个思想，滋阴和泻热同时进行，发挥了增水行舟的作用。滋阴以安未受邪之地，泻热以存阴。但是它们有一个共同的特点是中病即止，只要腑气一通，就不能再使用通泄法了。

再看舌象。初诊舌象为舌质红，苔薄黄，脉数。服药后舌象变化为舌质淡嫩，苔薄白，脉数。症状的改善，舌象、脉象等体征的改变，提示病机转归发生了变化，出现土气不足、土不伏火的病机，治法以补益土气、厚土伏火，方药以四君子汤为主。如果舌边有齿痕，一般还会涉及下焦肾气不足的问题。

中医重点讲述了两个气，一个是后天脾胃之气，另一个是先天肾气，这两个气为什么显得如此重要？是因为它们是先后天的关系，这个关系几乎理出了中医的命脉。李可先生反思郑钦安"坎中一丝真阳乃人身立命之根"和彭子益《圆运动的古中医学》"本气自病"之理，提出了"坎中一丝真阳乃人身立命之本"，谓此"本气"系后天胃气与先天肾气化合的混元一气，贯穿其思想始终。并提出了先天肾气有赖后天胃气的滋养和灌溉，后天胃气有赖先天肾气的温煦。后天胃气与先天肾气是《伤寒论》自始至终围绕的两个治疗大法，即保胃气以救肾气，救肾气以保胃气。

再看脉象。脉数是主热？主虚？还是主寒？脉数主热比较容易理解，比如实热证、虚热证都会引起。《素问·生气通天论》讲："阴不胜其阳，则脉流薄疾，并乃狂。"这个"脉流薄疾"指的是阴虚生内热之后热邪鼓动气血妄行，出现脉流加速的脉象。对于儿童而言一般中气偏弱，脉数可能是正常的生理现象，所以不要一见到脉数就认为是热证。

临床发现一些儿童出现脉数是因为中气不足，主虚证或寒证。比如治疗过的一些心肌炎、心律失常的儿童都会出现脉数，从中气论治，以四君子汤为主方，大多数得到了治愈，为什么？因为中气不足或者土气不足以后就会出现土不伏火，即土气不足不能伏藏下焦肾气，火热鼓动气血妄行而出现脉数。因此，治法要以补益土气、厚土伏火为主。

"头发稀疏，黄染，呈麦穗样辫""盗汗"是一组症候，西医学是怎么认识这个问题的呢？一般认为是微量元素缺乏的表现。临床发现微量元素的丢失与盗汗有一定关系。《灵枢·本脏》讲："卫气者，所以温分肉，充皮肤，肥腠理，司开阖者也。"卫气"司开阖"的功能是通过对毛孔的开阖调节从而达到调节汗液的功能。卫出中焦，此时卫气立足于中焦脾胃，补充于脾胃。如果脾胃的土气减弱，就会导致土不伏火证的出现，卫气的功能也会减弱，从而引起汗出异常。

《素问·阴阳别论》讲："阳加于阴谓之汗"，因为土气不足不能伏藏下焦的肾气，所以下焦肾气加于土气而引起汗出。盗汗对儿童的影响比较大，盗汗会导致人体微量元素的丢失，尤其是钙离子和锌离子，这样不仅会影响孩子骨骼生长发育，致使生长缓慢、鸡胸等，还会随着盗汗而出现气随汗脱，损耗人体的阳气。气血同源，汗为人体津液组成的一部分，随着盗汗会损伤人体的气血，从而引起头发稀疏、黄染、麦穗样辫、夜卧不宁等症状。

鳖甲、生牡蛎和地骨皮，是治疗盗汗的一组特色用药。《温病条辨》里的青蒿鳖甲汤用于治疗温病后期邪伏阴分证，治法以养阴透热为主。方中鳖甲味咸，性寒，归肝、肾经，具有滋阴潜阳、退虚热、软坚散结的功效。鳖甲为血肉有情之品，擅补阴精，具有搜剔阴分中伏热的作用。青蒿，味苦、辛，性寒，归肝、胆、肾经，具有清虚热、解暑热、清湿热、截疟的功效，还具有透邪外出的功效。治疗盗汗时，一般用地骨皮代替青蒿，清虚热，退骨蒸，常与鳖甲配伍，两者为一组对药。生牡蛎咸寒，具有滋阴潜阳的功效，常与鳖甲配伍治疗阴虚盗汗。

现代药理研究发现鳖甲中含有丰富的游离钙离子和微量元素，生牡蛎中含有丰富的锌离子和微量元素。体内的微量元素会随着盗汗而丢失。有些脾胃虚弱的儿童越补充微量元素，胃肠越接受不了，反而会损伤脾胃之气，于是加重盗汗，形成恶性循环。中医不讲微量元素，但从源头上可以解决微量元素的吸收和丢失的问题，它的根源在于土气的不足，土不伏火。因此，只要厚益土气，土不伏火的这些症状就会自然消失。

气的三大来源主要是呼吸自然界的清气，饮食物的水谷精微之气和先天肾气。因此，用炒白术益气健脾，增益水谷精微之气。炙黄芪补益脾肺之气，增益水谷精微之气和摄入自然界清气的功能。黄芪，味甘，性微温，归脾、肺经，具有补脾肺气、升阳举陷、益卫固表、利尿消肿、托毒生肌、补血、活血的功效。炒白术、炙黄芪和防风组成了玉屏风散，出自《世医得效方》，具有益气、固表、止汗的功效，对表虚自汗证效果理想。防风具有祛风解表的功效，且防风为风药中润剂，祛邪而不伤正。

纳差是因为脾主运化的能力减弱，即脾胃之气减弱使得运化能力减弱引起的。白豆蔻和砂仁都是芳香化浊的药物，均具有运脾化湿的功效，但它们有各自的侧重点。在临床上食欲不振或消化差的时候，一般使用白豆蔻，因其能够化湿行气、促进胃肠道蠕动，故有增强食欲和促进消化的作用。如果有尿床或者兼有肾气不足的时候，一般使用砂仁，因为砂仁还具有纳气归肾的功效。

半夏，味辛，性温，有毒，归肺、脾、胃经，具有燥湿化痰、降逆止呕、消痞散结的功效。《伤寒论》中使用的半夏是生的，它符合《素问·脏气法时论》讲的"肾苦燥，急食辛以润之。开腠理，致津液，通气也"的作用。目前，临床使用的半夏都是炮制过的。生半夏炮制成法半夏或姜半夏以后，"辛以润之"的力量会大大减弱。

生姜，味辛，性温，归肺、脾、胃经，具有发散风寒、温中止呕、温肺止咳的功效。有人说生姜是药引子，这个说法如果按照归经理论也能说得通，但生姜无疑是一味很好的中药。新鲜生姜在药店不容易保存，一般会让患者自己加到药里，所以患者以为是药引子，潜移默化地形成了这一习惯性的说法。说到姜，还有干姜、炮姜、姜炭等，这些药物又各自有特性，一定要辨证准确使用。

山药，味甘，性平，归脾、肺、肾经，具有补气益阴、补脾肺肾的功效。山药也是一个百搭的药物，是补益太阴的重要药物，不管是手太阴肺还是足太阴脾均可以使用。山药具有双向性，不仅可以治疗便秘，还可以治疗腹泻。那么，便秘的情况下是用生山药还是炒山药呢？用生山药，因为其偏于益阴通便。腹泻的时候一般用炒山药，因为其偏于补脾燥湿。

生山药作为君药大剂量使用的时候，可以用来以阴配阳，比如用温氏奔豚汤来治疗逆气。《素问·骨空论》讲："冲脉为病，逆气里急。"像乳腺增生、甲状腺结节、垂体瘤等在冲脉循行线路上的疾病均可以考虑从冲脉理论来治疗。所以药物的使用要看怎么配伍。切开山药以后能看到很多网状的结构，像渔网一样能收能散，这可能和它治疗的两个方向（即便秘和腹泻）有关，此观点也许是受到法象药理学的启发而来。

磨牙是因土气不足、土不载木导致木气风动而引起的，治法以厚土载木而风自止。在补益土气的基础上，可以加芍药甘草汤柔肝、解痉、缓急，兼有胃热还可以加知母清解之。西医学认为磨牙多因咀嚼肌痉挛引起。

四君子汤加味这个方剂在临床上的使用特别广泛，比如用来治疗发声和多种运动联合抽动障碍效果理想。发声和多种运动联合抽动障碍即抽动秽语综合征，又称抽动症，是一种慢性神经精神障碍的疾病，以不自主的、突然的多发性抽动及在抽动的同时伴有暴发性发声和秽语为主要临床表现的抽动障碍，常于4～12岁发病。发声和多种运动联合抽动障碍的特征是不自主的、突发的、快速重复的肌肉抽动，在抽动的同时常伴有暴发性的、不自主的发声和秽语。抽动症状一般先从面、颈部开始，逐渐向下蔓延。抽动的部位和形式多种多样，比如眨眼、斜视、噘嘴、摇头、耸肩、缩颈、伸臂、甩臂、挺胸、弯腰、旋转躯体等。发声性抽动则表现为喉鸣音、吼叫声，可逐渐转变为刻板式咒骂、陈述污秽词语等。部分患儿可伴有注意力不集中、学习困难、情绪障碍等心理问题。

对于发声和多种运动联合抽动障碍的治疗，西医目前尚无明确的特效药物，更多的是关注儿童心理的问题，给予心理治疗，包括行为治疗、支持性心理咨询、家庭治疗等。告诫父母不要给孩子施加压力，不要打骂，要多鼓励。其实，一些身体层面的问题也会影响心理层面，通过调理身体可以治愈心理方面的问题。随着社会的发展，心理问题越来越突出，心身医学模式显得越来越重要。

发声和多种运动联合抽动障碍的主要病机是土不载木，而土气不足是关键。因此，补益土气是治疗的关键，使用四君子汤加味治疗，四君子汤里的四味药物最擅补益土气。肌肉抽动属于风动的范畴，也是厥阴风动的特点。厥阴风动的原因是土不载木，是土气不足不能载养木气引起的。既然是土不载木，只要把土气补益起来就可以厚土载木，不用太刻意地用一些息风止痉的药物。在临床上一些医生习惯使用一些息风止痉的药物，比如蝉蜕、僵蚕，还有止痉散（蜈蚣和全蝎）等具有息风止痉功效的方剂。而笔者一般很少这样用药，为什么？因为它的病机以土气不足为主，治法当以补益土气为主，土气强健自可载养木气，风动的症状自然会消失。

除此之外，山药、黄芪、生姜、大枣等药物也常用来加强补益土气，这些都是围绕土气来展开的。有位来自上海的发声和多种运动联合抽动障碍患儿，病情较重，就服用了这组药物，总共服了18剂中药，症状就全部消失了。后来又接诊了一些来自上海的发声和多种运动联合抽动障碍患儿，效果反馈理想。在临床上遇到了很多这样的病例，大的治疗原则不外乎"厚土载木"，重心在土气上面。此时一般不用桂枝，因为桂枝可以升达木气，使用后盗汗或发声和多种运动联合抽动障碍的症状有可能会加重。

有些发声和多种运动联合抽动障碍会伴随疲乏，这种常见于病情比较严重的情况，一般会在四君子汤的基础上合来复汤。来复汤出自张锡纯的《医学衷中参西录》，君药是山茱萸，一般用生山茱萸。生山茱萸不仅具有酸补厥阴本体、收敛异常升发的厥阴风木之气的功效，还具有调畅之性，这样在补益厥阴本体的过程中一般不会导致厥阴肝木之气的不畅。

来复汤除了两味木气的药物生山茱萸和白芍外，还用了生龙骨、生牡蛎和人参、炙甘草这两味土气的药物。从这样的一个方药组合可以看出，来复汤里除了木气的药物，还有重要的一组土气药物。再比如桂枝汤里的桂枝和白芍是两味木气的药物，剩下的生姜、大枣和炙甘草都是属于土气的药物。

《金匮要略·脏腑经络先后病脉证》曰："夫治未病者，见肝之病，知肝传脾，当先实脾。四季脾旺不受邪，即勿补之。中工不晓相传，见肝之病，不解实脾，惟治肝也。"这里重点强调了土木关系。为什么后面又讲了"余脏准此"？提示其余的脏与脏之间的关系可以此类推，足见张仲景的用词特别严谨。由此可见，土木关系是五行所有关系中最为密切的。

《素问·太阴阳明论》讲："岐伯曰：阳者，天气也，主外；阴者，地气也，主内。故阳道实，阴道虚。故犯贼风虚邪者，阳受之；食饮不节，起居不时者，阴受之。阳受之则入六腑，阴受之则入五脏。入六腑则身热不时卧，上为喘呼；入五脏则膜满闭塞，下为飧泄，久为肠澼。故喉主天气，咽主地气。故阳受风气，阴受湿气。"其中"喉主天气，咽主地气"，天气即自然界之清气，喉咙主呼吸之气而通天气，从自然界吸进清气。地气即水谷之气，咽吞饮食而连地气，咽在食管上端，水谷从咽而入于肠胃之中。《素问·阴阳应象大论》讲："天气通于肺，地气通于嗌"，清气通于五脏，由喉而先入肺；浊气通于六腑，由嗌（即咽）入胃。由此可见，咽与地气密切关联，可以说咽部是地气的一个反应点。

有些脾胃虚弱的患者出现上呼吸道感染的症状，也可以用四君子汤加味来治疗。常配伍玉屏风散，再加法半夏和炒山药。针对咽喉局部的问题，如果有咳嗽、咯痰，且以黄痰为主，常配伍《千金》苇茎汤，它是由芦根、生薏苡仁、桃仁和冬瓜仁组成的；如果以嗓子干疼或咳嗽为主的，常配伍桔梗汤，它是由桔梗和甘草组成的；如果咳嗽，咯痰，痰质黏稠，伴有大便干结的，可以加杏仁和全瓜蒌；如果咳嗽频繁，加一组对药炙紫菀和炙款冬花。这种配伍针对脾胃虚弱导致的上呼吸道感染或急、慢性支气管炎效果理想。

清代李用粹在《证治汇补·痰症》里讲："脾肺二家，往往病则俱病者，因脾为生痰之源，肺为贮痰之器，脏气恒相通也。"由此提出"脾为生痰之源，肺为贮痰之器"的理论。病理状态下肺是贮痰之器，咳嗽的目的是将痰液从肺中排出，符合有痰必排的规律；后世医家又有"肾为生痰之根"的说法，故形成痰的根源在于脾肾，符合《黄帝内经》"治病必求于本"的原则。由此可见，肺为贮痰之器，脾为生痰之源，肾为生痰之根，这一理论可谓入木三分地论述了形成痰的来龙去脉，此是长期反复经过临床实践和理论升华总结出来的。

因此，咳嗽首先是一种生理性保护反应，不能一味地见咳止咳，要找到形成痰的源头方能根治咳嗽。临床上有些咳嗽患者使用抗生素或止咳、镇咳药物以后，咳嗽虽然得到了暂时的缓解，但服用了中药大概半个小时以后会出现咳嗽加重的情况。这是因为痰液被之前的药物抑制在肺的气道内，服用中药会将痰液排出，所以出现了咳嗽、咯痰加重的情况。要提前叮嘱患者和家属这是之前治疗的后遗问题和服用中药后的正常反应，不要再服用止咳、镇咳等药物。为什么会出现这种情况呢？因为在宣发、肃降肺气的过程中，咳嗽的目的就是要将形成的痰液或伏邪排出体外。一旦止咳或镇咳，虽然咳嗽、咯痰的症状暂时得到了缓解，但痰液不能外排，反而会使得后面的症状加重。

笔者女儿3岁时得了过敏性咳嗽，这种咳嗽有个特点是咽痒即咳，儿科专家说这种咳嗽西医没有好办法，于是熬了1剂真武汤加干姜、细辛、五味子。服药1次，当天晚上一直没有咳嗽。但是第二天早上她咳吐出来了大量的白色泡沫样痰，从此过敏性咳嗽再没有发作过。孩子因为不会咯痰，很多时候会把形成的痰液堆积到气道，或者吞咽到消化道里面去。有些孩子咳嗽时会出现呕吐，痰液一旦排出咳嗽就会缓解。

四君子汤擅长补益脾胃土气，针对脾胃为生痰之源的问题也可以治疗。《医宗必读》讲："故先哲云：脾为生痰之源。又曰：治痰不理脾胃，非其治也。"临床上要善于把握病机，一些看似平淡无奇的药方，反而可以解决临床的很多疑难问题，中医要在"理"上多下功夫。原成都中医学院首任院长李斯炽先生，中医泰斗级人物，学生在总结李老学术思想的时候，发现李老擅长使用 20 来个简单的常用基础方，它们经过巧妙组合后效如桴鼓、屡起沉疴。这些基础方一般都流传久远，看似平淡无奇，但魅力不减。这些方剂里面有四君子汤、四逆汤、理中丸、二陈汤等，它们经过历代医家们的精挑细选，千锤百炼，经得起时间和临床实践的考验，无论经方或时方都能经久不衰。

三、中药煮服方法

至于煮服方法，一般都是只煮 1 次，这是按照《伤寒论》的思想来执行的。举个例子，《伤寒论》桂枝汤的煮服方法，太阳病篇第 12 条曰："上五味，㕮咀三味，以水七升，微火煮取三升，去滓，适寒温，服一升。"1 升相当于多少毫升（ml）呢？200ml，煮取 3 升就是 600ml，温服 1 升就是温服 200ml。换言之，也就是加水 1 400ml，文火煮 1 小时左右，煮剩 600ml，分 3 次温服，这是针对急性外感热病的煮服方法。现代人的生活节奏比较快，大多数慢性病一般会浓缩成 1 天 2 次的药量，早、晚饭后 1 小时温服也是可以保障药效的。如果用煎药机代煎，仍然可以按 1 天 3 次的药量服用。从临床疗效观察手工煎药服 2 次和煎药机代煎服 3 次，效果基本上是一样的。

关于服药的时间大家各执己见，有些认为是饭前服用，有些认为是饭后服用，饭前、饭后多长时间服用也没有交代清楚。有些要求按"开天门，闭地户"的规律服药，就是要早上 10：00 和下午 5：00 服药，这个时间大家可能还在上班，没法保证按时服药。那么，为什么要在饭后 1 小时温服药物呢？《素问·五脏别论》讲："六腑者，传化物而不藏，故实而不能满也。所以然者，水谷入口，则胃实而肠虚；食下，则肠实而胃虚。"可见，饮食物进入胃肠之后会经过"胃实肠虚"和"胃虚肠实"这样一个转化过程。饭后 1 小时左右食物经过胃的腐熟作用，然后往小肠传导，发挥小肠泌别清浊的作用，此时选择服药不仅对胃肠道刺激小，而且小肠对药物的吸收和利用度也是最高的。

服完药大概半个小时以后会出现药物的气化反应，也有人认为这是一种排邪反应，出现诸如腹胀、肠鸣、矢气多、疲乏、瞌睡多、排便次数多等症状。因此，要提前告知患者这些都是服药后的正常气化反应，让患者提前有个心理准备。为什么服完药 2 小时内建议不要进食和饮水？因为在药物气化反应的过程中尽量不要受外界干扰，从而使得药物充分发挥治疗作用。服药期间忌食寒凉冰冷的东西和水果也是这个道理，而且食用它们后可能会引起大便稀及大便频的情况。对于呼吸系统的疾病，更要严格忌嘴，正如《灵枢·邪气脏腑病形》讲："形寒寒饮则伤肺。"

老百姓有个经验是药灌满肠，但是药物的液体量越多，浓度反而会越低，在有效的时间内可吸收的血药浓度会越低，反而会影响疗效，所以药灌满肠的说法值得商榷。有位患者说服药后胃很胀，询问是怎么服药的？她说服药后又喝了一碗生姜和大枣煮的水。生姜、大枣要加到药里面一起煮，家里一般都有这两味药，自己加到总药里就行，但她理解的是把中药服完以后再煮一碗生姜大枣水接着服用，这可能也是受到了药灌满肠说法的影响。

老百姓之所以有药灌满肠的服药习惯，是因为那时候人们连正常的吃饭都不能够保证，对药物的珍惜显而易见。一个补中益气汤可以说能够治疗很多疾病。当时因为长期饥饿，有些人会出现营养不良性腹水等疾病，补中益气汤服用一段时间营养不良性腹水就消失了。那时会把中药反复煮，直到中药的颜色看不见了才会停止，这种现象到现在还仍然存在。2015 年有一位西藏的患者来兰州找笔者看病，开了 6 剂中药。1 个月以后才找笔者复诊，笔者问 6 剂药怎么服了这么长时间？他说先把中药煮一遍服完，再接着煮第二遍、第三遍，然后把药渣晒干接着煮第四遍、第五遍，就这样 1 剂药服用了 5 天，6 剂药服用了 1 个月。

《伤寒论》中的煮服方法被反复提及，一般都是只煮 1 次，不管是加的水量还是煮出来的药量，都是有明确量化的，分顿服、2 次或 3 次服用，而急性外感热病一般是按 3 次服用。温病学的思想也很有意思，《温病条辨》讲："治上焦如羽（非轻不举）；治中焦如衡（非平不安）；治下焦如权（非重不沉）。"三焦辨证的治疗大法对药物的煮服方法也具有重要的指导意义。上焦部位的解表药要用轻清升浮或质轻味薄之品，剂量宜轻，煮药时间一般为 10～15min，时间过长会使得药物的清宣之气挥发，药过病所，味厚入中焦。中焦处于上焦和下焦之间，是升降出入的枢纽，用药须不偏不倚，一般不用上焦轻清升浮和下焦滋腻潜降之品，煮药时间为 1 小时左右。下焦部位最低，偏于里，用药须重浊，犹如秤砣那样的沉重之品才能直达病所，剂量宜重，一般煮药时间为 1.5 小时左右。

煮服方法是极为重要的，也是决定疗效的关键因素之一。比如银翘散的使用，有些人认为辨证没有问题，但临床没有明显疗效，可能是因为煮服方法的问题。银翘散的煮药时间为 10～15 分钟，如果超过 15 分钟，质轻味薄的清解之气的成分一般会挥发，于是"辛凉开肺便是汗剂"这个作用会减弱或者消失，而且服药以后一般会出现胃胀，是因为煮药时间过长，味厚入中焦了，所以一定要严格把握药物的煮服时间。

举个病例，有位患儿哮喘急性发作，呼吸急促，气喘，气憋严重，不用听诊器都能听见哮鸣音，伴有高热 39.4℃，舌尖红，苔薄黄，脉浮数。这就是温病学讲的卫气同病，于是给开了银翘散合白虎汤，要求煮药 15 分钟。服用 1 剂药之后上述症状就基本消失了，她的哮喘急性发作得到了很好的控制。后来又从肺、脾、肾根源调理，哮喘已经 4 年多没有再发作。这里通过这个病例要说明的是煮服药物方法的重要性，像这个病例如果药物煮的时间太长作用就不大了。煮服方法会影响疗效，也是临床应该重视的一个重要环节。

再比如有些医生治疗便秘，会让患者空腹服药，但一部分患者服完药以后，胃肠道会出现不舒服的症状。为什么？因为治疗便秘可能会使用泻下的药物，比如生大黄、番泻叶等含蒽醌类成分的药物，这些药物一般对胃肠道的刺激比较大。只要配伍得当，在饭后 1 小时左右服药，一般不会有不舒服的情况。

建议亲自煮药体会下，就会理解《伤寒论》的煮服方法。很多东西都不是空穴来风的，有人可能会说这只是临床的经验，但经验可以上升为理论，再用理论去指导实践。如此反复，理论会呈螺旋式地上升，这也是科学精神。《黄帝内经》和《伤寒论》等经典著作已经完成了这个过程，到达了理论的巅峰，只可惜我们大部分中医人还没有领悟经典精髓的认知和境界。

还有药物的使用，要经过实效性、安全性、精准性、药食同源性等多方面反复地验证，再得出最后的综合评估。记得在大学上中药学课程时，老师讲到了中药学泰斗凌一揆教授，提到了滑石的使用。四川这一带湿邪比较重，常用六一散来祛湿。六一散出自《黄帝素问宣明论方》，方名取"天一生水，地六成之"之义，由六份滑石和一份甘草组成，具有清暑利湿的功效。叶天士在《温热论》中讲到："挟湿加芦根、滑石之流"，而且认为滑石具有利湿而不伤阴的特点。但凌老指出滑石用久了容易伤阳气，主要伤哪里的阳气？伤肾阳之气。因此，滑石在短时间内使用可以发挥比较好的利湿作用，但不宜长期服用。前人栽树，后人乘凉，这些宝贵的经验可以直接应用于临床。

中医学从起初的经验医学逐渐上升为理论医学，再将理论医学不断地应用到临床实践当中验证。理论的上升过程跟医家对中医理论的理解和实践是密不可分的，同时也需要不断地修正和完善。现代科技的介入有时也能够帮助我们更好地认识中医药，这样不仅有利于认识药物的性味和安全性，而且还使得药物的应用更加精准。

第五节　太阴燥化证

一、太阴燥化证的概念

太阴燥化证是因太阴阴气不足而引起的阳明燥化，病机为太阴阴气不足、阳明燥化，治法以补益太阴阴气、泄热润燥，治疗方药《伤寒论》虽然没有提及，但从理论推理当属麻子仁丸。太阴燥化证属于开阖枢和标本中的内容，太阴阴气不足为本，阳明燥热为标。理论依据出自哪里呢？《伤寒论》阳明病篇第 187 条曰："伤寒脉浮而缓，手足自温者，是为系在太阴。太阴者，身当发黄，若小便自利者，不能发黄。至七八日大便鞕者，为阳明病也。"此条文要与太阴病篇第 278 条对比着研究。

《伤寒论》太阴病篇第 278 条曰："伤寒脉浮而缓，手足自温者，系在太阴。太阴当发身黄，若小便自利者，不能发黄。至七八日，虽暴烦下利日十余行，必自止，以脾家实，腐秽当去故也。"首先讲述了太阴病手足自温的现象，因为脾胃主四肢，所以手足自温属于太阴病的范畴。接着讲述了太阴发黄证，通过小便来判断是否出现发黄。可见，此处的发黄是湿热邪气为患。《医学正传》讲："治湿不利小便，非其治也。"指出了湿邪的出路在于小便，小便自利说明湿邪有出路。湿去热孤，只要湿邪外排，就不会影响胆汁从消化道排泄，从而不会引起发黄。

如果不出现发黄，就会有自愈的转归。《伤寒论》太阴病篇第 278 条曰："至七八日，虽暴烦下利日十余行，必自止，以脾家实，腐秽当去故也。"大概七八天以后会出现自利，这是为什么？因为随着脾家之气的充实，机体能够将腐秽的东西排泄而出。因此，不要一见到下利，就使用止泻药物，浊阴外排也是祛除邪气的一种方式，祛邪就是扶正。如果此时采取止泻的方法，又会将邪气阻滞在体内，这种有形邪气也是可以致病的。在临床中治疗三阴病会使用一些温阳化气的药物，服药后一般会出现排便次数增多，大便转稀、黏等情况，其实这些都是转化出来的寒湿浊阴，是邪气外排的表现。

这里用到了一个词语"脾家"，而不讲单独的脾。《素问·六节藏象论》讲："脾、胃、大肠、小肠、三焦、膀胱者，仓廪之本，营之居也，名曰器，能化糟粕，转味而入出者也，其华在唇四白，其充在肌，其味甘，其色黄，此至阴之类，通于土气。凡十一脏取决于胆也。"又讲到"脾主大腹"。可见，脾有广义和狭义之分，广义之脾指的是"脾主大腹"的脾，包括一脏五腑，可以称为脾家，《黄帝内经》通俗地比喻为土气，泛指脾家的功能。而狭义的脾指的是脾胃的脾。

《伤寒论》第 187 条和第 278 条这两个条文前面的一段话是一样的，但后面的一段话出现了两种转归途径。太阴病篇第 278 条的转归是因为脾气逐渐增强，腐秽通过自利而排，一般把这种证型称为太阴湿化证。阳明病篇第 187 条的转归是因为脾气恢复太过而导致阳明燥化引起便秘，转归为阳明病，一般把这种证型称为太阴燥化证。

胃是喜润恶燥的，脾是喜燥恶湿的，两者往往燥湿相济、纳化相依、升降相因，其实这些过程在标本中和开阖枢理论中均有体现。比如太阴燥化证，太阴燥化以后会转归成阳明病，此阳明病还能不能按照阳明病篇峻下热结的三承气汤来治疗？不能。因为这个阳明病是从太阴病燥化转化而来的，它的前提是足太阴脾的本气不足，主要体现在太阴阴气不足上面。因此，补益足太阴脾的阴气为本，通泄阳明的燥热为标，这就为麻子仁丸的使用提供了理论依据。

至于太阴燥化证和太阴湿化证，为什么要这么说？在少阴病篇重点讲述了两大证型，即少阴寒化证和少阴热化证。少阴寒化证是少阴阳气不足引起的，少阴热化证是少阴阴气不足引起的。少阴的本气不足（即阴、阳气均不足）还会发生转化，即少阴寒热证（少阴寒化证与热化证均存在），也包括两个方面，一个是以少阴寒化为主的少阴寒热证，另一个是以少阴热化为主的少阴寒热证。

在厥阴病篇也重点讲述了两大证型,即寒厥和热厥。寒厥是厥阴的阳气不足引起的,热厥是厥阴的阴气不足引起的。而厥阴的本气不足(即阴、阳气均不足)还会发生中化,也包括两个方面,一个是厥阴中化太过化火,另一个是厥阴中化不及化寒。厥阴中化太过化火是厥阴的阴气不足引起的,厥阴中化不及化寒是厥阴的阳气不足引起的。

在太阴病篇也重点讲述了两大证型,即太阴虚热证和太阴虚寒证。太阴虚热证是太阴的阴气不足引起的,太阴虚寒证是太阴的阳气不足引起的。而太阴的本气不足(即阴、阳气均不足)还会发生转化,即太阴燥化证和太阴湿化证。太阴燥化证是太阴的阴气不足而发生燥化引起的,太阴湿化证是太阴的阳气不足而发生湿化引起的。太阴湿化证与太阴虚寒证的治法一样,故不再单独讲解。

《素问·阴阳离合论》讲:"是故三阳之离合也,太阳为开,阳明为阖,少阳为枢。三经者,不得相失也,搏而勿浮,命曰一阳……是故三阴之离合也,太阴为开,厥阴为阖,少阴为枢。三经者,不得相失也,搏而勿沉,名曰一阴。阴阳𩅢𩅢,积传为一周,气里形表而为相成也。"这是关于开阖枢的理论源头。

《素问·六微旨大论》讲:"少阳之上,火气治之,中见厥阴;阳明之上,燥气治之,中见太阴;太阳之上,寒气治之,中见少阴;厥阴之上,风气治之,中见少阳;少阴之上,热气治之,中见太阳;太阴之上,湿气治之,中见阳明。所谓本也,本之下中之见也,见之下气之标也。本标不同,气应异象。"这是关于标本中的理论源头。

清代著名医家陈修园从《黄帝内经》和《伤寒论》得到了启示,用"标本中气""开阖枢"的学说来阐明伤寒病机的隐微,还提出了"六气之标本中气不明,不可以读《伤寒论》"的理论。开阖枢和标本中可以说是《伤寒论》的难点,恰恰又是重点。这个问题如果研究不清楚,比如寒与热或六气之间的转化过程没有详细地掌握,面对复杂的临床问题时往往会束手无策。如果从标本中和开阖枢这个角度去理解中医,会发现疾病的病机线路是有规律可循的,脏腑经络之间的关联性以及疾病与疾病之间的关系会清晰地表达出来。

能量守恒定律:"能量既不会凭空产生,也不会凭空消失,它只会从一种形式转化为另一种形式,或者从一个物体转移到其他物体,而能量的总量保持不变。"它是自然界中最普遍的定律之一,适用于各种能量之间的相互转化过程。能量守恒定律的成立不需要条件,任何一种形式的能量在转化为另一种形式能量的过程中,一种形式的能量减少多少,另一种形式的能量就增加多少,而能量的总量保持不变。

六气(即风、寒、暑、湿、燥、火)本身就是能量,而六气之间的转化就是能量与能量之间的转化。可以说,能量守恒定律中能量之间的转化规律在标本中和开阖枢理论中得到了淋漓尽致的展现。六气中风火、燥湿、寒热互为中见,说明六气变化到一定程度会向相反的方向转化,而且会相互制约或资助。还有六气本身存在着有余、不及的现象,比如热有余是热,不及便是寒;寒有余是寒,不及便是热;燥有余是燥,不及便是湿;湿有余是湿,不及便是燥。

二、脾约发挥

接下来通过一个病案来详细解读标本中和开阖枢的理论。

王某,男,65岁,甘肃省兰州市人,2016年11月15日初诊。

主诉:尿失禁3年余。

现病史:患者于9年前出现脑梗死,后遗右侧肢体偏瘫,反应迟钝,言语不清,饮水呛咳,生活不能自理。3年前因"间歇性排尿困难伴尿急5天"入住兰州大学第二医院,彩超检查发现尿潴留,诊断为前列腺增生,行前列腺环切术,术后出现了尿失禁。多方医治均无效,遂放弃治疗,后经人介绍,抱着一线希望来诊。

既往史:脑梗死,长期便秘史。

刻诊:患者坐轮椅,需家属搀扶方可站立,偏瘫步态,步履维艰,表情呆滞,言语不清,饮水呛咳,手足冰冷,纳差,口干,喜热饮。尿失禁,使用纸尿裤。大便1周一解,先干后稀、黏。舌质淡,舌体胖大,舌面干燥,苔薄黄,脉沉细。

西医诊断:①尿失禁;②脑梗死。

中医诊断:脾约。

证型:太阴燥化证。

病机:太阴阴气不足,阳明燥化。

治法:补益太阴阴气,泄热润燥。

方药：麻子仁丸合缩泉丸加味。

生白术 120g	火麻仁 60g	杏仁 15g	炒白芍 30g
酒大黄 15g	厚朴 20g	炒枳实 20g	太子参 30g
知母 30g	当归 30g	肉苁蓉 30g	生山药 60g
益智仁 30g	台乌 10g		

6 剂。煮服方法：加水 1 600ml，浸泡 0.5 小时，文火煮 1 小时以上，煮剩 400ml，分 2 次，早、晚饭后 1 小时温服。

患者的基础病是脑梗死，来看中医主要是想解决尿失禁的问题。这个问题让他最痛苦，一直使用纸尿裤，就诊时用轮椅推进诊室。单从尿失禁这个症状也很难直接判断出它的病机是什么。一般首先会考虑到是膀胱气化无力、统摄无权引起的。

那么，引起尿失禁的根源问题到底在哪里？是以足少阴肾为主？还是以足厥阴肝为主？还是以足太阴脾为主？这时候需要我们去找证据。为什么考虑从三阴病着手？三阴病为什么显得如此重要？《素问·阴阳离合论》讲："阳予之正，阴为之主。"《素问·阴阳应象大论》讲："阴在内，阳之守也；阳在外，阴之使也。"北宋邵雍《皇极经世书·观物外篇》讲："阳不能独立，必得阴而后立，故阳以阴为基；阴不能自见，必待阳而后见，故阴以阳为唱。"它们道出了阴阳之间的一个关系，即阴为阳之基，阳为阴之用。可见，阴为根本，故三阴病显得极为重要。《素问·阴阳离合论》讲："天覆地载，万物方生，未出地者，命曰阴处，名曰阴中之阴；则出地者，命曰阴中之阳。阳予之正，阴为之主，故生因春，长因夏，收因秋，藏因冬，失常则天地四塞。阴阳之变，其在人者，亦数之可数。"此对阴阳这一层关系做了详细的论述。

这组证候从哪个地方切入？一些人可能会有一种先入为主的思维模式，什么病用什么方。这样其实很容易把我们的思维局限，但是如果看了《黄帝内经》，局限的思维可能会被打开。《素问·阴阳别论》讲："二阳之病发心脾"，这个"二阳之病"是什么病？《伤寒论》里叫阳明病。三阳就是太阳，也叫巨阳，二阳叫阳明，一阳叫少阳，它们是根据阳气量的多少来命名的。二阳之病或阳明病如果出现阳明腑实证就会引起便秘。

再来看"二阳之病发心脾"中"脾"的问题。小肠有泌别清浊的功能，即小肠将精微物质吸收，将糟粕传导到大肠，有调节大、小便的功能。如果水分直接从小肠过多地渗入膀胱，从小便而出则会引起尿频，经过大肠的水分就会减少，从而引起便秘，这也是引起脾约的原因。水分从小肠泌别清浊到达膀胱后，开始"膀胱者，州都之官，津液藏焉，气化则能出矣"（《素问·灵兰秘典论》）的过程，通过膀胱的气化将浊阴从小便外排。如果膀胱气化的功能减弱，小便排出则会出现障碍。

在临床上有些体征刚出现的时候，可能是个生理性保护反应。比如咳嗽，它首先是个生理性保护反应，它的目的就是要将痰液排出体外，让气道通畅。前列腺出现增生或肥大，首先可能也是生理性保护反应，但它引起了病理现象，因此属于疾病的范畴。肾与膀胱相表里，前列腺隶属于中医肾与膀胱的范畴。前列腺疾病引起小便异常的现象是膀胱气化功能失司引起的，而问题的根源在于肾。西医认为有可能是前列腺增生造成的尿潴留，但是切除前列腺以后反而出现了尿失禁。

再如骨质增生，它本来就是一个退行性改变，要维持生理结构的改变，比如脊柱的骨质增生，目的就是要加固脊柱的稳定性，重新建立力学平衡。但是如果它长错位置了，比如压迫血管或者神经就会引起临床症状，此时它就属于病理现象，成为了致病因素。《杂病源流犀烛》把骨质增生叫什么呢？髓溢。肾主骨，骨生髓，一旦肾气弱了，封藏的力量也就减弱了，骨髓就会从骨腔中溢出来，钙化以后会形成骨质增生。这是古代的一种象形理论，所以古代医家提出骨质增生可以通过补土以制水，比如治疗跟骨骨刺用白术煮水来泡脚。既然髓溢是肾气不足致使封藏能力减弱导致的，那么在治疗时要把重心落实到肾气上面，此时只要立足肾气辨证论治即可。

《素问·厥论》讲："脾主为胃行其津液者也。"成无己在《伤寒明理论》中讲："约者，约结之约，又约束也。经曰：脾主为胃行其津液者也。今胃强脾弱，约束津液不得四布，但输膀胱，致小便数而大便鞕，故曰其脾为约。"此将脾约的病机分析得很透彻。因此，脾约的症状主要是尿频和便秘。《伤寒论》阳明病篇第 247 条曰："趺阳脉浮而涩，浮则胃气强，涩则小便数，浮涩相抟，大便则鞕，其脾为约，麻子仁丸主之。"这句话总结出了脾约的病机是胃强脾弱。

那么，是脾的什么弱了？主要是足太阴脾的阴气不足了。足太阴脾的阴气不足以后，这里其实有一个转化的问题叫太阴燥化。太阴燥化会引起胃气的亢奋，可见太阴的阴气不足为本，阳明的燥化为标。此阳明胃气的亢奋，可能会使得患者出现消谷善饥。但食物吃进去以后，因为脾主运化的功能减弱,肠胃的蠕动功能随之减弱,形成的粪便会在肠道里堆积。成人的肠道大概有 6.5~8.5m 长,肠道里面其实能承载很多东西,粪便会越堆积越多。

提到了粪便的问题,有必要讲解下脾主运化的功能。脾的运化功能主要包括三方面的内容:第一个是运化水谷精微物质;第二个是运化水液;第三个是教材书上没有提及的,叫运化糟粕。如果不提运化糟粕,那脾的运化功能是不全面的。讲了入口,讲了中间的转化,但不讲出口,显然是不全面的,所以脾主运化还有一个很重要的功能就是运化糟粕。成人肠道较长,可以堆积较多粪便,主要是通过脾主运化糟粕的功能来推动粪便下行的,需要借助肠道的动力和津液才能使得大便排解。大便好比是一条船,风是助推的动力(比作肠道动力),水是运行的基础(比作津液),只有这样,船才能够顺风顺水正常地运行。

如果运化糟粕的功能减弱,大便在肠道停留的时间会延长,使得大便中的水分被直肠吸收,于是出现了大便的干结。这种大便在《伤寒论》中的表述是:"初头鞕,后必溏",就是前头硬或者前头干后面稀的状态。这是因为脾的运化功能减弱了,致使大便的停留时间延长,而水分经过大肠主津液的功能部分被吸收以后,就会出现大便先干后稀,而且这些稀大便一般是黏。所以在临床上要详细询问大便的情况是很有必要的,甚至有可能对辨证起决定性的作用。《庄子》中也讲到:"道在屎溺中。"这种情况如果误以为是阳明病篇的阳明腑实证,然后用三承气汤直接通腑泻热,可能早期会起到通便的作用,但后面因伤了太阴的本气,反而会使得症状加重。

至于便秘的问题,《素问·五脏别论》讲:"魄门亦为五脏使,水谷不得久藏。"魄门也就是肛门,为中医七门之一,能够反映五脏六腑的整体功能。因此,便秘的病位主要涉及大肠,虽然与脾主运化糟粕和大肠主津液的功能密切相关,但受到五脏六腑整体功能的协调和影响。

《伤寒论》阳明病的三承气汤证因阳气亢盛损伤津液引起,属于阳证,症状表现急迫,而太阴燥化证的情况就显得柔缓多了。患者经常会说便秘很多年了,使用各种通泄药物治疗,刚开始有些效果,怎么后来越治疗越没有效果?而且还越来越严重。其实,这句话是需要判断的。如果是阳明腑实证,服用了通泄药物以后一般是有效的,甚至有可能在早期一泄而愈。因为在阳明病界面的时候,阳气是显著的,本气是比较强的,此时一通泄,有可能一次便可治愈。如果服用了通泄药物，虽然当时症状得到了缓解，但是后面便秘会越来越严重，服药越来越不管用，还得逐渐加大药物剂量，那么，此时要考虑很有可能是太阴的问题，即足太阴脾的阴气不足发生阳明燥化而引起的太阴燥化证。

阳明病的三承气汤证出现了神昏谵语、登高而歌、弃衣而走、循衣摸床、骂人不避亲疏等精神异常的疾病，西医学多认为是精神分裂症等精神类疾病。太阳病篇还讲了血热互结的抵当汤类方，也可以治疗神志类疾病。中医学认为神志类的疾病跟大便有一定关系。研究发现粪便中有一种物质氨（NH_3）进入人体血液之后，随着它的浓度不断升高，会影响人的神志而出现烦躁，还会影响睡眠，严重的还会导致精神异常。此时是要急下的，急下的目的是什么？一是急下存阴；二是将粪便迅速排出体外，氨（NH_3）才能够得以释放，神志异常的症状才能得到缓解。

有些人在月经前会有便秘和精神分裂症的症状，这种情况是什么原因引起的？是少阴热化证？还是太阴燥化证？还是厥阴中化证？在临床中发现厥阴中化证的情况最多。有一女性患者有严重的痛经和便秘，月经前会出现精神分裂症的症状，还伴有子宫脱垂Ⅱ度，严重时子宫会脱垂到Ⅲ度而影响行走。这是厥阴下陷伴有厥阴中化太过化火至阳明大肠腑界面引起的。厥阴下陷会导致子宫脱垂，厥阴本来是个寒证，故寒邪随着足厥阴肝经抵少腹，因寒主收引，主疼痛，从而引起痛经，而厥阴中化太过化火至阳明大肠腑界面会引起便秘。用了当归四逆加吴茱萸生姜汤再加酒大黄，这个病很快治愈了。

精通下法的大夫是很高明的，他们会把诸多有利的因素通过"标本中"和"开阖枢"的关系，将气的界面转化到阳明界面，然后进行攻下。下法著名的医家除了金元四大家的张子和之外，还有一位清代的医家陆懋修，一生致力于阳明病的研究，认为"阳明无死症"。阳明病一旦符合痞、满、燥、实、坚的证候，该下就下，也能够治疗一些急症和重症。

阳明腑实证和太阴燥化证引起便秘的病机是不一样的，治法也是不一样的。因此，太阴燥化证引起的便秘就不能用治疗阳明腑实证的急下、攻下的方法。阳明病的下法主要使用了三承气汤，包括大承气汤、小承气汤和调胃承气汤。

先来看大承气汤，它由大黄、芒硝、厚朴和枳实四味药物组成。厚朴，味苦、辛,性温,归脾、胃、肺、大肠经,具有燥湿、行气、平喘的功效。枳实,味辛、苦,性微寒,归脾、胃、大肠经,具有破气消痞、化痰消积的功效。厚朴和枳实是一组对药,是两个导气下行、推动腑气的行气药物,现代药理学研究发现行气类药物具有促进胃肠道蠕动的功效。芒硝,味咸、苦,性寒,归胃、大肠经,具有软坚泻下、清热消肿的功效,主要针对痞、满、燥、实、坚的"坚"字。芒硝是一种盐类,它通过提高肠道内的渗透压,在肠腔内形成高渗状态,吸收肠壁内的水分,从而引起容积性泄泻,大便就会因稀释而变软,从而起到了软坚泻下、润肠通便的作用。因此,使用芒硝可能会导致津液的消耗,所以不能长期使用,应当中病即止。

大黄用的是生大黄还是酒大黄?有人说三承气汤用的是生大黄。其实《伤寒论》用的是酒洗的大黄,也就是用酒炒炮制过的,也叫酒大黄。酒大黄的煮法在这里不是后下,它说"先煮二物",就是先煮厚朴和枳实两味药物,然后再和酒大黄一起煮。而芒硝是后下的,煮两三沸即可,芒硝是不宜久煎的。生大黄主要是用来泻下的,可以用开水冲泡后服用,或者水开后煮两三沸即可。

乾隆皇帝活了 89 岁,是中国历史上寿命最长的皇帝,可能与常服保命丸(也叫清宁丸)有关,它的主要成分是生大黄。大黄具有通腑泻热、荡涤肠胃、推陈出新、活血化瘀等作用。清代医家张寿颐在《本草正义》里记载了对大黄的评价:"迅速善走,直达下焦,深入血分,无坚不破,荡涤积垢,有犁庭扫穴、攘除奸凶之功。"找到适合自己的方法就是最好的养生方法,而这个方法适合乾隆皇帝。每个人都有一个适合自己的养生方式,没有千篇一律固定的方法。不适合自己的养生,其实是在养病。

大黄,味苦,性寒,归大肠、脾、胃、肝、心经,具有泻下攻积、清热泻火、凉血止血、解毒、活血祛瘀、清泄湿热的功效。大黄的作用比较多,但要想发挥它的某个作用就得通过配伍或者煮服方法。大承气汤就是取了酒大黄通腑泻热、荡涤肠胃、推陈致新的功效。现在有些医生仍然喜欢把酒大黄写成酒军,是因为大黄为中药"四大将军"之武将,所以把酒大黄称为酒军,但实际处方上不允许这样写。之所以写成酒军,是担心有些患者一看到大黄立马会想到它的泻下作用,心生担忧,大黄泻下的作用可谓深入人心。

现代药理研究发现大黄含有一种蒽醌类成分,开水泡服或者煮两三沸发挥的是泻下的作用。但大黄水煮 30 分钟以上还有止泻的作用,这是为什么呢？因为此时大黄发挥泻下作用的蒽醌类成分会被破坏，而鞣酸却不会被破坏，从而发挥收敛止泻的作用。中医有一种治法叫通因通用，经常会用到酒大黄，但要水煮 30 分钟以上。少阴病篇的三承气汤中有一种情况是热结旁流，用到了酒大黄，发挥的是通腑泻热、荡涤肠胃、推陈致新的功效。如果此时用生大黄泻下，剽急滑利，长驱直入，就不能将体内高位的腐秽浊阴或粪便排泄而出。

阳明腑实证的病理特点是痞、满、燥、实、坚，治法当以峻下热结，方剂选用三承气汤。痞、满用厚朴和枳实来导气除满消痞，芒硝来软坚散结。从药理可以看出大承气汤证（大黄、芒硝、厚朴、枳实）具备了痞、满、燥、实、坚的五个特点。热结程度越重，说明患者本气越强。小承气汤（大黄、厚朴、枳实），即大承气汤去掉了芒硝，具备了痞、满、燥、实的四个特点，说明热结的程度较大承气汤轻，而且厚朴和枳实的剂量减少，适合热结程度较轻或本气相对较弱者使用。

调胃承气汤（大黄、芒硝、炙甘草），即大承气汤去掉了厚朴和枳实，加了炙甘草，具备燥、实、坚的特点。加炙甘草的目的是起"甘者缓也"的作用，是为了让大黄和芒硝通泄的作用释放缓慢一些，这样可以将距离直肠较远的燥屎缓下，临床适应于肠梗阻、急性胰腺炎、便秘等疾病。因此，从痞、满、燥、实、坚这五个关键词和药物的组成就可以推理出三个承气汤的临床应用和区别。

讲解了阳明病的三承气汤，再来看脾约的治疗。脾约是由于足太阴脾阴气不足而引起阳明燥化，属于太阴燥化证，方剂选用麻子仁丸。补益足太阴脾阴气的药物首选火麻仁。火麻仁，味甘，性平，归大肠、脾、胃经，具有润肠通便的功效。除了麻子仁丸，在《伤寒论》中的炙甘草汤也用到了火麻仁，太阳病篇第 177 条曰："伤寒脉结代，心动悸，炙甘草汤主之。"脉结代相当于西医学讲的房室传导阻滞、心律失常等疾病的脉象。

刚上班的时候，心内科带教老师强调心脏病一定要时刻关注患者大便的情况，如果大便不通畅一定要小心。当时笔者对炙甘草汤为什么要使用火麻仁突然有了新的认知。火麻仁不仅善补太阴的阴气，能够润肠通便，还具有营养心肌的作用。火麻仁营养心肌后，起到了强壮心肌的作用，进而间接地发挥了强心作用，对于有大便干结或便秘情况的心脏病患者都可以使用。现代药理的研究很有趣，从侧面不断地证明中医的科学性。

　　有一个长寿村，那个地方的人们经常吃麻麸饼。麻麸饼是用火麻仁研磨成粉之后和面粉一起做成的。有人询问长寿村长寿的秘诀，当地人认为如果有秘诀，那可能与经常吃麻麸饼有关。火麻仁不仅发挥了滋液、润肠、通便、营养心肌的功效，还将药食同源的功用发挥得很好。这里又印证了找到适合自己的生活方式就是最好的养生的道理。

　　脾约的病机是胃强脾弱，传统意义上是怎么理解的？《素问·厥论》讲："脾主为胃行其津液者也。"脾主运化，有运化水液的功能，若脾气虚弱，不能运化水液到胃，又因胃主燥，便会引起阳明胃肠燥实而出现便秘等症状。从标本中的角度也可以理解，本为足太阴脾阴气不足，标为阳明胃肠燥热，"中"可以理解为转化的意思。如果太阴脾的阴气不足，就会燥化阳明胃肠，致使阳明胃肠燥实而出现大便干结或便秘等症状，此跟阳明病的三承气汤的病机是不一样的。

　　阳明病的三承气汤针对阳明腑实证痞、满、燥、实、坚的证候，是实热证，以邪气盛为主，治法以通腑泻热为主。脾约是足太阴脾的阴气不足而燥化出来的燥热释放到阳明胃肠引起的阳明腑实证，是虚热证，以正气虚为主，治法以滋补足太阴脾的阴气为主，兼以通腑泄热润燥，大便多初硬后溏，或者大便先干后稀。因此，脾约的本是足太阴脾的阴气不足，标是阳明胃肠的燥热，标本一目了然，治法方药便有理可循。

　　方剂首选麻子仁丸。君药火麻仁功擅滋补太阴的阴气，也具有润肠通便的功效。这些仁类的药物如火麻仁、杏仁、桃仁、柏子仁、郁李仁等因含有一定的油脂而具有润肠通便的功效，此亦属于药物本身的特点。人体右降的气机主要是通过肺、胆、胃的降机来完成的。麻子仁丸里的杏仁既可以肃降肺气，又可以润肠通便，一举两得，这也可以看作是药物的针对性。针对胆气的下降用了白芍，它具有酸苦涌泄之功，素有"小大黄"之称。这里可能有人会问：此处的芍药为什么不用赤芍呢？《伤寒论》里只写了芍药，也没有明确注明是白芍还是赤芍，其实在宋代以前赤芍和白芍是通用的。

　　宋代开始有了法象药理学的说法，它是解释中药性能的一种理论，是古代的实用主义。比如赤色为心所主，归心经，认为凡是赤色的药物多有入血脉、活血化瘀的功效。赤芍，味苦、辛，性微寒，归肝经，具有清热凉血、活血化瘀、清泻肝火的功效。叶天士在《温热论》里讲："入血就恐耗血动血，直须凉血散血，如生地、丹皮、阿胶、赤芍等物。"赤芍在这里的作用主要是凉血散血、活血化瘀。但法象药理学不能解释所有药物的规律,因此在临床上仅做参考,可以当作是认识药物属性的一种方法,但不具有普遍性。比如白芍虽然色白,但不归肺经,而归肝、脾经,具有养血敛阴、柔肝止痛、平抑肝阳的功效。白芍是属于木气的药物,用来降甲木之气。

《伤寒论》中有这样一个用药习惯,凡是出现胸闷就要把白芍去掉。《伤寒论》太阳病篇第21、22条曰:"太阳病,下之后,脉促胸满者,桂枝去芍药汤主之……若微寒者,桂枝去芍药加附子汤主之。""胸满"就是胸闷的意思,为什么要去掉白芍呢?因为白芍为酸药,可入血分与阴分,具有敛阴的作用,能妨碍阳气的宣发,容易阻碍气机的流通。

举个例子:王某,女,18岁,甘肃省兰州市人,2013年6月11日初诊。

主诉:发热半年余。

现病史:患者于半年余前无明显诱因出现高热,体温38.5℃左右,就诊于省内数家三甲医院,诊断不清,发热原因不明,给予抗菌、消炎等输液治疗达半年之久,效果不显,专家担忧耐药而不再建议输液治疗。其间亦就诊于省内数位著名中医,有用小柴胡汤者,有用麻杏甘石汤者,有用柴葛解肌汤者,等等,均未见效,反而高热有增无减。患者既往畸胎瘤病史,考虑可能是癌性发热,令患者家属彷徨无助,遂来诊。

刻诊:患者精神不振,面无光泽,发热半年余,体温38.9℃,微恶寒,胸闷。大便黏,小便正常。舌质淡嫩,舌尖红,苔薄白,脉促。

西医诊断:发热。

中医诊断:太阳病。

病机:邪陷胸中,卫气郁热。

治法:温振心阳,畅达卫气。

方药:桂枝去芍药加附子汤加味。

| 黑顺片15g | 桂枝15g | 生姜15g | 炙甘草10g |
| 大枣30g | 红参15g | | |

2剂。煮服方法:加水1 600ml,浸泡0.5小时,文火煮1.5小时以上,煮剩600ml,分3次,饭后1小时温服。

方解:"胸为阳位似天空"(陈修园语),胸是心肺之宫城也,卫气宣发于上焦,上焦为心肺所主。邪气进一分,则卫气退一分。卫气不足,邪气在上焦则内陷胸中,影响心主血脉的运行,故而出现胸闷之症。心胸阳气与邪气抗争，故见脉促。卫气内陷，郁而化热，气有余便是火，故见发热。微恶寒提示胸阳不振，阳气渐弱，当以振奋心阳。方中桂枝甘草汤辛甘化阳补益阳气；生姜、大枣和炙甘草补益中气、调和荣卫，兼能扶正，且因卫气补充于中焦；参附汤振奋心阳，益气养阴。

患者服药后第二天与家属高兴来诊，精神尚可，面带笑容。自诉服药1次后体温降至37.5℃，2次后体温降至37.0℃。微恶寒、胸闷和脉促均明显缓解，嘱患者将余药服完，次日再诊。服药2剂后体温正常，微恶寒和胸闷均消失，大便略黏。舌质淡嫩，边有齿痕，苔薄白，脉沉。患者此次发热达半年之久，久病及肾，故以桂附地黄丸6剂来补益肾气，示为归根之法。归根之法亦可认为是收功、善后、固本之法。

针对人体主要降机的胃，用小承气汤来通泄阳明腑热。小承气汤由大黄、厚朴和枳实组成，厚朴、枳实可以宽气畅中，导气下行，相当于给了胃肠道一个动力。酒大黄主要是用来通腑泻热、荡涤肠胃、推陈致新的。《伤寒论》对这种治标的药物有一个原则就是中病即止，阳明病篇三承气汤的使用都是如此。如果下法太过，病机界面就有可能转移到其他界面，反而会变生出一些并发症。

《伤寒论》阳明病篇第203条曰："阳明病，本自汗出，医更重发汗，病已差，尚微烦不了了者，此必大便鞕故也。以亡津液，胃中干燥，故令大便鞕。当问其小便日几行，若本小便日三四行，今日再行，故知大便不久出。今为小便数少，以津液当还入胃中，故知不久必大便也。"像脾约的小便次数应该是比较多的，但现在小便突然减少了，减少的主要原因是津液回路出现了问题，津液还入大肠中，干燥的大便被水分稀释，大便会自然通畅，这是因为大肠有主津液的功能。这里的"胃"实际上指的是"胃家"，是以胃肠道为主的。因此，像这种尿失禁只需要将肠道多余的津液从小便还入"胃"中即可，此时的"胃"重点指的是手阳明大肠腑。

举个病例，痤疮伴有慢性胃肠炎，大多是肝胃虚寒证引起的。胃有虚寒还因土气不足或土不伏火引起，此时厥阴中化太过，化的火不能够被土气伏藏，它就开始突破太阴屏障，顺着胃的经络循行于面部而引起痤疮。一看到痤疮，一些人可能会有先入为主的观念，认为它是因实热引起而使用清热解毒的药物。此时寒凉的药物会让肝胃虚寒证加重，有可能痤疮起初会有轻微的缓解，但是后面一般是会加重的。为什么？因为这种寒凉的药物又更加损伤了阳气,厥阴寒证的加重又为转化提供了条件,厥阴中化太过转化的火热会更多,从而进一步使得痤疮加重。

还有一些盯着痤疮本身治疗的,比如挑刺痤疮或者给痤疮表面抹药。虽然治疗后,痤疮表面感觉有所好转,但都解决不了根本的问题。比如里寒外热证要以治疗里寒证为主,那么厥阴中化出来的火热加黄连、黄芩、石膏、知母等清解就可以对治,这个转化过程跟标本中和开阖枢的理论有直接的关系。

因此,太阴燥化证、阳明腑实证和少阴病三承气汤证三者的病机和治法是不一样的。太阴燥化证要在补益太阴阴气的基础上兼以通腑泄热,方剂首选麻子仁丸。阳明病的三承气汤针对的是阳明腑实证,只要符合痞、满、燥、实、坚这些实热证的特点,就可以鉴别使用三承气汤。少阴病三承气汤证实际归属于少阴热化证,主要是少阴的阴气不足以后会转化出热进入阳明肠道而引起,治疗时要在补益少阴阴气的基础上兼以通腑泻热,方剂首选傅青主的引火汤,即在引火汤的基础上配伍使用酒大黄来通腑泻热。

如果出现大便干结再加增液承气汤,它是由增液汤合调胃承气汤化裁而成的。增液汤由生地黄、麦冬和玄参组成,出自《温病条辨》,为治燥剂,为阳明温病、阴津大伤、大便秘结者而设,具有增水行舟之功效。大便好比舟一样,需要水才能载舟行舟。增液的目的也体现了温病学"时时顾护津液""先安未受邪之地"的思想。生大黄和芒硝取调胃承气汤之意,用来泻热通便,体现了行舟之意。温病迁延日久,或素体阴虚,温热邪气致使液涸肠燥,肠失濡润,传导不利,故见大便秘结,即所谓"无水行舟"之意。方中重用生地黄、玄参和麦冬来滋阴润燥、壮水通便,重用养阴生津之品而达增水行舟之效。《温病条辨》评价增液汤:"妙在寓泻于补,以补药之体,作泻药之用,既可攻实,又可防虚。"

《伤寒论》少阴病篇第320条曰:"少阴病,得之二三日,口燥咽干者,急下之,宜大承气汤。"为什么会出现口燥咽干?是因为足少阴肾经的经络过咽喉、抵舌本。如果足少阴肾的阴气不足,就会引起口燥咽干。笔者曾经得了上呼吸道感染,咽干,咽痛,影响睡眠,就服用了桂附地黄丸合玄麦甘桔汤,服药1剂后症状消失。为什么这样用药有效?这就涉及少阴寒化证和少阴热化证同时存在的时候怎么配伍用药的问题,这种情况以少阴寒化证为主,热化证为辅。如果以少阴热化证为主,就用六味地黄丸或者引火汤这一类滋阴清热的方剂为基础方,合玄麦甘桔汤,整个治疗思路就不一样了。

一些人出现上呼吸道感染的症状有时不知道怎么用药。如果是中、下焦阳气不足引起的虚寒证,可以使用中成药玄麦甘桔颗粒冲水送服附子理中丸,这种中成药合理配伍使用时往往出奇制胜。主要病机线路涉及两条,一条病机线路是"咽主地气"。简单理解为咽部是地气的一个反应点,地气对应土气,一般以脾、胃、大肠、小肠为主。比如慢性胃肠炎伴有慢性咽炎患者,此时只要治愈慢性胃肠炎,慢性咽炎便不治而愈。有些人吃一点水果或者喝一点冰冷的饮料,咽部就会出现疼痛,这些都是因为寒凉之物损伤了脾胃的阳气,而"咽主地气",因而引起咽喉部疼痛,形成上热(咽喉部)下寒(脾胃)的格局,但重点在下寒,治疗时使用附子理中丸温阳散寒,咽喉部的问题便迎刃而解。

还有一条病机线路就是少阴病篇的少阴咽痛证,是因足少阴肾经过咽喉、抵舌本。少阴病篇讲述了四个咽痛证和一个咽喉部化脓证。如果患者没有胃肠道的虚寒证,就可以直接使用玄麦甘桔颗粒,或者用玄麦甘桔颗粒冲水送服桂附地黄丸(少阴寒化证为主)或知柏地黄丸(少阴热化证为主)。少阴寒化证与少阴热化证同时存在的治疗,是临床治疗的一个难点,要慎重辨证,当然这个过程需要时间和经验来总结。但是一些典型的证型,比如单纯的热证或者单纯的寒证相对好治些,因为病机线路相对简单些。

谈到剂型,麻子仁丸是将药物研粉后炼蜜成丸。丸者缓也,汤者荡也,用丸剂这种缓和的方式将燥屎缓下。三承气汤里的调胃承气汤,由大黄、芒硝和炙甘草组成,其中炙甘草发挥了"甘者缓也"的作用,使得距离直肠较远的粪便缓和排出。如果下法太猛不仅起不到较好的泻下作用,还会伤津耗气,但用丸剂便可很好地发挥缓下的作用,足见中药剂型的重要性。

丸剂的加量使用一般是因为病重药轻。有些人可能认为丸剂剂量小,治疗速度太慢,但麻子仁丸就是要缓慢地发挥作用,可以称为"缓下"。这种便秘是因太阴阴气不足发生阳明燥化而来,故滋补太阴的阴气才是根治的关键。王子接在《绛雪园古方选注》中讲:"下法不曰承气,而曰麻仁者,明指脾约为脾土过燥,胃液日亡,故以麻、杏润脾燥,白芍安脾阴,而后以枳朴大黄承气法胜之,则下不亡阴。法中用丸渐加者,脾燥宜用缓法,以遂脾欲,非比胃实当急下也。"这段话对麻子仁丸作为丸剂的使用做了高度的总结。

《伤寒论》阳明病篇第 247 条麻子仁丸的服用方法中讲到："上六味，蜜和丸如梧桐子大，饮服十丸，日三服，渐加，以知为度。"丸剂剂量的使用原则一般是叠量使用，初服可以尝试性地使用，比如先服 10 丸，1 天 3 次。要是感觉没有效果，再加大剂量，这是一个逐渐叠加剂量的过程。有些人患有顽固性便秘，脾胃又比较虚弱，先小剂量使用麻子仁丸，效果不理想时可以逐渐叠加剂量。在叠加剂量的过程中逐渐会有便意，当然有了这种感觉是很重要的。

大便的排解需要一个反射弧，即直肠跟大脑皮质形成的反射弧。长期便秘的人由于经常使用泻下的药物会出现一种情况，就是有便意但是不能正常排便。这是因为长期服用泻下药物导致直肠壁水肿，压迫局部神经而反射到大脑皮质，大脑皮质做出反应就会出现这种有便意但无排便的情况。这个过程其实跟中医的内容有相似之处，《素问·五脏别论》讲："魄门亦为五脏使，水谷不得久藏。"魄门就是肛门，意思是肛门的功能受五脏六腑功能的影响，而心脑一体，心为君主之官，为五脏六腑之大主。

对于顽固性便秘，可以让患者养成蹲马桶的习惯，不排便也没关系，但是去厕所蹲一会儿，10 分钟也好，20 分钟也好，慢慢地建立条件反射，建立反射弧，逐渐就会有排便的感觉了。现在有一个问题，就是大多数人上厕所时要是不拿手机就不能正常排便，拿手机上厕所其实也是建立了一个新的反射弧。早上起来如果不看手机，不看微信朋友圈，排便就比较困难。

太阴可以看作是三阴的屏障，出现少阴病或厥阴病之前，一般是太阴先出问题。同理，太阳可以看作是三阳的屏障，出现阳明病或少阳病之前，一般是太阳先出问题。曾治疗一外感发热的患者，服用小柴胡汤加桂枝、白芍、大黄、石膏、葛根，1 剂而愈。大家有没有看出用药特点？可以用药来推医理。小柴胡汤用来治疗少阳经、腑证，以少阳为主，桂枝、白芍以太阳为主，大黄、石膏、葛根以阳明为主。《伤寒论》指出三阳合病，治在少阳。三阳合病就是太阳、阳明、少阳三个都出问题的时候，治以少阳为主。少阳为枢，这个枢就像门的枢纽一样，可开可阖。

那么，少阳主半表半里怎么理解？少阳病篇里有个词语叫"阳去入阴"。也就是说邪气到少阳界面的时候，阳气已经开始减弱了，再进一步就会从少阳界面进入太阴界面，这个就叫"阳去入阴"。半表就是半在少阳，半里就是半在太阴，治法用和解法，首选小柴胡汤。

半表半里还可以从开阖枢的理论来解释。少阳主枢，太阳主开，阳明主阖。太阳主开，主行于体表，其气向上、向外固护周身。阳明主阖，主里，其气向里、向内，主于肠胃，六腑以通降为顺。而少阳介于太阳与阳明之间，属于胆经，位于身体侧面，在表里之间，游离于太阳与阳明之间，有枢机之职，既能开又能阖，所以把少阳称为半表半里，此也是正邪容易相争的地方。

小柴胡汤由柴胡、黄芩、半夏、生姜、人参、大枣和炙甘草七味药物组成。柴胡和黄芩是一组对药。柴胡，味苦、辛，性微寒，归肝、胆经，具有解表退热、疏肝解郁、升举阳气的功效。《神农本草经》讲柴胡还具有"主心腹肠胃中结气，饮食积聚，寒热邪气，推陈致新"的功效，即柴胡还具有开土之结气的功效。如果是厥阴的木气下陷，也可以使用柴胡剂，因为柴胡还具有升提木气的作用。木气下陷一般有个前提是土不载木，治疗时要在益土气的基础上升提木气。

少阳枢机不利还可见发热，而柴胡也有较好的解热作用。柴胡用到多少克（g）以上解热作用比较强？《伤寒论》小柴胡汤里柴胡的剂量用到了半斤，半斤就是 8 两。汉代 1 两折合成现代剂量大概是 15.625g，那么半斤大概就是 125g。药物的使用既要能解决临床问题，又要在常规剂量范围内，临床发现柴胡 20g 以上就能发挥较好的解热作用。

木气升提上来之后一般会含有火热之气，因为肝胆内寄相火，所以要用黄芩来清解。黄芩，味苦，性寒，归肺、胃、胆、大肠、膀胱经，具有清热燥湿、泻火解毒、凉血止血、安胎的功效。黄芩不仅具有清热解毒的功效，也具有苦坚相火的功效，对厥阴内寄相火的问题也能够针对性地治疗。此时为什么没有使用黄连？虽然黄连也有清热解毒的作用，但《伤寒论》用它来"并泻肝法"，主要泻肝内之热，如《伤寒论》第 157 条曰："生姜泻心汤，本云理中人参黄芩汤，去桂枝、术，加黄连并泻肝法。"

小柴胡汤里还用了半夏和生姜。半夏和生姜是一组对药，组方称为小半夏汤，出自《金匮要略》，具有化痰散饮、和胃降逆的功效。针对胶结的土气，用半夏这种辛以润之、辛开散结的方式可以开解。人参、生姜、大枣和炙甘草为四味土气的药物，用来补益土气。从小柴胡汤的组方可以看出，柴胡、黄芩是针对木气疏泄的，其余五味药物都立足于土气。因此，小柴胡汤主要体现了土木关系，即益土疏木。

《素问·厥论》讲："脾主为胃行其津液者也"，这个理论在临床上应用比较广泛。谈到津液，《素问·经脉别论》讲："饮入于胃，游溢精气，上输于脾；脾气散精，上归于肺；通调水道，下输膀胱。水精四布，五经并行，合于四时五脏阴阳，揆度以为常也。"讲述了水液进入人体之后的详细生理过程，也可以认为是水液进入人体的代谢过程。

关于燥，《素问·至真要大论》讲："留者攻之，燥者濡之""燥者润之"，这种"燥"就不能直接用攻下的方法，要以濡养润燥为主。如果大便滞留肠道，可以选择攻下法，而此攻下法亦体现了荡涤肠胃、通腑泻热的功效。而治疗以燥为主引起的便秘，润燥法要与攻下法同用，不能单纯地使用攻下法。

《伤寒论》讲到"其人躁烦"和"其人烦躁"，从中可以一窥张仲景用词的精准和微妙。从字形解，"烦"字是"火"字边，归手少阴心经；"躁"字是"足"字边，归足少阴肾经，它们的脏腑定位是不一样的。那么，它们在临床上怎么区分和治疗？要先辨别清楚到底是以"烦"为主，还是以"躁"为主。治法是不同的。"烦"多从手少阴心治，"躁"多从足少阴肾治，但两者在临床上往往较难细分清楚，故常以"烦躁"并称，多从心肾论治。

再如《伤寒论》还讲了"里寒外热"和"表热里寒"。一些人可能会觉得这两个词语的症状是一样的，可能是一种写作习惯，其实这两个词语的侧重点是不一样的。《伤寒论》中的"表热里寒"用了四逆汤来治疗，"里寒外热"用了通脉四逆汤来治疗。通脉四逆汤是四逆汤加大了附子和干姜的剂量，突出了里寒是主要矛盾，加强了温阳散寒的作用。《伤寒论》中还有很多这样的例子，越发觉得张仲景的辨证法境界高山仰止，也会觉得学习中国文化的最高境界真的是咬文嚼字。

曾同时治疗了一位心悸患者和一位慢性萎缩性胃炎伴肠化患者，她们都伴有更年期综合征的症状，比如面部和身体潮热、汗出、烦躁、失眠、多梦等症状。但是一个为少阴热化证，用引火汤为主方来治疗；一个以中、下焦阳气不足为病机，用附子理中丸为主方来治疗。用附子理中丸治疗的病机特点是里寒外热，要用它来温化里寒，伏在外的阳气自然就可以回归。

为了让阳气回归快一些，可以加生龙骨和生牡蛎来收敛阳气。要加强引火归原的作用，还可以加肉桂。患者刚开始服药的时候症状改善并不明显，服药半个月以后慢性萎缩性胃炎的症状得到了改善，潮热、汗出等更年期综合征的症状才逐渐缓解。里寒消失以后，浮在外的阳气得以归藏，外热自然消失。服药3个月以后,复查胃镜肠化的情况已经正常。

更年期综合征更多是以少阴热化证为主,多从脏躁论治,在临床上一般应用自拟的脏躁方来治疗,效果理想。症状看似一样,但病机不一样,治法自然就不一样。辨证的精准性上要下苦功。方剂的使用一定要掌握它的适应证,如果没有研究清楚,可以先用小剂量来试探性地治疗,因为《伤寒论》对有些拿捏不准的治法用了试探性的治疗思路。

生白术的大剂量使用也是一个亮点。白术,味甘、苦,性温,归脾、胃经,具有补气健脾、燥湿、利尿、止汗、安胎的功效,为补气健脾第一要药。那么,生白术和炒白术的主要区别在哪里?土炒白术借土气助脾,补脾止泻力胜。麸炒白术能缓和燥性,借麸入中,增强了健脾的作用。如果是太阴的阴气不足发生阳明燥化引起的便秘,就用生白术,一般可以重用至120g(成人剂量)。生白术大剂量使用时,发挥较强的滋补太阴阴气的作用,就像土里面水分少了,要慢慢地渗透补水,从而发挥滋液、润肠、通便的功效。

《素问·示从容论》讲:"夫二火不胜三水。""二火"指的是二阳,就是阳明;"三水"指的是三阴,就是太阴。通俗讲就是阳明不胜太阴,这里已经涉及了标本中的知识,其实就是太阴燥化的问题。太阴的阴气不足以后会转化出阳明燥热,所以阳明燥热为标,太阴阴气不足为本。因此,李可先生总结出:"阳明之燥热永不敌太阴之寒湿。"

临床切记不要一见到便秘就使用攻下法,一定要慎重使用。在临床上发现生大黄、番泻叶等通泄药物的滥用比较普遍,现代药理研究发现这一类药物都含有蒽醌类成分。这些药物滥用之后容易损伤太阴的本气,反而会使得便秘加重,所以一定要掌握好开阖枢和标本中的知识。

针对尿失禁的问题,为了加强疗效,还用了一个方剂缩泉丸。缩泉丸,原名固真丹,出自《魏氏家藏方》,由益智仁、乌药和山药组成。益智仁,味辛,性温,归肾、脾经,具有补肾阳、固精、缩尿、温脾阳、摄唾、止泻的功效。乌药,味辛,性温,归脾、肺、肝、肾、膀胱经,具有行气止痛、温肾散寒的功效。益智仁与乌药配伍重在温肾祛寒,益智仁与山药配伍重在缩尿止遗。三药合用,温肾祛寒,下焦得温而寒去,则膀胱之气化复常,尿频遗尿可愈。主治膀胱虚寒证引起的小便频数、遗尿、小腹冰冷等症状。

缩泉丸这个名字很有意思,其中水泉对应人体的膀胱。《素问·灵兰秘典论》讲:"膀胱者,州都之官,津液藏焉,气化则能出矣。"水泉的发源地在哪里？在肾，因为肾与膀胱相表里，而肾气可以促使膀胱气化，所以用益智仁和乌药来温肾祛寒缩尿，温补肾气的同时兼有收涩作用。山药善补太阴脾、肺之气，有双重作用，即一方面发挥土克水的作用；另一方面是因肺为水之上源，发挥调节水液代谢的作用。缩泉丸对遗尿、前列腺增生等疾病效果理想。

遗尿在临床上有两种最常见的情况，要看是以中焦脾胃之气为主，还是以下焦肾气为主。缩泉丸均可以作为黄金搭档。如果是以脾胃气虚为主的，就以四君子汤为主方，还可以加一些经验用药如鸡内金。鸡内金不仅具有健脾消食的功效，还具有缩尿的功效。如果是以下焦肾气不足为主的，就以桂附地黄丸或六味地黄丸为主方，还可以加桑螵蛸、菟丝子以补肾缩尿。笔者在大学跟江秀成老师上门诊的时候，还发现有些人遗尿是得了一次感冒引起的。这种遗尿是由于肺为水之上源的功能出现了异常，用麻杏甘石汤就治好了。

民间有一个治疗遗尿的偏方，在洗干净的猪膀胱里面放入 30g 益智仁，将猪膀胱煮熟来吃，一般用 1～3 个，对一些顽固性遗尿有效。将血肉有情之品煮沸，使益智仁的气化作用纳入到膀胱里面，从而达到温肾缩尿的作用。

还有一组对药是当归和肉苁蓉。先讲一个词语"肾燥"。肾为水脏，主藏精，主津液，燥则耗伤肾阴，导致肾精枯竭，故见肾燥。因燥则精竭涸，故有"肾不喜燥"之说。《任应秋医学全集》里面提到了"肾燥便秘"，就是用当归和肉苁蓉来治疗的。《素问·脏气法时论》讲："肾苦燥，急食辛以润之。开腠理，致津液，通气也。"《素问·至真要大论》又讲："寒淫于内，治以甘热，佐以苦辛，以咸泻之，以辛润之，以苦坚之。"指出"辛以润之"也是治疗肾燥的一种方法。而此处用到了"燥以润之""燥以濡之"的方法。

老年人容易出现肾燥便秘，主要是肾气不足引起的。当归不仅能够补血活血，还能够润肠通便。大便排泄也是肝主疏泄功能的体现，用当归来补益厥阴本体而行疏泄功能。当归在《伤寒论》中出现过四次，都是在厥阴病篇，出现在麻黄升麻汤、乌梅丸、当归四逆汤和当归四逆加吴茱萸生姜汤中。当归是从厥阴的体阴不足、肝主藏血这一方面着手来治疗的。那么，当归用到多少克（g）会发挥润肠通便的作用？一般用到 30g 以上。对于肾燥便秘，当归和肉苁蓉的剂量各用 30g（成人剂量）。

再看"二阳之病发心脾"的"二阳之病"，属于阳明病的范畴。可见，阳明病为标,而本在心脾。谈到心,又联系到心脑一体。心脑一体这条病机线路异常可能会引起脑部的疾病,比如脑梗死等。在临床上常见的多梦属于心主神志的范畴,如果伴有便秘就加柏子仁。柏子仁,味甘,性平,归心、肾、大肠经,具有养心安神、润肠通便的功效,用于治疗阴血不足、虚烦失眠、心悸怔忡、肠燥便秘等。

"二阳之病发心脾"后面接着讲:"三阳三阴发病为偏枯痿易,四肢不举。"这里的"三阴"指的是太阴,"三阳"指的是太阳。太阳为人体阳气量最大之经,阳气盛则筋脉调和,阳气虚则不能运化精微,筋脉失于濡养,则发为偏枯。太阴脾主四肢肌肉,运化水谷布散精微。脾虚则四肢不受水谷精微之气的润养,长久以往四肢必痿弱不用。临床表现有肌肉萎缩,肢体偏枯,四肢活动受影响,等等。由此可见,《黄帝内经》不仅提出了三阴三阳辨证的方法,还通过三阴三阳辨证将脏腑经络的功能得以定性、定量、定势和定位。

2017年,笔者治疗过一位丘脑出血的患者,当时是家属用轮椅推进诊室的。因为丘脑出血量大,出现了典型的偏瘫症状,且言语不清。患者有高血压和长期顽固性便秘病史。辨证考虑为少阴热化证,病机线路为少阴阴气不足热化到阳明大肠腑的界面。先从少阴热化到阳明大肠腑的这条病机线路来治疗,方剂以引火汤为主方,加了酒大黄和麝香。服用中药大概3个月,患者偏瘫和言语不清等症状基本消失。

麝香这个药王清任是用来通窍活血的,它有一个很难被其他药物代替的作用,就是醒脑开窍的作用。《素问·生气通天论》讲:"阳不胜其阴,则五脏气争,九窍不通。"此虽指出九窍不通,实际还有脑窍不通等情况。脑血管病急性发作大概72小时后血脑屏障的通透性会减弱,过了这个时间窗口,治疗效果会减弱。血脑屏障的天然屏障作用,在保护脑组织的同时也限制了大多数药物入脑转运的功能。昏迷时一般会使用醒脑静注射液,它的主要成分是麝香。

中医用麝香来醒脑开窍,可透过血脑屏障将药物带到病灶点,此基于中药归经理论。麝属于国家一级保护动物,很贵重,现在管控严格,临床亦可用芳香开窍类中药代替。芳香开窍药具有辛香走窜之性,开窍通关之功,通过调节血脑屏障的通透性,体现出引药上行和脑保护的特性,其中冰片、牛黄等为凉开药物,麝香、苏合香、石菖蒲、安息香等为温开药物。

　　七窍大家最熟悉,眼睛、鼻子和耳朵都是两个窍,还有一窍是口,加上前后二阴两窍就是九窍。举个耳鸣的例子,《素问•通评虚实论》讲:"头痛耳鸣,九窍不利,肠胃之所生也。"指出部分头痛、耳鸣和九窍不利是肠胃之病引起的。肠胃为土气所主,土气不足会导致土不载木,肝木之气的能量出口在颈项。《素问•金匮真言论》讲:"东风生于春,病在肝,俞在颈项。"颈项部是连接头部和躯干的关键位置,起到了承上启下的作用。这条病机线路就相当清晰了,治疗以针药结合,选择在颈椎针刺治疗就是这个道理。这种方法对突发性耳聋治疗效果也很好,尤其对两周以内急性期效果最佳。

　　《素问•阴阳离合论》讲:"天覆地载,万物方生,未出地者,命曰阴处,名曰阴中之阴;则出地者,命曰阴中之阳。阳予之正,阴为之主,故生因春,长因夏,收因秋,藏因冬,失常则天地四塞。阴阳之变,其在人者,亦数之可数。"这里其实讲述了一种象形思维,即以地面为界,地面以上为阴中之阳,命名为阳处;地面以下为阴中之阴,命名为阴处。简单地讲,就是以地面为界,地面以上为阳,地面以下为阴,但要以地为载体。从这里也可以看出阴与阳之间的一个关系:阴为阳之基,阳为阴之用。要从地面以上的现象,来推导地面以下的本质。对于疾病而言,要透过疾病的现象来推导出它的本质,哲学所谓要透过现象看本质。

　　组方里还加了知母。知母,味苦、甘,性寒,归肺、胃、肾经,具有清热泻火(清气分实热,清肺胃实热)、滋阴润燥的功效。太阴燥化出来的燥热可以用知母来滋阴、清热、润燥,也可防太阴燥化太过再次引起燥热证。如果患者伴有痤疮等皮肤病的症状,可以加生石膏。生石膏或知母的使用给根治太阴燥化导致的便秘做了一个保障,避免因再次燥化而导致便秘复发。

　　如果还有更年期综合征的症状,比如情绪等问题,再加炙百合,即合了一个组方百合地黄汤,它是由百合和生地黄组成的;还有一个百合知母汤,由百合和知母组成,它们是用来治疗百合病的。有一部分百合病单从临床发病特点来看类似于更年期综合征,或者一些焦虑抑郁症等神志类疾病。对于太阴虚热证,一些胃肠道的疾病伴有情绪障碍者,在小建中汤里可以加炙百合。百合,味甘,性微寒,归肺、心经,具有养阴润肺、止咳祛痰、清心安神的功效。百合擅补太阴肺阴,因肺主悲,故用百合清心安神来调节情绪。

　　为了让胃气不呆滞又加了生姜和大枣。生姜主要用来温胃散寒,也可防补益太阴时出现胃气呆滞。方中没有过多使用其他行气的药物，因为大部分行气药物容易耗气，这里用大枣也能够滋补津液。这个组方可以说是一个经验方，一般将它称为太阴燥化方，常用来治疗顽固性便秘，效果理想。有人担心服药的时候便秘治愈了，停药以后会不会复发。原则上从根源治好的疾病一般不会复发，除非仍然按以前致病的生活方式或者不良生活习惯等继续损伤身体，正如《素问·经脉别论》讲："故春秋冬夏，四时阴阳，生病起于过用，此为常也。"

这个病案还涉及了"心脑一体"的问题。孟子讲："心之官则思。"东汉许慎《说文解字》讲："思，容也。"《尚书·洪范》讲："思曰容，言心之所虑，无不包也。"可见，思从囟，从心，容也，自囟至心如丝相贯不绝也。这里也可以一窥古人的心脑一体观，通过调心可以调脑。

简单总结下，这个病案主要涉及以下几个问题，第一个是脾约的问题，第二个是标本中的问题，第三个是"心脑一体"理论的问题。《素问·五脏别论》讲："魄门亦为五脏使，水谷不得久藏。"魄门指的是肛门，受五脏六腑整体功能的协调。因此，调理脏腑功能才是治疗便秘的治本之道。经典的魅力无穷，有时候《黄帝内经》的一句话一旦领悟，可能会受益终身。学习中医要找到适合自己的思维方法，适合自己的理解方式，只有这样才能在临床应用中得心应手。

三、医贯

《易经》讲："一阴一阳之谓道"，此也可以看作是一种认识事物的方法论，中医可以借鉴它来认识疾病，从阴阳二元论来确立治疗大法和方药，这种方法的普适性更加广泛，临床疗效经得起考验。有些专家会讲到某个疾病治疗的很多种方法，不能说这种方法不好，但是这种方法要是普遍推广，其实是有一定难度的。一个原因是分型太多不便于记忆和分辨，还有一个原因是对于一个疾病的治疗方法越多，一般疗效越不理想。以阴阳两纲作为方向性的指导，即使辨证和用药没有那么精准，但不会犯方向性的错误。方向一旦错了，速度越快，损伤越大。

大学期间，笔者读了赵献可的《医贯》之后，觉得他的思路看起来很简单，用方也较少，主要用了桂附地黄丸和六味地黄丸两个方剂。感觉这两个方剂可以包治百病，当时并不以为然。经过多年的大量临床实践以后，越发觉得赵献可的医术高明，《医贯》就是要"吾道一以贯之"，要建立统一的理论和思想体系，并以此来指导临床实践。可见那时的笔者认知不高，阅历尚浅，理解不了人家的高度，真是惭愧啊！

2018 年，有一位医生跟笔者上了 1 个月的门诊，她发现笔者使用的方剂并不是很多，一些基础方剂反复在使用。那段时间，她观察使用频率最高的两个方剂是桂附地黄丸和引火汤。其实以前笔者记忆的方剂很多，但临床遇到复杂疾病时，因为方剂与方剂之间的衔接和统一有时会显得牵强附会，反而觉得无方可用。过了一段时间，这位医生跟笔者说为什么用这两个方剂效果很好，她怎么用上就没有显著疗效。笔者问她是怎么思考这个疾病的。她说治完第一步，就不知道第二步该怎么办了。笔者说："那说明你还没有理解这个理论的设计。越是看似简单的东西，反而越是高深的。"后来给她讲解了桂附地黄丸和引火汤的新解后，她才豁然开朗。当你的思想理论体系构架越来越高的时候，对疾病的认知会有更宽的视野，思路会越来越简单，处方会越用越少。

一些医生习惯在病理产物痰、湿、浊、瘀、毒等病理现象上面研究疾病，反而被疾病或病理现象研究，很难跳出这个思维桎梏。如果把规律比作一座高山，可以选择一个制高点，然后再去寻找规律性的东西。如果你站得越高，可能看到的规律会更大；站得越低，看到的规律就越小，甚至看不到规律。

中医治病应该有境界之分，但是刚开始的时候，专业知识一定要夯实，而中医藏象学说是最基础的中医理论。经典的著作必不可少，虽不能说倒背如流，但至少要把它理解。怎么样切入到临床，落实到具体的疾病上面？经典著作对疾病的认知可谓提纲挈领，一语中的。然后，每一个疾病怎么样治疗要有理论设计，第一步要解决什么？第二步怎么做？第三步怎么走？这个疾病治疗之前应该有比较规范的诊疗方案，而不是说走一步算一步，否则只能说明这个疾病的规律还没有找到。

如果一旦找到了疾病的规律，看病的步骤基本上知道怎么走，走到哪一步，中间有可能出现一些突发的问题，比如感冒了或者受到了情绪的干扰，此时对症治疗即可，但病机线路的总设计基本上是不变的。熟读《伤寒论》会发现它已经为疾病设计了一套详细的诊疗方案，这也是为什么会选择《伤寒论》来重点讲解的原因。如果说《黄帝内经》是本体论的话，那么《伤寒论》就是最主要的方法论。本体论为方法论提供了理论依据，而方法论就是将本体论如何具体地应用。

　　学中医的人也要做一个攀登者，要有攀登到最高峰的信念。每攀登到一个阶段，就会有一个阶段的认知。随着高度的改变，看到的视野和格局、看到的天地都是不一样的。虽然每个方法也许都能解决问题，但境界是不一样的。一些患者看病时会说中药也吃了，针灸也做了，就是没有效果。中医看病有时跟厨师做饭是一样的道理，食材是一样的，但厨子不一样，做出的味道和感觉也是不一样的。针灸的道理也一样，针灸是一样的，但针灸的医生水平是不一样的，做出来的效果也是不一样的。

　　跟笔者学习的医生看笔者治疗腰椎间盘突出症、颈椎病、肩周炎等疼痛疾病都是用一套简单的针法。一般针刺治疗 3 次，严重的治疗 6 次左右，患者反馈效果比较好。但自己实际操作时，发现疗效仍然有一些不确定性，这是因为没有将理论与实践统一起来的缘故。看似简单的针法，那是长期临床实践得来的，一定要静下心来，参透"寒温一炉，针药一体"的理论，多临证实践，才会有所感悟和收获。

　　针怎么刺进去？进到哪个位置？什么理论作为指导？什么气在起作用？为了研究清楚这几个问题，2015 年 1 月，笔者专门到上海中医药大学研究解剖。在做解剖的过程中，发现了以前针灸认知的一些盲区，解释清楚了以前在针灸方面一些百思不得其解的问题。理论和解剖的结合，能让针灸理论治疗疾病时落到实处，不仅疗效有保障，而且还比较安全。以前针刺的时候，把"得气"看得较重，有些人有效，有些人效果一般。究其原因，得气因人的体质差异，疼痛阈值，还有感觉差异而不同，每个人的得气反应是不一样的，那怎么样来判定疗效呢？所谓的针感不仅指患者的得气感觉，而且还指医生的针下感觉。

　　接下来通过颈椎病的诊疗，来谈一些关于"寒温一炉，针药一体"学术思想的临床体会。《素问•金匮真言论》讲："东风生于春，病在肝，俞在颈项。"这个条文可以看作是治疗颈椎病的大纲。通俗讲就是肝木之气的能量出口在颈椎，故颈椎病多与肝木之气的功能异常有关。治疗颈椎病时，先看有没有土木关系的问题？最常见的关系是土不载木。其实主要看有没有胃肠道的问题。如果有，就先解决胃肠道的问题。《素问•金匮真言论》讲："中央为土，病在脾，俞在脊。"指出脾土之气的能量出口在脊柱，脊柱的疾病就包括颈椎病,说明其也与脾土之气有关系。厚土气以载木气。土气增强以后,木气得到濡养,颈椎病自然得到缓解或治愈。因此,切忌见到颈椎病就直接从颈椎论治,要治病求于本。

《素问·通评虚实论》讲:"头痛耳鸣,九窍不利,肠胃之所生也。"指出一部分头痛和耳鸣跟肠胃病有关系。有个方剂半夏白术天麻汤跟这句话能够直接对应,其实它是有病机线路可循的,即肠胃属于土气,土气出现问题会影响土载木的功能,木气的能量出口在颈椎,颈椎又是连接头部和躯干的枢纽,是经过头部的干道。因此,"土→木→颈项→头"的病机线路就建立了。此类头痛一般以风池穴为中心,因肝主风,风池穴就像肝木之气的窗口一样,临床表现多为枕神经痛。所以有些头痛和耳鸣是从胃肠道来治疗的,因此一定要把原理研究清楚。

如果土气和木气的功能正常,再考虑水气和木气的关系。先判断是不是水气的问题,如果水气有问题就会引起水不涵木,也就是肾水之气不足,不能够涵养肝木之气而导致颈椎的问题,治法以滋水涵木。然后再判断肾气到底是以阴气不足为主,还是以阳气不足为主,从而确定治疗方药。

刚开始看病的时候,遇到颈椎病等退行性改变的疾病,会首先考虑使用独活寄生汤,临床效果也很好。但是后来笔者逐渐使用得少了,为什么?因为一旦构建了自己的学术理论体系以后,就会按照统一的思想来认识和治疗疾病,这样也有利于归纳和总结理论。治疗颈椎病一般会用桂附地黄丸或引火汤为主方来治疗,但临床观察桂附地黄丸的使用频率较高,此时肾气是以肾阳之气不足为主的。肾水之气不足,无以涵养肝木之气。在木气升发的过程中,因肝体阴而用阳,主藏血,故以当归、白芍养血柔肝,补益厥阴肝木之体阴。针对整体元气的量,主要是肾气的量,又加了人参,组成了参附汤,人参一般用红参。然后再加生龙骨和生牡蛎,这一组药物就组成了一个比较稳定的结构,气血阴阳都能够兼顾,它的治疗重心就是要达到"滋水涵木"这样一个过程。

"药至病所"就是要将药物整合的气带到病灶点,才能发挥更好的治疗作用。针对颈椎的问题,《伤寒论》中有桂枝加葛根汤,太阳病篇第14条曰:"太阳病,项背强几几,反汗出恶风者,桂枝加葛根汤主之。""项背"指的是颈项和背部,"强"(读 jiàng)就是强硬不适的意思。"几(jin),音紧,意为紧张不柔和貌。

葛根可以说是治疗颈椎病的专药。葛根，味甘、辛，性凉，归肺、脾、胃经，具有解表退热、透疹、生津止渴、升阳止泻的功效。有些人葛根用量大一些会出现头晕的症状，因为它具有升提阳气的作用。现代药理研究发现葛根具有一定扩血管的作用。此时可以配伍川牛膝，因其具有引血下行、引阳入阴的功效，常与葛根为一组对药，既可以防止葛根升提阳气太过，又能稳定地发挥解肌止痉的功效。如果伴随耳鸣、高血压等情况，可以再加天麻。天麻，味甘，性平，归肝经，具有息风止痉、平肝潜阳、祛风通络的功效。葛根与天麻相伍，能够加强解除肌肉和血管痉挛的功效。

如果颈椎间盘突出压迫了神经根会导致神经根型颈椎病，引起上肢麻木或放射痛等症状，为了加强疗效可以加独活和桑寄生，取独活寄生汤之意。现代药理学研究发现独活对颈项部的血液循环有一定改善作用。但有些人认为羌活的气是行上半身的，独活的气是行下半身的。比如九味羌活汤主要祛头部的湿邪，这里用的是羌活。而对于独活的使用与现代药理研究有些不符，这个问题要辩证地对待。羌活和独活对于全身的湿邪都可以祛除，只是各有针对性而已，千万不要被固有思维局限。

临床上常见的颈椎病分型大概有五种。第一种是颈型颈椎病，也称为局部型颈椎病，是以颈部肌肉等软组织炎症为主引起的。这种类型的颈椎病临床最常见，多因慢性劳损引起，以头、颈、肩、臂等部位肌肉疼痛为主要临床表现，治疗效果最理想。

第二种是神经根型颈椎病，由脊神经根受刺激或受压所致，临床表现与脊神经根分布区域相一致的感觉、运动及反射障碍，出现以上肢麻木或放射痛为主的一组症候。临床以第5、6颈神经根压迫最为常见，磁共振或CT一般会发现颈椎间盘突出或膨出的问题，局部有明显压痛，可诱发神经放射性损伤的症状。

神经支配线路途中有以下几个点最容易出现异常。第一个点也是最容易受压迫的点，就是肩部斜方肌肩井穴的位置。第二个点是四边孔的位置，在这个位置按压之后观察会不会出现局部压痛或上肢麻木。如果有压痛或伴随上肢麻木，说明局部神经有卡压，如果临床单独出现症状可以诊断为四边孔综合征。第三个点是肘部曲池穴的位置，按压局部后观察是否会出现上肢远端的麻木或放射痛。

还有一个最容易被忽视的点是盂下结节的位置。颈肩综合征、肩周炎等引起的肩关节活动障碍，除了软组织和肩关节本身的问题外，其实临床更多见的是盂下结节这个位置的问题。盂下结节就像门合页一样，起到了枢纽的作用，一旦出现异常就会引起肩部活动障碍。临床中也容易鉴别，垂直按压盂下结节的位置，观察有没有明显疼痛，如果有，而且松开手后肩部活动障碍有所缓解的话，一般考虑是盂下结节的问题。

治疗时可以用大拇指垂直强刺激按压盂下结节的位置30s，疼痛的症状一般会得到缓解，但为了有更持久的疗效，建议使用针刺治疗。盂下结节这个位置的软组织比较丰厚，一般要用3.5寸的长针（针具规格：0.35mm×75mm），沿着平行躯干的方向进行针刺，顶到盂下结节的位置效果是最好的。切忌向躯干内侧方向进针，避免针刺到肺部而引起气胸。

第三种是椎动脉型颈椎病，一般是椎动脉遭受刺激或压迫或椎动脉孔变小导致血管狭窄、折曲而造成椎基底动脉供血不足引起的。椎动脉迂曲也会引起脑部供血异常的问题，从而引起眩晕、头痛等症状，多会出现颈性眩晕，常伴有交感神经的症状。临床检查发现旋颈试验多为阳性。

《灵枢·经脉》讲："经脉十二者，伏行分肉之间，深而不见。"指出十二经脉伏行分肉之间。那么，分肉指的是什么？是指肌肉与肌肉之间的间隙，而经脉运行在肌肉间隙里面。肌肉被一层筋膜包裹，分为深筋膜和浅筋膜，而肝主筋膜。长期的临床观察发现，应针刺到深筋膜正中，深筋膜与骨膜之间，但不能伤到筋骨，因为经脉非皮、非肉、非筋、非骨，提示针刺时不能损伤形体结构。

《黄帝内经》中的九针在当时很盛行。《灵枢·九针十二原》讲："余欲勿使被毒药，无用砭石，欲用微针通其经脉，调其血气，营其逆顺出入之会，令可传于后世。必明为之法，令终而不灭，久而不绝，易用难忘，为之经纪。""针各有所宜，各不同形，各任其所为。刺之要，气至而有效，效之信，若风之吹云，明乎若见苍天，刺之道毕矣。"可见，九针易学难忘，效如桴鼓，而且还讲述了九种针具各有所宜，但遗憾的是后来九针失传了。

这么好的东西怎么会失传了呢？这个问题值得反思。古代的工艺水平毕竟还是有限的，比如说银针一般是比较粗的，有可能会损伤神经、血管、筋膜等。但是这个要客观地看，这些都受到时代、工业、医术等诸多因素的制约。按照《黄帝内经》的说法，既要能解决问题，又要保障安全，这些都取决于理论的设计，可以说现在普遍使用的毫针也是一种时代的进步。毫针应当属于"微针"的范畴，进针相对安全，可以说是微创，进针时无明显疼痛，而且是一次性的，避免了针具消毒的问题，患者的接受度也高。

第四种是交感神经型颈椎病。由于颈椎间盘退变或节段性不稳定等因素，对颈椎周围的交感神经末梢造成刺激，产生交感神经功能紊乱。颈椎的第7颈椎横突旁有一个星状神经节，可以说是外周自主神经的调节中枢。最近几年有个流行的治疗方法，就是星状神经节的注射治疗，用来调节自主神经的功能。通过按压星状神经节的局部，看它有没有肿大，按压时可能还会出现臂丛神经卡压的症状。临床常见头晕、耳鸣、手麻、出汗、心动过速、烦躁、面部和身体潮热、失眠、焦虑等自主神经功能紊乱症状。更年期综合征的症状跟交感神经型颈椎病的症状相似，临床发现一些更年期综合征的女性几乎都患有交感神经型颈椎病。外周自主神经功能的调节主要靠星状神经节，通过治疗颈椎病，更年期综合征的症状也能得到缓解，甚至消失。

《灵枢·天年》讲："五十岁，肝气始衰，肝叶始薄，胆汁始减，目始不明。"《素问·上古天真论》又讲："七七，任脉虚，太冲脉衰少，天癸竭，地道不通，故形坏而无子也。"49、50岁这个年龄阶段，正好是围绝经期阶段。那么，肝气衰减之后会出现什么问题？"病在肝，俞在颈项"，会引起颈椎的问题。有可能会引起交感神经型颈椎病，致使自主神经功能紊乱，从而导致更年期综合征的出现。

第五种是脊髓型颈椎病，是颈椎间盘压迫脊髓引起的。有颈脊髓损害的临床表现，临床上有一个常见的症状是头重脚轻感，或者是足底踩棉花的感觉。脊髓型颈椎病是颈椎病里面最严重的一种，严重者需要手术治疗，但风险比较大。那么，中医是怎么认识这个问题的呢？脊髓在脊柱里，督脉经过脊中。因此，脊髓型颈椎病跟督脉有很大的关系。之所以脊髓会被颈椎间盘膨出或突出压迫，是因为督脉的气不足了。《素问·骨空论》讲："督脉为病，脊强反折。"

那么，督脉的气发源地在哪里？奇经八脉的发源地在于肾气。《素问·上古天真论》讲："此其天寿过度，气脉常通，而肾气有余也。"因此，肾气充余是保证气脉常通的关键，肾气多余的气会蓄积在奇经八脉中。督脉的气从小腹部关元穴处出来，向下经过肛门，到达后正中线脊柱中，上行到颈部风府穴处分为两支，一支从脊柱入脑，一支继续上行头部至齿龈交。

因此，脊髓型颈椎病的治疗主要是调补督脉，而督脉着重从肾论治。一般以桂附地黄丸为主方，在此基础上加生黄芪60g。大剂量的生黄芪具有补益肾间动气的功效。《素问·脉解》讲："所谓强上引背者，阳气大上而争，故强上也。"比如强直性脊柱炎也可以从督脉为病来治疗，可以加入通络脉的药物如全蝎。用葛根将补充的气往上升提至颈椎，配伍川牛膝引阳入阴，且防止葛根升提太过。再加当归、白芍补血活血，补益厥阴肝木之体阴。红参配伍附子峻补阳气，用生龙骨和生牡蛎敛藏阳气。再加一些强筋壮骨、补肝益肾的药物，比如杜仲、桑寄生、威灵仙等。

以上是对五种类型颈椎病的简单讲解。此外，还需要说明的是混合型颈椎病，它是指颈椎间盘及椎间关节退变及其继发改变，压迫或刺激了相邻的脊髓、神经根、椎动脉、交感神经等两种或两种以上相关结构，引起了一系列相应的临床表现。混合型颈椎病在临床亦很常见，治疗时仍然可以按照前面讲解的理论统一来治疗。

随着疼痛等专科的发展，颈椎病的研究会越来越精细，病名甚至可以分出很多种来。颈椎病的治疗和肝木系统有着密切关系。临床发现女性的颈椎病发病率要高于男性，这可能和"肝主情志"也有一定关系。女性有两个重要排毒器官，绝经之前主要靠子宫，绝经之后主要靠肝脏。靠子宫排毒的时候，肝脏的解毒能力就相对强些，当然这也是因人而异的，不可绝对。肝主情志，肝脏的状态容易引起情绪的变化，情绪的问题又会影响肝木之气的状态，从而影响颈项引起颈椎病。

生气的时候容易引起头痛，临床上发现一般在风池穴附近有明显压痛，伴有头一侧或两侧放射痛。这个位置正好是枕神经通过的地方，诊断一般考虑为枕神经痛。风池穴和风府穴是肝木系统的两个风穴。在风池穴处垂直按压30s，枕神经疼痛一般会缓解，有些人可能会缓解一段时间，但要根治，最好针药结合治疗。

说到针刺，刺哪个位置？《灵枢·九针论》讲："肝主筋"，《素问·六节藏象论》讲："肝者……其充在筋"，《素问·上古天真论》讲："七八，肝气衰，筋不能动"，等等。经筋理论和肝木系统有直接关系，这是一套很连贯的理论体系。筋膜又分为浅筋膜和深筋膜，治疗颈椎病一般针刺哪一层呢？有人说是浅筋膜层，有人说是深筋膜层，笔者认为一般是深筋膜层。

《黄帝内经》讲"肝肾同源""肾主骨""肝主筋"等。因此，针刺应该在深筋膜层和骨膜之间的缝隙结构里。为什么要在缝隙处针刺？《灵枢·经脉》讲："经脉十二者，伏行分肉之间，深而不见。"《灵枢·九针十二原》又讲："节之交，三百六十五会，知其要者，一言而终，不知其要，流散无穷。所言节者，神气之所游行出入也，非皮肉筋骨也。"可见，经脉运行在人体的缝隙结构中，十二经脉主要运行在肌肉与肌肉的缝隙之间，而不是在皮肉筋骨等形体结构。这一点太重要了，一些人可能没有研究清楚，所以在形体结构上面做文章，比如从肌肉、血管或筋膜等本身治疗，这些治疗其实违背了《黄帝内经》的宗旨，即使短期内有一定效果，但远期临床疗效是可想而知的。

那么，在深筋膜层和骨膜之间的缝隙结构里主要流通的是什么气？卫气。《灵枢·营卫生会》讲："卫出于下焦"，卫气根源于下焦肾气。因此，针药并用时，服用的中药主要是补益肾气的药物，目的是补益卫气，同时达到滋水涵木的功效。这样"针药一体"的理论就得到了统一，即针和药是在统一理论指导下的两种治疗手段。

因此，在颈筋部正中进针，针刺深筋膜层和骨膜之间的缝隙结构，针到位后留针候气即可，一般不用行针催气，治疗时间一般45分钟。辅助红外线照射治疗，有助于温通经脉，发挥类似温针灸的效果。一般3次为1个疗程，隔日治疗。临床观察，一般针刺治疗3次，严重的治疗6次左右，服用中药18～30天，临床疗效理想。单纯的针刺治疗，当时效果可能比较好，但过一段时间又有可能发作。

针药结合针对引起疼痛的两大核心病机"不通则痛"和"不荣则痛"同时治疗，这也是"针药一体"论的优势，用针刺着重疏通经络，重点解决"不通则痛"的问题。用中药着重补益脏腑功能和营卫气血，重点解决"不荣则痛"的问题，此也是"针所不及"的。部分患者对针刺治疗本来就比较恐惧，治疗的时间或疗程要尽量短些。作为医者就要钻研医理，精进医术，这样才能更好地解除患者的疾苦。

通过颈椎病的治疗思路，可以看出涉及的这些问题几乎都属于肝木系统。《素问·阴阳应象大论》讲："东方生风，风生木，木生酸，酸生肝，肝生筋，筋生心，肝主目。其在天为玄，在人为道，在地为化。化生五味，道生智，玄生神，神在天为风，在地为木，在体为筋，在脏为肝，在色为苍，在音为角，在声为呼，在变动为握，在窍为目，在味为酸，在志为怒。怒伤肝，悲胜怒；风伤筋，燥胜风；酸伤筋，辛胜酸。"《黄帝内经》还讲："东风生于春，病在肝，俞在颈项""肝藏血""人卧血归于肝""肝开窍于目""肝主疏泄""肝主筋""膝者筋之府""肝者，将军之官，谋虑出焉""厥阴为阖""肝足厥阴之脉……环阴器，抵少腹"，等等。这些病机线路看似散乱，实际上是一个系统的问题，临床要善于归纳和总结。

因此，通过治疗颈椎能够解决临床上的很多问题，比如颈椎病、颈源性疾病（如颈源性高血压、颈源性心脏病等）、头痛、眩晕、高血压、耳鸣、突发性耳聋、特发性震颤、梅尼埃病、失眠、焦虑症、抑郁症、自主神经功能紊乱等，可以在颈椎配合针刺治疗。失眠或焦虑抑郁患者头部颞侧某个区域一般会有明显的压痛，这是气机不畅使得头部足少阳胆经一侧或两侧的某个区域经脉郁滞引起的，于是出现经络的不通则痛。临床上可以在颞侧压痛明显的区域竖刺三针（这种针法称为"颞三针"），临床疗效会更加突出。长期失眠的人，在针刺治疗过程中有睡意，一般效果较佳。

大学期间，跟师温病学专家江秀成老师。江老师出名很早，18 岁的时候每天患者就有 80 多人，学贯中西，倡导中西汇通，不仅精专温病，也对《伤寒论》研究深邃，自成体系，形成了自己的学术思想体系，临床疗效显著。笔者从大三开始，连续 3 年一直跟随江老师上门诊，听了他 3 年的"温病学"课程，做了大量的临床笔记，打下了坚实的中医理论基础，步入中医之门。

记得刚开始跟诊，就被江老师诊疗的一个病例所折服。一位在西医院治疗 1 个月余未见效的吉兰 - 巴雷综合征患者，首诊是家人用轮椅推进诊室来的。江老师说这是痿病，要从湿温病的理论方向来治疗。于是开了 3 剂《温病条辨》中焦篇的宣痹汤。3 天后患者来复诊，没有坐轮椅，是自己走进来的。笔者当时几乎不敢相信西医治不了的疾病，中医 3 剂药就有如此神奇疗效。江老师说这个病在《黄帝内经》中早就讲出了病名、病机、治法，没有什么神奇的，不要被西医的病名束缚，类似这种疑难病例中医治愈的很多。

《素问·生气通天论》讲："因于湿，首如裹，湿热不攘，大筋缓短，小筋弛长，缓短为拘，弛长为痿。"指出湿热为患是形成痿病的一个病因。《素问·痿论》提出："治痿独取阳明"，阳明主肌肉，湿热邪气侵犯肌肉会使得肌肉痿软无力，从而形成痿病。宣痹汤不仅能够解决湿热注入肌肉的问题，还能解决湿注经络的问题。湿热一去，痿病自愈。

　　大一时看到王琦主编的《中医藏象学》，它将中医的基础理论讲解得很全面，于是笔者就把重点内容全部摘抄下来了，就这样不知不觉为学习中医理论打下了坚实的基础。中医虽然与传统文化有着密不可分的关系，但是中医也有自己的一套理论体系。但要想把中医学得很好，还得学习哲学来提升境界。北大哲学家楼宇烈认为要把哲学学好一定要学习《黄帝内经》，但学中医的人认为要把《黄帝内经》学好还得依靠哲学。由此可见，中医是生命科学与生命哲学相互渗透、相互影响的一门学科，两者相辅相成。

　　以前读了很多中医的书籍，但后来慢慢地发现知识体系庞大的时候很难驾驭，碎片化的知识不经过整合就不能形成系统的知识，没有系统的知识就不能形成思想。这时就要构建一个理论框架，而它往往需要哲学的帮助，可见学习哲学对学好中医很有帮助。董仲舒在《春秋繁露》里讲："天地之气，合而为一，分为阴阳，判为四时，列为五行。"提出了"气—阴阳—五行"的思维模型，而研究这个思维模型要从多层次、多角度、多维度来理解。从一元论的角度讲气，气分阴阳，阴阳代表气的属性，三阴三阳代表气的量，五行代表气的五种运行状态。阴阳、三阴三阳和五行分别表达了气的定性、定量和定势三个要素。

　　气不仅有定性、定量和定势，还应该有定位。那么，这个定位在哪里？因为脏腑经络是中医生理和病理的基础，所以要定位在脏腑经络的基础之上。这样中医的理论就会落到实处，于是建立了"气—阴阳—五行—脏腑—经络"的中医思维模型，就会发现中医的理论是有实质性的，不会显得空洞，没有着落。有些老师讲课的时候可能头头是道，但是要解决临床的实际问题时，这样讲好像也合适，那样讲也合适，最后就不知道该怎么治疗了。这是因为他的思维没有落到实处，一定要找一个着落点。就像飞机不在于飞多高，而在于安全着落。构建好思想理论框架之后，就往里面填东西，这样学习中医就轻松多了。

　　从2012年开始，笔者每年要去一次广州，连续去了六次，久的时候能待一个月，还去了上海、北京、成都、大连等地学习中医。为什么要到处求学？因为笔者觉得在理论体系中还有一些欠缺的地方，还有一些比较薄弱的环节需要弥补。当然别人的思想是不可能全盘吸收的，学习的过程中要知道自己所需要的东西，要有的放矢。哪怕一节课只听懂一句话，但只要对你有所帮助或启发，这一节课也是值得的。

在学习中医的过程中会遇到一些老师或者师父，要读很多书，还要不断地在临床实践中总结和反思，凝练升华，构建自己的中医学术思想体系。走出一条适合自己的中医之路是特别艰难的，也是特别重要的，而且这也是将来中医人必须要做的事。一些中医人到处求学，看似琳琅满目，实则越学越乱，为什么？因为如果没有自己的中医理论体系，学到的知识就很难驾驭。要善于发现自己的不足之处，再用别人的长处来弥补自己的不足，这样才能做到学有所用。

学习中医笔者一般有个习惯，无论老师讲得对与错，笔者先不会排斥，同时把笔者以前所学的"打包"，不和它碰撞。然后在短时间内把老师讲的东西吸收进来，试着用老师的方法来研究老师的思路，如果能达到80%以上的吻合度，说明此次学习已经足够。然后再慢慢整合，能为我所用的就用，不能为我所用的就舍弃，这样才能学有所用，选择性地借鉴和采纳。此外，在学习中医的过程中直觉和感悟能力显得尤为重要。学习中医也靠缘分，笔者很幸运遇见很多良师益友。不过笔者跟师的时候，一般不会随便问老师问题，笔者会安静地跟诊，养成了悟的习惯。当然，这些只是笔者学习中医的一些感悟和体会，仅供参考。

如果一个老师的中医思维体系能够被推翻，说明你已经具备了一个完整的理论体系。如果你的理论体系很快被别人推翻，可能有两种情况，一种情况是你的理论体系还不够完善，另一种情况说明别人站位的高度更高。要是被别人推翻了你的理论，要感到庆幸，不要气馁，继续努力提高和完善自己的理论体系。

那几年笔者之所以学习中医进步快，是因为只要有机会，笔者就会把悟到的理论讲给别人听。为什么要这么做？就是要把自己的缺点及时充分地暴露出来。年轻时为了求知不会太在意其他东西，可谓年少无畏。在讲课的过程中有时也会发现自己的问题，还会对一些百思不得其解的问题豁然开朗。要趁年轻敢于去讲，敢于把自己的观点表达出来，即便这个观点是错误的。正所谓无破不立，自己破，别人也破，这样才会进步得快。

学好中医，思维方法很重要，而逻辑学对学好中医很有帮助。大部分人都觉得文科生比理科生更有优势，但实际上理科生学中医更有优势。为什么会这么说？大家初中时都学过数学的几何，几何最能培养一个人的逻辑思维，而几何学得好的人几乎都是理科生。中医的归类法或者五行归类法，跟逻辑学的内容有相似之处。虽然两者说法不一样，但道理如出一辙。这就要求我们学中医最好具备一些逻辑学的思维方法，这样也有利于构架学术思想体系。

高中时，政治课笔者最喜欢学习哲学那部分内容，语文课最喜欢学习古文那部分内容，认真读过的一本书是《福尔摩斯探案全集》，当时被书中的悬念推理故事和跌宕起伏的剧情深深吸引。这本书里面处处涉及了逻辑学的思维方法，潜移默化地影响了笔者的思维。书中讲了逻辑学的两种方法，一种是推演络绎法，这种方法跟中医的五行归类法很相似。还有一种是假设法，这种方法也经常应用在临床实践当中，比如笔者一般也会参考前面医生的处方，假设你也这样治疗，结果可想而知，因此不能再走弯路。这样对我们专业境界的提升其实也有帮助。现在看来前期这些不经意的阅历，给笔者学习中医创造了很好的条件。

小时候身体很虚弱，经常发高烧，生了很多病。人在最弱的时候才能激发出强烈的意志，便会开始反思寻找出路。因为身体的阳气损伤特别厉害，所以胆子变得很小。直到高三的时候，身体才慢慢好起来，笔者也突然觉醒了。可以说，生病能够领悟真理。哲学家亚里士多德说过："人生最终的价值在于觉醒和思考的能力，而不只在于生存。"但那个时候生存可能还得放在首位。

笔者能做什么？那时候太爷牛富生在老家开中医诊所，德高望重，慕名来找他问诊的患者很多。受太爷影响，笔者就决心要学中医，救人助己，并开始发奋图强，慢慢地找到了学习的乐趣和方向。上了大学之后，笔者就进入一个疯狂的学习状态，图书馆哪个角落放着哪本专业书籍，笔者几乎都能找出来，大学 5 年废寝忘食的学习为笔者学好中医夯实了基础。学习成了一种习惯，也可以说学习是一种信仰。

大一的时候，开始跟诊老师学习针灸推拿技术，并以此来勤工俭学。暑假的时候，还集中学习了一段时间，恰巧笔者母亲得了腰椎间盘突出症，就给她做了推拿治疗。治疗了 3 次，笔者母亲的病奇迹般地治愈了，当时欣喜若狂，并赞叹中医的神奇疗效。大学期间，笔者担任过学生会武术部部长，获得了几个校运会冠军，太极拳还获得过首届四川省大学生太极拳比赛二等奖，还发表过医武结合的文章。武术对针灸推拿的操作具有重要指导意义。2008 年汶川大地震，笔者正在成都实习，国家政策好，受伤患者治疗费用全免,要治疗的患者很多,在老师的带教下每天要给80多位患者做针灸。大量的临床实践,使笔者对很多疾病的诊疗有了系统的认知。

那时带教的老师有一位骨科专家,老师值班的时候笔者经常去请教问题,逐渐对骨关节和运动系统的疾病有了深刻的理解。在颈肩腰腿痛(包括腰椎间盘突出症、颈椎病、肩周炎、关节炎、腱鞘炎等)等疼痛问题和面神经炎等内科疾病方面累积了大量的临床实践经验,为日后"针药一体"论打下了坚实的基础。

学医要趁年轻,为什么?因为在18~22岁之间,是培养人生格局的重要时间段,而这段时间正好是在大学。大学是知识储备最重要的时光,且行且珍惜。一旦抓住了大学的宝贵时间,学专业至少已经成功了一半。大学期间的充分准备,是为了步入临床之后能够快速进入角色。在精力最充沛的时候,好奇心也强烈,也没有太多家庭和外界的压力,一定要把握好30岁之前的这段黄金时间。

初到医院工作,患者便络绎不绝,没有坐过"冷板凳"。但慢慢地发现自己的知识储备不够了,思维方法也到了一个瓶颈期。于是在兰州大学研究生宿舍封闭学习了3年,每天下班在校园里背书、看书,主要研究中医经典著作和传统文化的书籍,整合大学时代所学的碎片化的庞杂知识。

2012年兰州大学循证医学中心主任杨克虎老师推荐笔者去南方医科大学南方医院进修学习李可中医药学术思想,这一去就是6年,基本上每年冬天都会去深造学习。吕英老师是国内著名的中医名家,对《伤寒论》研究深邃,是大医李可先生的得意弟子。2014年8月,有幸成为吕英老师的入室弟子。这6年不断学习和总结,更加丰富了笔者的理论和实践能力。

学医的这些阅历为笔者在大学时期构想的"寒温一炉,针药一体"的学术思想注入了灵魂。"寒温一炉"就是要将伤寒与温病统一来研究,但要建立在"气—阴阳—五行"思维模型之上,同时将六气之间的转化规律统一研究,好比能量守恒定律。"针药一体"就是针和药是在同一理论指导下的两种治疗手段,好比一个人走路需要两条腿,而且两者都不能偏。针和药是中医最具有代表性的两种治疗手段,经过了数千年的临床实践,经得起疗效和时间的考验。针药结合不仅能缩短治疗时间,还可降低治疗费用。

针刺治疗一般要速战速决,比如腰椎间盘突出症、膝关节炎、肩周炎、颈椎病等疼痛类疾病,需要保守治疗的,一般都是先治疗3次,严重的可以治疗6次左右。对于治疗效果差的患者还得服用一段时间中药,等气补益起来再酌情考虑针刺治疗。针刺也有补泻手法,但补法没有药物突出,这是"针所不及"的。如果能够把它们的长处结合起来,就会事半功倍。

所谓思想的核心就是理论的高度浓缩,可能一句话就是其思想的核心,这句话会贯穿于整个思想体系。火神派鼻祖郑钦安提出的"坎中一丝真阳乃人身立命之根"就是其思想核心,提纲挈领,几乎涵盖了思想体系的方方面面。看医生的简介很有意思,一些人会写擅长治疗某个方面的疾病,做了多少科研或者发表了多少篇文章等,而这个只能称为临床和科研经验,还不能算作是学术思想。

学中医最好建立一套属于自己的学术思想体系,而这个体系的思想核心可能会浓缩成一句话,或者是简短的一段话。它可以贯穿于思想的始终,无论遇到什么样的临床问题都有理可循,有法可依,有方可用,有药可治。通过不断地学习,大量的临床实践,不断地"破",不断地"立",最终建立适合自己的学术思想体系,这也是中医人毕生的追求。

《道德经》讲:"为学日益,为道日损,损之又损,以至于无为。无为而无不为。"这句话讲述了道家的学习过程,要不断地学习知识才能得到累积,累积到一定程度由量变达到质变才会到达"道"的境界。到了"道"的境界以后要做减法,保留精华,舍弃糟粕,最后到达"无为"的境界,这时候才能无所不为,这个过程跟佛家讲的"转识成智"是一个道理。

但是在"知→智"这个过程中,可能会出现"痴"的状态,为什么?因为知识多了,如果没有思想体系驾驭就会生病。"知"加"疒",就是痴。唐伯虎在《桃花庵歌》里写道:"别人笑我太疯癫,我笑他人看不穿。"这其实就是"痴"的状态。笔者从大三开始就出现了这种情况,要是当天研究不清楚一个中医的问题,总感觉缺点啥东西,坐立不安,一直处于这种疯狂学习的状态。

这种状态一直持续到2012年。当时读了南怀瑾的一本书《我说＜参同契＞》,它是对东汉火龙真人魏伯阳《周易参同契》的解读。《周易参同契》是一本将《易经》、黄老和丹火之功(内丹术和外丹术)融为一体的千古奇书。读完《我说＜参同契＞》,突然觉得能读懂《黄帝内经》了。知识累积到一定程度,由量变到质变的时候,正好遇到一个点或者一个诱因,突然就懂了,有点像佛学"顿悟"的感觉。

　　以前学习《黄帝内经》总是停留在字面的意思，临床应用总是不得要领。自那以后，对《黄帝内经》思想的临床应用更加灵活，不再只从字面上去解读了，每个处方都会有中医经典理论的支撑。要从《黄帝内经》《神农本草经》《伤寒论》，以及"温病学"经典著作中去寻找证据，这也是为了便于将来总结临床实践经验，构建自己的理论体系做准备。要是一个方剂这个人用了挺有效果，但用到另外一个人身上又没有效果，再换一个人还是没有效果，这就是知其然而不知其所以然的原因。因此，要找出疾病之间的共性，找出疾病的规律，这也是为什么要回归到经典理论的源头去找证据的原因。至此，"寒温一炉，针药一体"的学术思想也变得成熟起来了，笔者才逐渐走出这种"痴"的状态。

第三章　少　阴　病

一、少阴病概说

有人说《伤寒论》虽然是六经辨证，但以太阳病和少阴病为主，为什么会有这样的说法？是因为足太阳膀胱经为六经之表，是人体经络最长、阳气敷布最大的一条经络，比喻为人体之藩篱，感邪后首当其冲。足少阴肾是人体水火之宅，阴阳之根，犹如一棵树的树根，根深蒂固才能枝繁叶茂，而且两者互为表里，因此才有这一说法。

《伤寒论》虽然提出六经，涉及手足三阴、三阳，但以足三阴经、脏和足三阳经、腑为主。比如太阳病以足太阳膀胱经、膀胱腑为主，阳明病以足阳明胃经、胃腑为主，少阳病以足少阳胆经、胆腑为主，太阴病以足太阴脾经、脾脏为主，少阴病以足少阴肾经、肾脏为主，厥阴病以足厥阴肝经、肝脏为主。

为什么会出现这种情况？是因感受寒邪而致伤寒，且寒为阴邪，以伤阳气为主，而寒邪往往先伤于下，这个"下"主要对应的是足三阴经、脏和足三阳经、腑。少阴病也不例外，涉及的脏证主要是肾脏的问题，涉及的经证主要是足少阴肾经的问题。

少阴病篇总共45个条文，分为两部分内容。前20条为总论部分，论述了少阴病的提纲证候、少阴病的治疗禁忌、少阴病的生证和死证等内容。后25条为各论部分，论述了治疗和方药，每个条文下面都有一些治法、方药或者针灸等内容。总的来说，少阴病主要有四方面的内容：少阴病经证（包括太少两感证和少阴咽痛证）、少阴寒化证、少阴热化证和少阴病三承气汤证。

《伤寒论》少阴病篇第281条曰："少阴之为病，脉微细，但欲寐也。"这一条文为少阴病的提纲,重点突出了脉象的重要性,也就是说脉象是一个特征性的体征,对判断少阴病具有指导意义。而在《伤寒论》太阳病篇也以脉象作为提纲,太阳病篇第1条曰:"太阳之为病,脉浮,头项强痛而恶寒。"即太阳病也以脉象为首要体征。

为什么会以脉象为首要体征呢?《素问·阴阳应象大论》讲:"善诊者,察色按脉,先别阴阳。"这句话强调了望诊和脉象的重要性,通过它们基本上可以分辨出阴阳。太阳病以脉浮为主,主表证、热证、实证。而少阴病以脉微细为主,主里证、寒证、虚证。以阴阳为总纲,表证、热证、实证归于阳证,里证、寒证、虚证归于阴证,这其实就是八纲辨证的内容。

少阴病提纲的第一个症状是"脉微细","微"指的是脉象的力量不足,反映的是阳气不足或者脏腑的功能不足;"细"指的是脉象的血容量不足,反映的是阴血不足或者脏腑的物质基础不足。因此,通过"脉微细"的脉象可以看出少阴病是以气血阴阳不足为表现,但又突出了"微",说明少阴病是以少阴经、脏的阳气不足为主引起的疾病。

"但欲寐"是似睡非睡、似醒非醒的状态,这是由阳虚阴盛导致的,类似于西医学的休克状态。因此,"脉微细"和"但欲寐"揭示了少阴病的病机是以阳虚阴寒为主的,涉及的证候以足少阴肾经证和脏证为主。"脉微细"和"但欲寐"之所以能够作为提纲症状,是因为它们反映了少阴病最本质的病机,可以说提纲就是对疾病提纲挈领的高度概括。

二、少阴病的二元论

少阴病的分类方法仍然按照二元论的分类法,也就是从阴和阳两个方面来分类,此也体现了《易经》中"一阴一阳之谓道"的思想。少阴阳气不足会引起阳虚生内寒的少阴寒化证,少阴阴气不足会引起阴虚生内热的少阴热化证。少阴寒化证的治疗以扶阳消阴为主,正如王冰《重广补注黄帝内经素问》讲:"益火之源以消阴翳",方药以四逆汤为代表方。少阴热化证的治疗以滋阴泻火为主,正如《重广补注黄帝内经素问》讲:"壮水之主以制阳光",方药以黄连阿胶汤为代表方。即:少阴寒化证→阳虚寒证→益火之源以消阴翳→扶阳消阴为主→四逆汤为代表方;少阴热化证→阴虚热证→壮水之主以制阳光→滋阴泻火为主→黄连阿胶汤为代表方。

单纯的少阴寒化证或者少阴热化证治疗起来相对简单些,而少阴的阳气和阴气均不足就会引起少阴寒化证和少阴热化证同时出现，一般将这一证型称为少阴寒热证，治疗时孰轻孰重，怎么切入？这是临床的一个难点，也是很多医生觉得困惑的地方。这个问题通过"寒温一炉，针药一体"的学术思想就能迎刃而解，笔者将在少阴寒热证一节重点讲解。

第二节　少阴病经证

一、太少两感证

少阴病经证主要包括太少两感证和少阴咽痛证。太少两感证主要涉及麻黄细辛附子汤和麻黄附子甘草汤两个方剂。少阴咽痛证主要涉及猪肤汤、甘草汤、桔梗汤、半夏散及汤和苦酒汤五个方剂。咽部为足少阴肾经经络所过之处，可以说少阴咽痛证是少阴病的一个特色病种。

《伤寒论》少阴病篇第 301 条曰："少阴病，始得之，反发热脉沉者，麻黄细辛附子汤主之。"第 302 条曰："少阴病，得之二三日，麻黄附子甘草汤，微发汗。以二三日无证，故微发汗也。"用麻黄外散太阳之寒，附子内温少阴之寒。辅佐细辛外解太阳之表，内散少阴之寒。细辛既能助麻黄发汗解表，又能助附子温经散寒，可以看作是太阳之表与少阴之里的桥梁。三药合用共奏助阳解表之功，用于治疗少阴病经证之太少两感证或阳虚外感证。麻黄附子甘草汤针对体质相对较弱之人或症状较轻的情况。

麻黄细辛附子汤在临床使用的频率是比较高的。举个例子，成都中医药大学著名中医眼科专家陈达夫教授用麻黄细辛附子汤治疗过一例暴盲症，患者在冬天受凉后突然就暴盲了，到眼科检查未见异常。陈老就用了麻黄细辛附子汤原方，但药物的剂量较小，各 3g，并嘱咐患者一定要服够 3个月才能治愈。结果患者服药 2 个月未见好转，于是又来问诊陈老，陈老得知患者未服药够 3 个月，就让患者回去继续服药。后面继续服药到 3 个月的时候，果不其然，这个暴盲症就彻底治好了。

麻黄细辛附子汤针对的是少阴病太少两感证，它是因为感受寒邪以后使得阳气闭郁，但根源是肾阳之气不足，所以要扶阳解表，此也为扶正祛邪法做了一个示范。成都中医药大学卢崇汉教授也曾治疗过一例因受寒引起的暴盲症患者，也用了麻黄细辛附子汤原方，但用了大剂量的附子，达到了

"一剂知,二剂已"的效果。

其实,这两个病案给我们带来了一些启发。病机一样,治疗的方药一样,但药物剂量不一样,虽然都治愈了疾病,但治疗的时间长短不一样。质量互变规律告诉我们:量变和质变是事物变化和发展的两种状态和形式,量变是质变的必要准备,质变是量变的必然结果,量变与质变相互渗透。

治病也是这样。治病的药物剂量也是由量变到质变的,小剂量也能治愈,一般治疗时间久。大剂量也能治愈,一般治疗时间短。为什么?这是因为药物的浓度是会累积的,也会有由量变到质变的过程。从这里可以看出,对患者的摄入药量要有一个比较精准的判断,同时服药又不会出现不适,这样对患者来说治疗效果是最好的。

《尚书·说命》讲:"药不瞑眩,厥疾弗瘳。"疾病到了某一阶段,随着正气的恢复会出现疾病自愈的趋势,瞑眩作为一种看似加重的好转反应,需要引起医患的重视,不要引起过度的恐慌。在《伤寒论》中多次提到可能会出现瞑眩的过程,比如太阳病篇第58条曰:"凡病若发汗、若吐、若下、若亡血、亡津液、阴阳自和者,必自愈。"这里的"阴阳自和"就是正气恢复、疾病向愈的自愈能力。

瞑眩反应是由量变突破至质变最好的状态,但操作起来不可控的因素太多,是可遇但不宜过分追求的。借用道家的"火候"来反映一个医生对药物剂量的精准把握程度,以此也可以一窥医生的境界。脉象在这个过程中发挥了重要的作用,用它来辅助判断出药物剂量的使用,此经验仅供参考。

为什么麻黄附子甘草汤要去掉细辛加炙甘草呢?麻黄是辛温发散寒邪闭表的,附子是温补肾气的,表里中间是腠理,这里用细辛来温通腠理、交通表里,起到了沟通表里之间桥梁的作用。麻黄附子甘草汤中的"微发汗"怎么理解?是说体质相对虚弱的人或者症状轻微的时候,用炙甘草以助扶正解表之力,此方适合于正气相对不足之人的阳虚外感证。

治疗阳虚外感证笔者一般使用桂附地黄丸加减来补益肾气。桂附地黄丸是从根源和缓有序地补益肾气的,这样可以避免麻黄细辛附子汤使用不准确而伤到人体本气的情况。方中还加了红参、炙黄芪、葛根、防风、生姜和大枣,这样一组药物用来治疗少阴病经证,效果理想。如果出现了少阴病的咽痛症,再加玄麦甘桔汤,临床上常见的上呼吸道感染或慢性咽炎等疾病均可以用此法治疗。

二、少阴咽痛证

《伤寒论》少阴病篇讲述了四个咽痛证和一个咽喉部化脓证。少阴病篇第310条曰："少阴病，下利、咽痛、胸满、心烦，猪肤汤主之。"第一个方剂是猪肤汤，为什么叫猪肤汤呢？皮和肤有没有区别？皮、肤这两个字经常连用，现在的护肤品，按理来说应该叫护皮品。因为护皮品这个名字既不好听，又不押韵，所以习惯叫护肤品。

《灵枢·口问》讲："黄帝曰：人之振寒者，何气使然？岐伯曰：寒气客于皮肤，阴气盛，阳气虚，故为振寒寒栗，补诸阳。"《灵枢·水胀》讲："黄帝曰：肤胀何以候之？岐伯曰：肤胀者，寒气客于皮肤之间，鼙鼙然不坚，腹大，身尽肿，皮厚，按其腹，窅而不起，腹色不变，此其候也。"这里明确指出皮和肤是有区别的。

皮指的是覆盖身体表面的表皮，与外界直接接触。肤指的是皮下覆盖的组织，包括脂肪。猪肤汤用来治疗少阴咽痛证，它的原理是什么？猪是水畜，是血肉有情之品，可以用来滋补肾阴。咽部为足少阴肾经所过之处，如果是因为足少阴肾的阴气不足导致的咽痛证，就可以用猪肤汤来治疗。

第二个方剂是甘草汤。《伤寒论》少阴病篇第311条曰："少阴病，二三日，咽痛者，可与甘草汤，不差，与桔梗汤。"甘草汤仅甘草一味药，这里用的是炙甘草还是生甘草呢？是生甘草。《伤寒论》中用生甘草的方剂只有甘草汤和桔梗汤，其余均为炙甘草。这里为什么要用生甘草呢？因为生甘草还具有清热解毒的功效，这里也发挥了"甘以缓之"的作用。

第三个方剂是桔梗汤，由桔梗和生甘草组成，主治风邪热毒客于少阴、上攻咽喉、咽痛喉痹、风热郁肺等。桔梗汤具有开喉痹、利咽消肿的功效，对咽后壁淋巴滤泡水肿、增生、充血或者上呼吸道感染均具有较好的治疗作用。桔梗汤还用来治疗肺痈，具有宣肺化痰排脓的功效。《金匮要略·肺痿肺痈咳嗽上气病脉证治》曰："咳而胸满，振寒脉数，咽干不渴，时出浊唾腥臭，久久吐脓如米粥者，为肺痈，桔梗汤主之。"

第四个方剂是苦酒汤。《伤寒论》少阴病篇第312条曰："少阴病，咽中伤，生疮，不能语言，声不出者，苦酒汤主之。"苦酒汤的制作很有意思，将蛋清、半夏和苦酒一起装入鸡蛋壳里，置火上，煮三沸即可。苦酒是什么？苦酒就是醋。苦酒汤用来治疗哪一类疾病？主要是咽喉部的化脓性疾病，最常见的疾病是化脓性扁桃体炎。

第五个方剂是半夏散及汤。少阴病篇第313条曰："少阴病,咽中痛,半夏散及汤主之。"半夏散及汤由半夏、桂枝和炙甘草组成,具有散寒化痰、开结通痹的作用。半夏散及汤的"咽中痛"跟太阴病的关系最密切。少阴病的咽痛证与《黄帝内经》中"咽主地气"这条病机线路形成了鲜明的对比,可以看出《伤寒论》的辨证法是无处不在的。

在临床上遇到咽炎或者上呼吸道感染症状的时候,到底以上焦为主?中焦为主?还是以下焦为主?一定要仔细鉴别,方能辨证准确。要是以中焦为主可以使用半夏散及汤。要是以下焦为主,就以足少阴肾经为切入点,因为足少阴肾经过咽喉、抵舌本,为少阴病经证。

有一位青海的患者患有慢性咽炎,痛苦不堪,到处医治无效。给开了12剂中药,服完药后几十年的顽疾竟然解除了,咳嗽、咯痰等症状也随之消失了,还特意从青海送来了一面锦旗。用的方药是在引火汤的基础上合用了玄麦甘桔汤。引火汤擅长滋补肾阴,玄麦甘桔汤中的玄参能启下焦肾水升腾于上,此处的"上"主要指的是足少阴肾经所过的咽喉位置,玄参还具有一定的滋阴清热功效。桔梗和甘草组成了少阴病篇的桔梗汤,用来治疗少阴咽痛证,对咽喉部有利咽消肿、开喉痹、宣肺止咳的功效。麦冬在引火汤里已经涉及,具有养阴生津、润肺止咳的功效。

因此,咽喉部的归经和定位一定要辨证准确。如果处方使用得当,对慢性咽炎或者上呼吸道感染的效果是比较好的。此病例主要是少阴肾的阴气不足引起的少阴寒热证,使用了引火汤合玄麦甘桔汤。如果是以足少阴肾的阳气不足为主引起的少阴寒热证,就用桂附地黄丸合玄麦甘桔汤。

第三节　少阴寒化证

一、表热里寒证与里寒外热证

少阴寒化证是由少阴的阳气不足致阳虚生内寒引起的,其治疗在《伤寒论》少阴病篇用了六个附子剂,分别为四逆汤、通脉四逆汤、附子汤、真武汤、白通汤、白通加猪胆汁汤。归纳起来就是三组附子剂,即四逆汤和通脉四逆汤、附子汤和真武汤、白通汤和白通加猪胆汁汤,每组药物的组成具有一些共同点。

先来看第一组方剂四逆汤和通脉四逆汤。《伤寒论》中四逆汤总共出现了9次。最具代表性的条文有以下几条，第91条曰："伤寒，医下之，续得下利，清谷不止，身疼痛者，急当救里；后身疼痛，清便自调者，急当救表。救里宜四逆汤，救表宜桂枝汤。"第225条曰："脉浮而迟，表热里寒，下利清谷者，四逆汤主之。"第353条曰："大汗出，热不去，内拘急，四肢疼，又下利厥逆而恶寒者，四逆汤主之。"第388条曰："吐利汗出，发热恶寒，四肢拘急，手足厥冷者，四逆汤主之。"第389条曰："既吐且利，小便复利，而大汗出，下利清谷，内寒外热，脉微欲绝者，四逆汤主之。"

从这些条文可以总结出四逆汤证的主要病机是表热里寒，而通脉四逆汤证的主要病机是里寒外热。《伤寒论》少阴病篇第317条曰："少阴病，下利清谷，里寒外热，手足厥逆，脉微欲绝，身反不恶寒，其人面色赤，或腹痛，或干呕，或咽痛，或利止脉不出者，通脉四逆汤主之。"第370条曰："下利清谷，里寒外热，汗出而厥者，通脉四逆汤主之。"

表热里寒和里寒外热这两个词语的意思相近，但其实它们反映的病机侧重点是有区别的。《伤寒论》用词相当微妙，暗藏玄机，一定要静心体会才会有所感悟。相比而言，虽然两者症状有些相似，但表热里寒强调表热，里寒外热强调里寒。里寒程度严重者用通脉四逆汤来治疗，适合于体质壮实的人。《伤寒论》将体质壮实的人称为"强人"。

那么，四逆汤的机理是什么呢？四逆汤由附子、干姜和炙甘草组成。附子，味辛、甘，性大热，有毒，归心、肾、脾经，具有回阳救逆、补火助阳、散寒止痛的功效。附子峻补阳气，温通十二经脉，性善走而不守，所以更多的时候附子发挥的是温通的作用。

如果要让附子发挥温补的作用，就需要通过理论设计和药物配伍。要将附子温补的阳气纳入到肾气，此过程需要干姜发挥引阳归舍的作用，这个"舍"就是水火之宅的肾气。干姜将附子补益的阳气引阳归舍以后，需要炙甘草发挥土伏火的作用，要守住附子补益的阳气才能发挥温补的作用，同时炙甘草还具有解附子毒性的作用。虽然通脉四逆汤和四逆汤的药物组成一样，但通脉四逆汤加大了附子和干姜的剂量，增强了温化里寒的力量。

临床认为大多用的是附子的温通作用，温补法少有提及，而经过理论设计后，其实附子温补法在临床上的应用很广泛。因此，四逆汤通过这样的配伍，温化中、下焦的寒湿，寒湿外排以后浮越在外的阳气自然回归。四逆汤的配伍虽然仅三味药，但体现的辨证法度耐人寻味。

二、阳虚寒湿证与阳虚水泛证

第二组方剂是附子汤和真武汤，两者的组成仅是一味药的差别，两方中附子、白术、茯苓和白芍四味药物是一样的，此外附子汤用了人参，真武汤用了生姜。涉及附子汤的《伤寒论》原文有少阴病篇第304条，曰："少阴病，得之一二日，口中和，其背恶寒者，当炙之，附子汤主之。"第305条曰："少阴病，身体痛，手足寒，骨节痛，脉沉者，附子汤主之。"

附子汤和真武汤虽然仅一味药之别，但各自有治疗的侧重点。附子汤中的附子剂量（2枚，炮）大于真武汤中的附子剂量（1枚，炮）。附子温经助阳，白术燥湿健脾，组成祛寒湿之剂，主治寒湿所致的痹病。而真武汤为温阳利水剂，针对水气，主治阳虚水泛证。在临床上可以将两方合并使用。

真武汤这个名字很有韵味，真武又名玄武，为四方宿名之一，因其虚危两宿形似龟（玄）、蛇（武），故称为玄武。《医宗金鉴》讲："真武者，北方司水之神，以之名汤者，赖以镇水之义也。"真武汤用来治疗阳虚水泛证，阳虚指肾阳虚，即肾阳之气不足，不能镇摄水液，故以附子温补阳气；水唯畏土，加白术崇土制水；茯苓不仅具有健脾利水的功效，还具有理先天元气的功效，使得肾气能够归位；肾阳之气不足使得水不涵木，寒湿阴霾会随着厥阴风木升发之气冲逆而上，白芍一来平冲降逆气，二来发挥利水的作用；生姜用来温胃散寒、发散水气。

少阴病篇第316条曰："少阴病，二三日不已，至四五日，腹痛，小便不利，四肢沉重疼痛，自下利者，此为有水气，其人或咳，或小便利，或下利，或呕者，真武汤主之。"传统意义上讲真武汤为阳虚水泛证而设，它的根源以下焦肾阳之气不足为主，而水泛证是它的一个病理反应。下焦的肾阳之气不足以后，不能镇摄、蒸腾气化水液而导致水邪泛滥，水不涵木，寒湿阴霾之气随着厥阴风木升发之气冲逆而上。

哪个脏腑的气弱，寒湿阴霾就会冲逆到哪里。如果肺气不足会冲逆到肺，引起咳嗽、咯痰，咽痒即咳，痰液一般呈白色泡沫样，味多咸。呼吸系统疾病如急慢性支气管炎、哮喘、肺气肿等经常出现这些症状。真武汤的加减法里讲："若咳者，加五味子半升，细辛一两，干姜一两。"真武汤原方里用的是生姜，用了三两，是重剂量使用的。生姜具有发散水气的作用，也能够将寒湿阴霾之气导入下焦外排，这个过程很重要。

真武汤的加减法里又提到了干姜，说明寒湿阴霾之气影响了上焦，上焦哪里？上焦心肺，此处以肺为主。干姜，味辛，性热，归脾、胃、肾、心、肺经，具有温中散寒、回阳通脉、温肺化饮的功效。《金匮要略·肺痿肺痈咳嗽上气病脉证治》讲："肺痿吐涎沫而不咳者，其人不渴，必遗尿，小便数，所以然者，以上虚不能制下故也。此为肺中冷，必眩，多涎唾，甘草干姜汤以温之。"此处干姜是用来温肺散寒化饮的。

《金匮要略·痰饮咳嗽病脉证并治》曰："青龙汤下已，多唾口燥，寸脉沉，尺脉微，手足厥逆，气从小腹上冲胸咽，手足痹，其面翕热如醉状，因复下流阴股，小便难，时复冒者，与茯苓桂枝五味子甘草汤，治其气冲。"及"冲气即低，而反更咳，胸满者，用桂苓五味甘草汤，去桂加干姜、细辛，以治其咳满"。这里不仅讲述了冲气，即冲逆之气，还提及了一个方剂苓甘五味姜辛汤，用来治疗寒湿阴霾冲逆到肺而引起的咳嗽，常合用真武汤，效果较佳。

接着又讲述了"支饮者，法当冒，冒者必呕，呕者复内半夏，以去其水"。但是为了避免误解，故将半夏去掉。因为有些医家认为乌头和半夏是属于十八反的，而乌头和附子同属一棵植物，于是认为半夏和附子也是相反的，所以有一些争议。真武汤加减法里讲："若呕者，去附子，加生姜，足前为半斤。"如果寒湿阴霾冲逆到胃会引起呕吐，就去掉了附子，把生姜加量至半斤。此时可以配伍半夏，与生姜组成小半夏汤，是降逆止呕的黄金搭档。

其实，附子和半夏在《金匮要略·腹满寒疝宿食病脉证治》里是一起使用的，原文讲："腹中寒气，雷鸣切痛，胸胁逆满，呕吐，附子粳米汤主之。附子粳米汤方：附子一枚，炮　半夏半升　甘草一两　大枣十枚　粳米半升

上五味，以水八升，煮米熟，汤成，去滓，温服一升，日三服。"附子不仅与半夏一起使用，而且是一起水煮的，并没有将附子单独先煮。附子与半夏同用在药店取药时比较困难，为了避免麻烦，就直接把半夏去掉了，一般用木蝴蝶来代替，效果仍然理想。

由于厥阴风木之气升发太过以后会将寒湿阴霾冲逆而上，所以真武汤里用了白芍。白芍能够降冲逆而上的厥阴风木之气，它是通过降甲木之气的过程来完成的。白芍和茯苓发挥了利水的作用，两者合用还有打开水热互结的作用。《伤寒论》太阳病篇第 28 条曰："服桂枝汤，或下之，仍头项强

痛,翕翕发热,无汗,心下满,微痛,小便不利者,桂枝去桂加茯苓白术汤主之。"其中桂枝去桂加茯苓白术汤即桂枝汤去掉了桂枝,加了白术和茯苓,这里白芍还发挥了利小便的作用。

真武汤加减法里讲到:"若下利者,去芍药,加干姜二两。"如果寒湿阴霾冲逆到肠道引起下利,就去掉芍药,加干姜。此时还可以加大炒白术和茯苓的剂量,通过厚土载木来抑制升发太过的厥阴风木之气。

《伤寒论》太阴病篇第 280 条曰:"太阴为病,脉弱,其人续自便利,设当行大黄芍药者,宜减之,以其人胃气弱,易动故也。下利者,先煎芍药三沸。"这个"减之"就是要酌情使用,有可能是直接去掉,有可能是减量,但是减量之后要有相佐的方法。《伤寒论》太阳病篇第 29 条曰:"咽中干,烦躁,吐逆者,作甘草干姜汤与之,以复其阳。若厥愈足温者,更作芍药甘草汤与之,其脚即伸。"这就是一个相佐的方法,将甘草干姜汤与芍药甘草汤同时使用,用干姜来相佐,这种方法也是可行的。

《伤寒论》的配方是特别精练的。白术为补气健脾第一要药,用来崇土制水。真武汤的加减法中唯一没有变化的是白术。针对这种地下水泛滥,用炒白术还是生白术?有些医生习惯在处方上写个白术,其实很多药店抓药的药师也不知道到底是炒的还是生的。这里用的是炒白术,因为炒白术偏于燥湿,水邪泛滥要崇土制水,而生白术具有滋液、润肠、通便的功效。

茯苓,味甘、淡,性平,归脾、肾、心经,具有渗湿利水、健脾、宁心安神的功效。因茯苓功效广泛,不分四季,所以将它与各种药物配伍,不管寒、温、风、湿诸疾,都能发挥其独特的功效,故古人称茯苓为"四时神药"。茯苓还具有理先天元气的功效。因此,茯苓可以将水邪通过利水的方式从尿液排出,还可将发散出去的气引到肾之宅舍。

真武汤在临床上的使用是相当广泛的,凡是阳虚水泛证均可以使用。可以用真武汤来治疗哮喘、急慢性支气管炎、慢性阻塞性肺气肿、过敏性鼻炎、上呼吸道感染等呼吸系统疾病,还有肾炎导致的水肿、心衰,等等。使用的时候还可以加一些佐药,比如治疗呼吸系统疾病加炙紫菀和炙款冬花,这两味药是一组对药,对寒热之痰,均具有较强的化痰和排痰作用,适用于一切咳嗽,可以用来辅助治疗,加强疗效。

《伤寒论》中的配方看似是比较简单的方剂,比如真武汤就简单的五味药,但其中的细节要不断地去研究,这里面的学问太多了。有位哮喘患者,为其开了真武汤，他在当地药店抓取的中药，服用后效果一般，没有达到预期疗效。猜测可能是药材质量的问题，后来他又换了一家质量好些的药店按原方抓药，服药后效果非常好。他问：药材质量差距对疗效影响这么大吗？笔者认为患者疗效的好坏主要取决于三个方面：医生的水平、药材的质量、患者的信任和配合，这三者缺一不可。

三、戴阳证

第三组方剂是白通汤和白通加猪胆汁汤。白通汤由附子、干姜和葱白组成。白通加猪胆汁汤是在白通汤的基础上加人尿和猪胆汁。白通汤具有破阴回阳、宣通上下的功效，主治阴寒盛于下焦、格阳于外的戴阳证。白通加猪胆汁汤的证候和白通汤相似，但阴寒程度更为严重。加人尿和猪胆汁的目的在于因势利导，两者皆为性寒之品，引阳药有序地入阴以逐阴寒，不致阳药入胃而被阴寒所格拒。《伤寒论》少阴病篇中涉及的原文有 2 条，第314 条曰："少阴病，下利，白通汤主之。"及第 315 条曰："少阴病，下利脉微者，与白通汤。利不止，厥逆无脉，干呕烦者，白通加猪胆汁汤主之。服汤脉暴出者死，微续者生。"

第四节 少阴热化证

一、少阴热化兼有火证

少阴热化证是少阴的阴气不足致阴虚生内热引起的，其治疗在《伤寒论》少阴病篇主要讲述了两个方剂，一个是黄连阿胶汤，另一个是猪苓汤。黄连阿胶汤适用于少阴热化兼有火的情况。《伤寒论》少阴病篇第 303 条曰："少阴病，得之二三日以上，心中烦，不得卧，黄连阿胶汤主之。"黄连阿胶汤的药物组成有黄连、黄芩、芍药、鸡子黄和阿胶。

从药物组成可以看出少阴热化兼有火的"火"涉及少阴君火，所以用黄连和黄芩来清泻上焦之火，以泻心火为主。泻心火的目的是要让心火能够下降至下焦肾水中，使得肾水不寒。而肾水之气是不足的，所以用阿胶和鸡子黄来滋补之。

这里为什么用白芍？其实涉及一条病机线路，即水不涵木→木不生火。

所以用白芍来降甲木之气,通过降甲木之气来降乙木之气,同时它还具有酸甘化阴以补阴的作用。因此,黄连阿胶汤主要用来解决少阴热化兼有火的证型。

2014 年,笔者治疗过一位白血病高热持续不退的患者,使用多种方法治疗均无效。尝试使用了黄连阿胶汤原方,服药 3 剂后体温恢复正常,只是 2 周后又开始出现了高热。虽然没有治愈白血病,但至少减轻了患者的痛苦,同时为研究白血病提供了一条从少阴热化证着手治疗的思路。

二、少阴热化兼有水证

猪苓汤适用于少阴热化兼有水的情况。《伤寒论》少阴病篇第 319 条曰:"少阴病,下利六七日,咳而呕渴,心烦不得眠者,猪苓汤主之。"阳明病篇第 223 条曰:"若脉浮发热,渴欲饮水,小便不利者,猪苓汤主之。"猪苓汤的药物组成有猪苓、茯苓、泽泻、滑石和阿胶。从药物组成可以看出此证型属于少阴热化兼有水证,而此"水"主要指少阴肾水。

猪苓汤具有利水、养阴、清热的功效。方中猪苓、茯苓、泽泻用来利水,三者可治疗一切水邪为患;滑石清热利湿而不伤阴;阿胶养阴,生新祛瘀,于肾中利水,即于肾中养阴,主治水热互结证。临床表现有小便不利,发热,口渴欲饮,心烦不寐,舌质红,苔薄黄,脉细数。对血淋小便涩痛、点滴难出、小腹满痛者也有较好的疗效。猪苓汤常用于治疗泌尿系感染、肾炎、膀胱炎等水热互结兼阴虚者。

三、少阴病三承气汤证

少阴病三承气汤证应当隶属于少阴热化证的范畴,是少阴热化到阳明大肠腑界面的表现。少阴病三承气汤证和阳明病三承气汤证要对比研究。阳明病三承气汤证以实证、热证、阳气亢奋为主。而少阴病三承气汤证是少阴的阴气不足以后,转化出来的燥热火释放到了阳明肠道而引起的阳明腑实证。虽然两者都具有痞、满、燥、实、坚的临床表现,但少阴病三承气汤证以虚证、热证、阴气不足为主,属于虚实夹杂证。

少阴病三承气汤证也可以称为少阴热化兼有阳明腑实证,病机线路为少阴阴气不足热化至阳明大肠腑界面,是一个里证,也是一个虚证,还有少阴阴气不足的其他临床表现。既然有阳明腑实证,也就可以用急下法,不过要中病即止，不能太过，正如《伤寒论》少阴病篇第 320 条曰："一服得利，止后服。"

为什么？因为下法太过可能会损伤阳气，所以少阴病三承气汤证后面紧接着讲："少阴病，脉沉者，急温之，宜四逆汤。"（少阴病篇第 323 条）如果下法太过损伤了阳气，就要用四逆汤来急救阳气。"强人可大附子一枚，干姜三两"，体质壮实的人可以加大附子和干姜的剂量，这其实就是通脉四逆汤。针对下法太过的问题，《伤寒论》已经给出了补救的办法，足见其理论和临床布局之精妙。

那么，怎么样才能够更好地解决这个问题？既然是少阴热化引起的阳明腑实证，可不可以在滋补少阴阴气的基础上来通腑泻热，比如用引火汤加酒大黄是不是能够很好地解决这个问题？这样不仅避免了因下法太过而损伤了阳气，同时又避免了因阴气的不足而再次损伤阴气，这种治疗方法的临床疗效经得起考验。

《伤寒论》少阴病篇第 320 条曰："少阴病，得之二三日，口燥咽干者，急下之，宜大承气汤。""口燥咽干"是不是少阴病经证的症状呢？是，因为足少阴肾经的经络过咽喉、抵舌本。第 321 条曰："少阴病，自利清水，色纯青，心下必痛，口干燥者，可下之，宜大承气汤。"这种情况为热结旁流，是因燥屎坚结于里，胃肠欲排不能，逼迫津液从燥屎旁流下所致。《温疫论·大便》讲："热结旁流者，以胃家实，内热壅闭，先大便闭结，续得下利，纯臭水，全然无粪，日三四度，或十数度。宜大承气汤，得结粪而利止；服汤不得结粪，仍下利并臭水，及所进汤药，因大肠邪胜，失其传送之职，知邪犹在也，病必不减，宜下之。"此详细论述了热结旁流的成因及治法。

"心下必痛"提示引起热结旁流的粪便在距离直肠较远的部位，在肠道的局部形成了堵塞，但没有完全堵塞。肠道里面有大量的热气，会迫使津液呈喷射状而出。只有把堵塞的粪便通泄下来，才能够解决热结旁流的问题，这种情况仍然可以使用引火汤加酒大黄这个方法来解决。

《伤寒论》少阴病篇第 322 条曰："少阴病，六七日，腹胀不大便者，急下之，宜大承气汤。"这里出现了腹胀、不大便的情况，也用大承气汤来治疗，它的原理是什么？主因少阴阴气不足热化到阳明肠道界面，热胜则胀满，热邪煎熬津液，于是出现了腹胀和不大便的情况。因此，在通腑泻热的同时要考虑滋补少阴阴气。

按照《伤寒论》的思想，下法的使用情况一般是"一剂知，二剂已。"治疗时要速战速决，中病即止，急下以存阴，以免壮火食气。引火汤加酒大黄的这种方法在温病学里称为增水行舟法，最为典型的一个方剂是增液承气汤，这也是温病学很常用的一种方法。借鉴温病学"先安未受邪之地""时时顾护津液"的思想来治疗少阴热化兼有阳明腑实证，临床疗效会显得更加稳妥。

这里也涉及一个问题，就是六气之间的转化规律，也就是标本中和开阖枢的问题。《素问•六微旨大论》讲："少阴之上，热气治之，中见太阳。"但在临床上不仅能见到少阴热化到太阳界面的情况，还会见到少阴热化到阳明或少阳等界面的情况。而少阴热化到阳明界面的情况是最常见的，如《伤寒论》阳明病篇第 184 条曰："阳明居中，主土也，万物所归，无所复传。"

当标本中和开阖枢的直接对应线路不能够满足临床需要时，"寒温一炉"的思想便油然而生，它能够解释清楚六气之间的转化规律。在解决少阴热化兼有阳明腑实证的时候，就以少阴阴气不足为本，阳明燥热为标，标本同治。如果少阴热化同时到了三阳界面，仍然可以用标本同治的方法来治疗，这也是"寒温一炉"思想的优势。

第五节　少阴寒热证

一、少阴寒热证的概念

《伤寒论》少阴病篇重点讲述了少阴病经证（包括太少两感证和少阴咽痛证）、少阴寒化证、少阴热化证和少阴病三承气汤证等方面的内容。单纯某一证型相对比较好治，比如少阴寒化证在治疗时以扶阳消阴为主，主要用了六个附子剂；少阴热化证在治疗时以滋阴泻火为主，少阴热化兼有火证用黄连阿胶汤来治疗，少阴热化兼有水证用猪苓汤来治疗。这种方证完全对应的情况在临床上比较少见，但可以用这种辨证思想来解决临床的实际问题。

因为阴阳的互根性，少阴热化证和少阴寒化证多会同时存在，是少阴的阴气和阳气均不足引起的，一般将此证型简称为少阴寒热证。在临床应用时一定要判断是以少阴寒化证为主，还是以少阴热化证为主。以少阴寒化为主的少阴寒热证,治疗以少阴寒化证为主,方剂以桂附地黄丸为主方;以少阴热化为主的少阴寒热证,治疗以少阴热化证为主,方剂以引火汤为主方。然后再根据病机来调整阴药和阳药的比例,从而达到阴平阳秘的阴阳平衡状态。

《伤寒论》序言中写道:"虽未能尽愈诸病,庶可以见病知源。若能寻余所集,思过半矣。"指出《伤寒论》中涉及的方法虽然不能囊括或治愈所有的疾病,但是按照这个思想去做,就会找到疾病的根源。

《伤寒论》的可贵之处在于医理,道出了辨证论治的精髓,通过398条原文、113方的举例阐释了理法方药的应用法度。常法之外还需要我们去思考,以此触类旁通。

《伤寒论》更多的是展示了一种思想,而这种思想的体现是靠背后的理论来支撑的。因此,中医重点研究的是"理",而方和药是可以靠"理"推理出来的,"理"才是源头活水。一定要反复研读经典,不断地临床实践,只有这样才能领悟经典的内涵。

二、少阴寒热证(少阴寒化为主)

接下来以少阴寒化证和少阴热化证同时存在的情况来举例,用来佐证《伤寒论》中的六经辨证与温病学的三焦辨证、卫气营血辨证在"寒温一炉"思想中的一些体现。以带状疱疹为例,它是由水痘-带状疱疹病毒引起的急性感染性皮肤病,由于该病毒具有亲神经性,感染后可长期潜伏于脊髓神经后根神经节的神经元内,当抵抗力低下或劳累、感染、感冒时,病毒可再次生长繁殖,并沿神经纤维移至皮肤,使受侵犯的神经和皮肤产生强烈的炎症。皮疹一般有单侧性和按神经节段分布的特点,由簇集性疱疹组成,并伴有疼痛,一般年龄越大神经痛越重。从带状疱疹簇集性疱疹及疼痛的临床表现来看,此时卫、气、营、血四个界面都有所涉及。

叶天士在《温热论》中讲:"大凡看法,卫之后方言气,营之后方言血。在卫汗之可也,到气才可清气,入营犹可透热转气,如犀角、玄参、羚羊角等物,入血就恐耗血动血,直须凉血散血,如生地、丹皮、阿胶、赤芍等物。否则前后不循缓急之法,虑其动手便错,反至慌张矣。"此是温热类温病遵从卫气营血辨证的治疗大法。邪气在卫分的时候用了金银花和连翘,体现了"在卫汗之可也"的法度;"到气才可清气",用了生石膏、知母,即以白虎汤为主方来清解气分之热。升麻和竹叶这两味药物主要用来干什么？用来透热转气，将营血分中的热透转到气分予以清解，营分还常用玄参来透热转气，如《温证论治》亦讲："乍入营分，犹可透热，仍转气分而解，如犀角、元参、羚羊等物是也。"然后，到了血分呢？一般用赤芍、鳖甲、丹皮等药物来清热凉血、活血化瘀；当归亦可入血分，能够补血养血、活血化瘀。在临床上一般会用大剂量的生石膏，为什么要这样使用？是因为要把病机线路设计好，把"战场"引到气分界面，就像兵法上的关门打狗一样，将燥热火引到气分界面集中予以清解。

有了理论做铺垫，就不用过于担心石膏的寒凉之性。北京四大名医孔伯华因使用石膏特别独到，在中医界有个外号叫"孔石膏"。孔伯华的石膏用量比较大，但并未觉得石膏寒凉。所以药物要看是在怎样的理论指导下使用，才不至于有所偏颇。

当少阴肾阴阳之气均不足，以少阴寒化证为主时，即少阴寒化为主的少阴寒热证，以桂附地黄丸为主来温益肾气，肾气一足，寒邪自破。寒邪被温化后可能会将寒包裹的燥热火释放出来，以及少阴阴气不足转化出来的火热，在释放的过程中可能会波及卫、气、营、血四个层面，然后按照卫气营血辨证的理论对证治疗即可。此种治疗方法病机线路清晰，标本兼治，层层转化，层层托透，处处给邪气以出路；同时对壮火食气者以透热转气至气分予以集中清解，避免损伤人体的有形物质，此也是扶正之法的体现。

用三焦辨证来定位，要看以上、中、下三焦的哪一焦为主。三焦辨证的定位，也可以指导用药的一些细节。比如带状疱疹有些以头面部为主的，可以配伍使用金银花、连翘、黄芩等清解上焦火热的药物；以中焦为主的，比如出现了沿着肋间神经分布的带状疱疹，可以使用生石膏、知母、黄连等清解中焦火热的药物；以下焦为主的，可以配伍使用黄柏等清解下焦火热的药物。

带状疱疹的治疗将六经辨证、三焦辨证和卫气营血辨证进行了有机的结合，这也是"寒温一炉"思想的体现。寒药和热药可以同时使用，但一定要在统一理论指导下才能发挥更好的治疗作用。如果患者本气较强，以寒证为主，一般用四逆汤为基础方，加桂枝散寒通脉，赤芍入血分凉血散血，再加生石膏、知母清解气分证的燥热火之邪，卫分证用金银花、连翘等质轻味薄之品清解和疏散邪气。还有一些火气憋结严重导致血脉不通引起剧烈疼痛的,再加元胡宣通血脉、活血止痛。像带状疱疹后神经痛的情况,是因久病入络脉,再加一些虫类药,比如全蝎和蜈蚣,它们具有息风止痉、攻毒散结、通络止痛的功效,可以搜剔经络中尤其络脉中的邪气。

当然,带状疱疹也有因实火引起的。曾治疗过一位头面部特别严重的带状疱疹患者,是典型的肝胆湿热证,使用了龙胆泻肝汤,服用 6 剂中药就治愈了。所以带状疱疹也是要辨证论治的,但在临床上以少阴寒化为主的少阴寒热证为多见,治疗时以桂附地黄丸为基础方。带状疱疹之所以会留下后遗神经痛,是因为正气不足的缘故。正气的强弱基本上决定了是否留下带状疱疹后神经痛的问题。正气较足的带状疱疹患者,即使症状严重,但经过恰当的治疗一般不会留下后遗神经痛的问题,而且治愈的时间相对较短。患者正气不足时容易正虚邪恋,如果治疗不当或不及时,大约 10% 的患者疼痛时间超过 1 个月,一般会留下后遗神经痛的问题。

书中多次提到了桂附地黄丸,这里有必要将它做一讲解。桂附地黄丸原名肾气丸,出自《金匮要略》。《金匮要略·消渴小便不利淋病脉证并治》曰:"男子消渴,小便反多,以饮一斗,小便一斗,肾气丸主之。"《金匮要略·妇人杂病脉证并治》曰:"问曰:妇人病,饮食如故,烦热不得卧而反倚息者,何也? 师曰:此名转胞,不得溺也,以胞系了戾,故致此病。但利小便则愈,宜肾气丸主之。"这两个条文的共同症状是小便异常。《素问·灵兰秘典论》讲:"膀胱者,州都之官,津液藏焉,气化则能出矣。"《素问·金匮真言论》讲:"北方黑色,入通于肾,开窍于二阴,藏精于肾。"由此可见,小便的问题与膀胱气化的功能有关,而膀胱气化的功能又与肾有关,所以有"肾与膀胱相表里""肾司二便"之说。

桂附地黄丸是一个阴阳双补的方剂,但侧重于温补肾阳之气。换句话讲,少阴寒化证与少阴热化证同时存在,但以少阴寒化证为主,正如张介宾在《景岳全书》中所言:"善补阳者,必于阴中求阳,则阳得阴助而生化无穷。"桂附地黄丸由附子、桂枝、熟地黄、山药、山茱萸、茯苓、泽泻和丹皮组成,具有温补肾阳之气的功效,主治肾阳之气不足引起的腰膝酸软,肢体浮肿,小便不利或反多,痰饮喘咳,消渴,等等。

桂附地黄丸在临床上使用的频率很高。那么,桂附地黄丸是怎么来补益肾气的?《金匮要略》中的肾气丸方中用的是桂枝,而后世医家又提出此"桂"应该是肉桂。那么,到底是桂枝还是肉桂呢? 其实,它们各有侧重点。

使用桂枝体现了滋水涵木的过程,而使用肉桂体现了引火归原的过程。因此,补益肾气的桂附地黄丸中的"桂"应该是肉桂。

附子可以峻补阳气,温通十二经脉,性善走而不守,那么如何将附子补益的阳气守住呢?首先用到了熟地黄。熟地黄,味甘,性微温,归肝、肾经,具有补血、滋阴、益精的功效。熟地黄由生地黄经过九蒸九晒而成,寓九九归一之意,体现了阴中生阳的思想。《本草崇原》提到熟地黄为"土气之专精"。由此可见,熟地黄是通过补益脾胃土气来补益肾水之气的。这个过程就好比地下水一样,水先经过土壤再渗到地下。熟地黄质地黏滞,具有裹挟阳气的功效。因此,熟地黄能够将附子补益的阳气裹挟起来从而偏于内守。

山茱萸具有酸补厥阴本体、收敛阳气的功效。山药补益太阴发挥了金生丽水的作用。山茱萸和山药的配伍使用可以形象地看作是将附子补益的阳气进行了左收和右降,从而加强了附子补益阳气内守的作用,使得附子的力量偏于温补而不是偏于温通。那么,如何将附子、熟地黄、山茱萸和山药共同补益的肾气带到水火之宅或者肾气之所?这个过程需要通过一个使药来完成,这个药就是茯苓,具有理先天元气的作用。

泽泻,味甘、淡,性寒,归肾、膀胱经,具有利水渗湿、泄热的功效。泽泻可以泄肾中水邪,使得浊阴下降,清阳自升。丹皮,味苦、辛,性微寒,归心、肝、肾经,具有清热凉血、活血化瘀、清退虚热的功效。因肝胆内寄相火,容易遏郁,故用丹皮清解肝胆相火遏郁之火热。

桂枝是属于木气的药物,具有升肝气的功效。桂附地黄丸中使用桂枝会使得肾水之气上达肝木之气,发挥滋水涵木的作用,从而达到木生火的过程。因此,凡是在"水→木→火"这条病机线路上的疾病可以使用含桂枝的桂附地黄丸来治疗。

肉桂,味辛、甘,性大热,归肾、脾、心、肝经,具有补火助阳、散寒止痛、温经通脉的功效。肉桂还具有引火归原的功效,它将相火归到先天元气或者先天肾气的处所。因此,含有肉桂的桂附地黄丸的重心在于温补肾气。

三、少阴寒热证(少阴热化为主)

接下来通过一个湿疹的病例来认识少阴热化为主的少阴寒热证。患者石某,女,32岁,在重庆市工作,患有湿疹10年余,长期外用糖皮质激素和抗组胺药物来控制病情,但近日症状明显加重,面部和躯干湿疹皮损处干燥、瘙痒。舌质淡嫩,苔薄黄,脉沉。辨证为少阴热化为主的少阴寒热证,治法以引火汤为主方来滋阴承热,又加了卫、气、营、血四个界面的药物。卫分证的用药有金银花、连翘;气分证的用药有生石膏、知母;营血分证的用药有当归、赤芍、鳖甲、生地黄;透热转气的用药有竹叶、升麻、玄参。

在治疗的过程中,从湿疹转化出了银屑病。从西医来讲,严重的湿疹也可以激发出银屑病,但它很难解释这种情况。中医倒是比较容易解释,它其实就是六气之间的转化规律。寒湿被温化以后,会将寒湿包裹的燥热火释放出来。这些燥热火是引起银屑病的主要病因,会出现头面、躯干、四肢等部位泛发性红斑、表面覆有白色鳞屑、瘙痒、疼痛等症状。

在治疗过程中一直大量地脱皮屑,前2周症状还在不断地加重。通过层层托透、层层转化的方式,体内大量的燥热火得到了释放。在燥热火释放的过程中,能转化的邪气就尽量转化,因为邪正是一家;能清解的就清解,因为壮火食气。2周以后银屑病的发作过了高峰期,总共服药42剂,本案湿疹及银屑病临床治愈。治疗过程中没有使用糖皮质激素,避免了将毒热之邪气遏制在体内。

从这个病例可以看出,六经辨证与三焦辨证、卫气营血辨证也能有机地结合在一起。"寒温一炉"的思想是将伤寒与温病在统一理论指导下去使用,而且在临床疗效上反复得到了验证。"寒温一炉"的学术思想经过多年的临床实践与应用,日臻完善,经得起理论和实践相统一的考验。

兹列举糖尿病治验来看少阴病的临床应用。古代人对糖的摄取较难,比如为了获取蜂蜜要冒着一定的风险,有可能会被蜜蜂蜇伤甚至蜇死。但现在摄入糖太容易了,绝大多数食物和饮料都含有丰富的糖。可以说糖储备越来越多了,这样比较容易引起糖代谢障碍,从而引起糖尿病。

目前,《中国居民营养与慢性病状况报告(2020年)》显示,我国18岁及以上居民糖尿病患病率为11.9%,糖尿病前期检出率为35.2%,其中2型糖尿病是主要类型,糖尿病从以前的罕见病成为了常见病。有一次笔者在看《解剖列车——徒手与动作治疗的肌筋膜经线》的时候得到了一个启发,突然觉得《素问·阴阳应象大论》的一句话高屋建瓴,原文讲:"形不足者,温之以气;精不足者,补之以味。"

"形不足者,温之以气"的重点是以形为主。《素问·上古天真论》讲:"形与神俱",这个"形"重点讲的是以形体结构为主,而"神"讲的是形体结构的物质基础,以营卫气血为主,也就是生命的物质基础。"神"还具有生命的信息的意思,要身心合一。"温之以气"重点讲述的是阳气不足,伴随的全身症状以肥胖为主,要温补阳气。所以糖尿病有相当一部分患者早期会出现肥胖的问题,后期会出现消瘦,这两个阶段可以称为肥胖期和消瘦期。到了消瘦期会出现精微物质或者能量物质的不足,就是"精不足者"这样一个过程。

随着肥胖的出现,腹腔的压力会逐渐增大上移,再加上肥胖导致膈肌下移致使胰腺的空间受到挤压,胰腺里面含有一些导管,而这些导管可以释放胰岛素。因此,胰腺空间受挤压后会出现胰岛素释放困难的问题,运输糖的胰岛素就显得相对不足了,从而使得血液中的糖含量增多,即血糖升高。怎么治疗?简单地讲,首先要让胰腺的空间释放,先得从肥胖着手,肥胖的问题解决了,胰腺的空间也就释放了,于是胰腺导管就可以正常地释放胰岛素,胰岛素相对缺乏的问题也就解决了。当然,肥胖只是引起糖尿病的一个重要病理因素,不可绝对。

《素问·阴阳应象大论》讲:"阳化气,阴成形。"可见,阳气不足致使化气功能减弱,会使得浊阴堆积,从而引起肥胖。那么,此时中医的主要治法是什么呢?"形不足者,温之以气",重点就落在了温阳化气上面,所以在肥胖期温热类药物的使用机会比较多些,而临床以少阴寒化证为多见。

西医治疗糖尿病,比如早期服用二甲双胍,就是要把血糖从血液分散到身体各组织,这种方法确实对血糖有很好的调节作用,但要逐渐增加剂量,且终身服药,而且对胃肠道的副作用也比较大,容易引起腹泻等症状。在临床上,有时用二甲双胍来治疗胰岛素抵抗或肥胖。但如果糖尿病到了消瘦期,继续使用二甲双胍会使得患者更加消瘦,从而进一步损伤人体之"精"。二甲双胍把血糖从血液分散到身体各组织的这个作用,从中医来认识就是气不足无力推动气血到周身各组织。糖尿病患者手术后伤口一般不容易愈合,虽然血液中的糖含量比较高,但是周围组织的糖含量比较低,所以伤口一般不容易愈合。有时在伤口上撒些糖,伤口很快就愈合了,说明周围组织是缺糖的。

到了第二个大的阶段消瘦期的时候,形体的不足进而引起气血津液精等精微物质的不足,常常还会伴随一些并发症,比如视网膜病变、微血管病变、肾脏病变、周围神经病变等。这些病变部位都是血管比较丰富的地方,血糖浓度比较高时,它们也是血糖不容易运输到达的地方。对于在消瘦期的患者,大的治疗原则仍然是"精不足者,补之以味",临床以少阴热化证为多见。

曾经治疗了一位糖尿病患者,症状有面部和全身潮热、汗出、烦躁、失眠、口干、便秘等。空腹血糖 8.0mmol/L,伴随肾脏的并发症,尿常规示:蛋白尿(+++)、隐血(+++)。舌质红,苔黄腻,左尺脉沉。辨证为少阴热化证,即少阴阴气不足热化到了阳明经腑的界面。针对少阴阴气不足的问题,用引火汤来滋阴承热,加清解阳明经热的生石膏和知母,通泄阳明腑实证的酒大黄,再加乌梅清热生津兼补厥阴肝木之体阴。针对"壮火食气"的燥热火之气用生石膏、知母和酒大黄来对治。一旦阳明经腑的燥热火解决了以后,后面的治疗就以滋补少阴的阴气不足为主,一般常用引火汤、知柏地黄丸和玉女煎等合方化裁。

2017 年,曾治疗过一位糖尿病史 3 年的患者,辨证为少阴热化为主的少阴寒热证,应用引火汤、知柏地黄丸和玉女煎等合方化裁,总共服了 3 个月的中药,停用降糖药,血糖一直正常,饮食也没有刻意控制。建议晚上饮食不宜过饱,饭后适当运动。他还特意送来锦旗表示感谢。曾经也有一些糖尿病患者通过中医治愈的,远期疗效理想。

中医对于糖尿病的治疗介入越早,效果越好。临床发现服了降糖药的比没有服降糖药的恢复要慢些,注射了胰岛素的比服了降糖药的恢复要慢些。血糖控制理想的时候,逐渐会把降糖药或胰岛素的剂量减下来,中医要看"精不足者,补之以味"的情况来决定减药量的多少和快慢。糖尿病大概的治疗思路就是这样,中西医学不同的思维决定了治疗方法的不同。

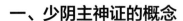

第六节　少阴主神证

一、少阴主神证的概念

《素问·五脏生成》讲:"诸血者皆属于心。"《素问·痿论》讲:"心主身之血脉。"《素问·灵兰秘典论》讲:"心者,君主之官也,神明出焉。"及"凡此十二官者,不得相失也。故主明则下安,以此养生则寿,殁世不殆,以为天下则大昌。主不明则十二官危,使道闭塞而不通,形乃大伤,以此养生则殃，以为天下者，其宗大危，戒之戒之！"《医学源流论》讲："心为一身之主，脏腑百骸皆听命于心，故为君主。心藏神，故为神明之用。"由此可见，心主血脉和心主神志是心的两大生理功能。

《伤寒论》中的少阴病对应手少阴心和足少阴肾。古代以感染性疾病居多，而现代以情绪类疾病为多见，且情绪问题几乎伴随着每个疾病，必须引起高度重视。因心主神志，故将其失常引起的证型称为少阴主神证。失眠为心主神志异常最常见的临床表现之一，接下来将通过失眠的辨证论治来认识少阴主神证。

二、形与神俱

为什么说中医和心理学有很大的关系？其实跟"巫"字有关。因为人们普遍认为中医起源于巫术，医巫不分。但事实果真如此吗？古代氏族社会中有一个姓巫的氏族，流传一句话"巫氏门下出良医"，就是姓巫的氏族出了很多良医和神医。但经过人们的口口相传，以讹传讹，人们逐渐地认为中医的起源跟"巫"有关系，跟心理学也有一定的关系。

"巫"字，上一横为天，下一横为地，中间的一竖为连接天地的一个媒介。左边一个"人"字，左为上，代指鬼神；右边一个"人"字，右为下，代指人。因此，"巫"是连接天地人鬼神的一个媒介，把这种人也叫做"巫"。但要做"巫"也是有条件的，人们常说女性的第六感是最强的，所以"巫"的前面又加了一个"女"字叫"女巫"。"女巫"会念一些咒语，所以在"巫"字上面加了三个"口"字，念着念着就下雨了，上面再加一个"雨"字，这就是"灵"字的繁体字"靈"。"靈"本是楚方言中通过舞蹈来祈求神降临的巫的专称，引申又可指神灵，也可以代指灵性或灵验。

谈到"灵"，道家认为医学应该是"身心灵"的医学模式。《黄帝内经》中有个专篇《素问•移精变气论》，专门讲道家的一个治疗方法祝由。祝由是古代以祝祷符咒治病的方术，后世称用符咒禳病者为"祝由科"。祝由的方式主要包括画符、念咒，现在这种方法已经比较少见了。《素问•移精变气论》讲到有些疾病可以用汤药治疗，有些疾病可以用针灸治疗，有些疾病可以用按跷治疗，有些疾病可以用祝由治疗。如果暂且把祝由理解为心理治疗，那为什么在上古的时候人们通过这种心理治疗或者用画符、念咒的方式就可以将疾病治愈？这是一个值得我们思考的问题。其实，这个问题在《素问·移精变气论》已经给出了答案。

《素问·移精变气论》讲："黄帝问曰：余闻古之治病，惟其移精变气，可祝由而已。今世治病，毒药治其内，针石治其外，或愈或不愈，何也？岐伯对曰：往古人居禽兽之间，动作以避寒，阴居以避暑，内无眷慕之累，外无伸宦之形，此恬憺之世，邪不能深入也。故毒药不能治其内，针石不能治其外，故可移精祝由而已。当今之世不然，忧患缘其内，苦形伤其外，又失四时之从，逆寒暑之宜，贼风数至，虚邪朝夕，内至五脏骨髓，外伤空窍肌肤，所以小病必甚，大病必死，故祝由不能已也。"

既然讲到了"灵"，再来拓展讲一个字"性"。儒家认为医学应该是"身心性"的医学模式。"性"是儒家特别推崇的一个字，"性"有天性、禀性和习性的意思。天性就是孟子讲的"人之初，性本善"，天性是纯善无恶的，是与生俱有的。荀子讲："人之初，性本恶"，这个"恶"指的是禀性，即人性，是一个人与生俱来的资质。

那么，禀性是从哪里来的？从父母遗传而来。父母的禀性对孩子有直接影响，包括家庭的环境和氛围也会影响孩子，这个就是禀性。老百姓经常说"三岁看大"及"从小看到老"，三岁是孩子心理的一个小叛逆期，对孩子一生有很大的影响。在临床上发现，有一些心理疾病的人往往会花很长的时间来治愈他的童年，因为这些都是禀性带来的。

还有一个"性"叫习性。习性就是告子讲的"可东可西"，指出人性是可以向善的，也可以向恶的，跟伦理道德、生活习惯和行为方式等有关。因此，天性、禀性和习性中主要通过自己改变的是习性。习性对人的一生影响很大，儒家主要在习性方面做文章。儒家通过改变习性、转化禀性及释放天性的方式来修行。所以儒家讲存心养性，道家讲修心炼性，佛家讲明心见性。

再来看"心"。五脏中肺、脾、肝、肾都有一个"月"字边，就是"肉"字旁，说明这四脏跟形体结构的物质是有关系的，是属于形而下的。唯独心没有"月"字旁，是中空的，是悬起的，是形而上的。《周易·系辞》讲："形而上者谓之道，形而下者谓之器。"

中国文化讲"身心合一"，"身"指的是身体的层面，身体与心理要和谐统一。身体层面主要是医学上讲的形体结构，西医学就是以这种形体的结构或者解剖系统为基础而快速发展起来的。其实中医学起初也是以这种身体的解剖结构作为基础的,《黄帝内经》中涉及的解剖知识也比较多,而专门阐释中医解剖的《黄帝外经》很遗憾地遗失了。但中国和西方哲学决定了中西医学不同的发展方向。

失眠是西医学的病名,中医文献中无失眠的记载。但从含义上来说,《黄帝内经》有"目不瞑""不能眠""不得卧",《难经》有"不寐",《金匮要略》有"不得眠",华佗《中藏经》有"无眠",唐代《外台秘要》有"不眠",《太平惠民和剂局方》有"少寐"等病名之说。后世医家或遵《黄帝内经》,或遵《难经》,称本病为"不寐""不得眠""不得卧"者居多。《中医内科学》教材第五版以前称本病为"不寐",第六版教材称本病为"失眠",以后教材多称为"不寐"。

失眠,即不寐,由心神失养或心神不安所致,以经常不能获得正常睡眠为特征的一类病证,主要表现为睡眠时间、深度的不足。临床表现轻重不一,轻者表现为入睡困难,寐而易醒或寐而不酣,时寐时醒,或醒后不能再寐,重则彻夜不寐或数夜不能入寐。因心主神志,神安则寐,神不安则不寐。人之寤寐,由心神控制,而营卫气血的正常运作是保证心神调节寤寐的基础。

关于营卫气血,《灵枢・营卫生会》讲:"人受气于谷,谷入于胃,以传与肺,五脏六腑,皆以受气,其清者为营,浊者为卫,营在脉中,卫在脉外,营周不休,五十而复大会,阴阳相贯,如环无端。"营卫气血是人体生命活动过程中所必需的物质和动力基础,在经脉中不断地循环运行。"卫主气""营主血",卫属阳而营属阴,阳主外而阴主内,营行脉中而卫行脉外。《素问・阴阳应象大论》讲:"阴在内,阳之守也;阳在外,阴之使也。"由此可见,"营卫"主要体现在功能作用方面,"气血"主要体现在物质基础方面,故通过气血的运行发挥营卫的作用。

营卫气血是人体赖以生存的物质基础,同时又是导致人体功能失调的病理基础。一部分中医的思维停留在病理现象或病理产物上,比如痰、湿、浊、瘀、毒等,总想着怎么样去化痰、祛湿、化浊、活血化瘀、排毒等,这个其实是中医比较低层次的一些对症治疗,虽然可以缓解症状,但大多数疾病不能从根本上得到治愈。《素问・阴阳应象大论》讲:"阴阳者,天地之道也,万物之纲纪,变化之父母,生杀之本始,神明之府也。治病必求于本。"《素问・生气通天论》讲:"夫自古通天者,生之本,本于阴阳。"要追溯到阴阳二元的层面,追溯到气一元的层面,这才是比较高级的中医。

《黄帝内经》中多次提到"神"的概念,第一篇《素问·上古天真论》讲:"上古之人,其知道者,法于阴阳,和于术数,食饮有节,起居有常,不妄作劳,故能形与神俱,而尽终其天年,度百岁乃去。"其中,"食饮有节,起居有常,不妄作劳"都是一些生活习惯方面的问题,而"形与神俱"的"形"是人体的形体结构,"神"指的是营卫气血及信息。"形与神俱"就是形体结构要与人体的物质基础和谐统一,即身心要和谐统一。

接下来将以失眠为切入点来展开讲解少阴主神证。首先,来看气的生成,主要有三大来源:第一个是呼吸自然界的清气;第二个是饮食水谷的精微物质,即水谷精微之气;第三个是先天肾气。弄清楚了气的来源,如果它出现了异常,或者说气的功能出现了异常,就会导致疾病的发生。

呼吸自然界的清气主要与肺有关。《金匮要略·百合狐惑阴阳毒病脉证治》有一个病叫百合病,原文讲:"百合病者,百脉一宗,悉治其病也。意欲食复不能食,常默默,欲卧不能卧,欲行不能行,饮食或有美时,或有不用闻食臭时,如寒无寒,如热无热,口苦,小便赤,诸药不能治,得药则剧吐利,如有神灵者,身形如和,其脉微数。"百合病是以肺阴之气不足而导致肺功能异常引起的情志障碍性疾病,包括失眠。百合病常见的症状还有常默默不欲饮食,如见鬼神,悲伤欲哭,跟脏躁的症状有些相似。《灵枢·本神》讲:"肺藏气,气舍魄",《素问·宣明五气》讲:"肺藏魄",而魂又藏于魄,如果魂不藏于魄,就会出现失眠或情志类的疾病。

饮食水谷的精微之气跟脾胃的关系最为密切。《素问·逆调论》讲:"胃不和则卧不安",明确指出胃不和会引起失眠,是因胃腑通心的缘故。《伤寒论》阳明病篇对神志类疾病记载得比较多,其中"胃家实",指的是足阳明胃与手阳明大肠引起的阳明腑实证,其中有一个症状就是以神志异常为主的,那就是失眠。

2015 年,有一位精神分裂症患者,辨证为典型的阳明腑实证,服用了大承气汤原方,即大黄、芒硝、厚朴和枳实。服药 1 剂后大便通畅,狂躁和失眠的症状就基本消失了。西医学认为,直肠壁有吸收水分的功能,肠道蠕动力弱的时候粪便会停留在肠道,直肠壁会将粪便中的部分水分吸收。长期停留的粪便会产生氨(NH_3),进入血液会影响心主神志的功能,从而引起失眠、烦躁、焦虑、抑郁、精神分裂症等神志类疾病。

　　平时吃多了容易积食，也会引起睡眠不好，这个病机也和"胃不和则卧不安"有关，有个中成药保和丸就可以治疗这种情况。胃和脾是互为表里的，因脾主湿，脾功能失调容易产生痰湿。痰湿通过胃腑通心扰乱心神而引起失眠，常用温胆汤来治疗。如果是因痰热扰心导致的失眠，就用黄连温胆汤来治疗。针对太阴病脏证，如果是太阴阴气不足引起的太阴虚热证导致的失眠，就用小建中汤加生龙骨和生牡蛎来治疗；如果是太阴阳气不足引起的太阴虚寒证导致的失眠，就用附子理中丸加生龙骨和生牡蛎来治疗。所以只要把疾病的病机线路研究清楚，治疗疾病就会显得有理可据。

　　以上失眠的病机线路跟肺、胃和脾都有关系。《素问·灵兰秘典论》讲："心者，君主之官也，神明出焉。"心的问题跟失眠就更直接相关了，因为心主神志，心主血脉，心脏本身的器质性问题或功能性问题都会引起失眠。人体的能量代谢问题，通俗讲就是通过吃、喝、拉、撒、睡呈现出来的。能量的入口是吃、喝，能量的出口是拉、撒，能量的储备是睡眠。睡眠对人体显得极为重要，如果出现失眠就会影响能量的储备。失眠虽然是心主神志异常的表现之一，但长期失眠又会影响五脏六腑等全身的功能。

　　失眠跟下焦的先天肾气也有密切关系。对于失眠，肾气与哪个气最有关系？是卫气。《灵枢·卫气行》讲："黄帝问于岐伯曰：愿闻卫气之行，出入之合，何如？岐伯曰：岁有十二月，日有十二辰，子午为经，卯酉为纬，天周二十八宿，而一面七星，四七二十八星，房昂为纬，虚张为经。是故房至毕为阳，昂至心为阴，阳主昼，阴主夜。故卫气之行，一日一夜五十周于身，昼日行于阳二十五周，夜行于阴二十五周，周于五脏。是故平旦阴尽，阳气出于目，目张则气上行于头，循项下足太阳，循背下至小趾之端。其散者，别于目锐眦，下手太阳，下至手小指之端外侧。其散者，别于目锐眦，下足少阳，注小指次指之间。以上循手少阳之分，侧下至小指之间。别者以上至耳前，合于颔脉，注足阳明，以下行至跗上，入五指之间。其散者，从耳下下手阳明，入大指之间，入掌中。其至于足也，入足心，出内踝下，行阴分，复合于目，故为一周。是故日行一舍，人气行于身一周与十分身之八；日行二舍，人气行于身二周于身与十分身之六；日行三舍，人气行于身五周与十分身之四；日行四舍，人气行于身七周与十分身之二；日行五舍，人气行于身九周；日行六舍，人气行于身十周与十分身之八；日行七舍，人气行于身十二周在身与十分身之六；日行十四舍，人气二十五周于身有奇分与十分身之二,阳尽于阴,阴受气矣。其始入于阴,常从足少阴注于肾,肾注于心,心注于肺,肺注于肝,肝注于脾,脾复注于肾为周。是故夜行一舍,人气行于阴脏一周与十分脏之八,亦如阳行之二十五周,而复合于目。阴阳一日一夜,合有奇分十分身之四与十分脏之二,是故人之所以卧起之时有早晏者,奇分不尽故也。"

这段话讲述了卫气的运行过程,属于生理现象。卫气在晨起的时候,从睛明穴发出以后开始循行于阳经,按照"足太阳→手太阳→足少阳→手少阳→足阳明→手阳明→足太阳"的顺序循环往复,于白天运行25周;到夜间的时候,卫气通过阳跷脉,从涌泉穴通过足少阴肾经,进入肾脏,按照"肾→心→肺→肝→脾→肾"的顺序循环往复,于夜间运行25周。然后,卫气从肾通过阴跷脉上行到达睛明穴,如此卫气便形成了一个周而复始的循环。

《灵枢·邪客》讲:"卫气者,出其悍气之慓疾,而先行于四末分肉皮肤之间,而不休者也,昼日行于阳,夜行于阴,常从足少阴之分间行于五脏六腑。今厥气客于五脏六腑,则卫气独卫其外,行于阳不得入于阴,行于阳则阳气盛,阳气盛则阳跷满,不得入于阴,阴虚,故目不瞑。"这段话讲述了卫气失常导致失眠的病理过程。如果卫气不能入到肾气就会引起失眠,未能循行的周数就是失眠的时间,卫气入到肾的深度决定了睡眠的深浅。

卫气出于下焦,根源于下焦肾气,肾气是人体的根本,通过调节肾气从而达到调节卫气的功能。但在卫气循行的过程中,一旦引起卫气运行障碍就会导致卫气功能的异常,从而引起失眠。从卫气循行可以看出失眠和五脏六腑均有关系,但与肾关系最为密切。

接着讲述血的来源。《素问·经脉别论》讲:"食气入胃,散精于肝,淫气于筋。食气入胃,浊气归心,淫精于脉。脉气流经,经气归于肺,肺朝百脉,输精于皮毛。毛脉合精,行气于府。府精神明,留于四脏,气归于权衡。权衡以平,气口成寸,以决死生。"《灵枢·决气》讲:"中焦受气取汁,变化而赤,是谓血。"这两段话重点讲述了血生成的过程,主要涉及胃、肝、心、肺等脏腑。胃、心、肺与失眠的问题前面已经做了讲解,这里再讲解一下肝与失眠的问题。

《金匮要略·血痹虚劳病脉证并治》讲:"虚劳虚烦不得眠,酸枣仁汤主之。"这里的失眠治疗为什么用酸枣仁?因为《金匮要略·脏腑经络先后病脉证》讲:"夫肝之病,补用酸,助用焦苦,益用甘味之药调之。"肝体阴而用阳,

"体"为实体,"用"为功能,针对肝"体阴"不足以后要用酸补肝的方法,最具代表性的药物就是酸枣仁,用来补益厥阴肝脏的体阴。

肝的"用阳"主要以肝主疏泄的方式来表达。疏泄不畅容易引起肝气遏郁,临床常用疏肝理气的方药来治疗,比如柴胡疏肝散、逍遥散、小柴胡汤等。肝主疏泄,肝内寄相火,为风木之脏,容易动风化火。又因脾土之气主湿,土木关系又为五行关系中最为密切的。因此,两者功能失调容易引起肝胆湿热的实证,常用龙胆泻肝汤来治疗。

《灵枢·天年》讲:"五十岁,肝气始衰,肝叶始薄,胆汁始减,目始不明。"指出人到 50 岁左右的时候肝气就开始衰弱了,这个年龄段恰恰是女性围绝经期的阶段。《素问·金匮真言论》又讲:"东风生于春,病在肝,俞在颈项。"指出肝木之气的一个能量出口(俞)在颈项。西医学发现第 7 颈椎横突旁有一个星状神经节,可以调节外周自主神经功能。

更年期综合征的症状,诸如面部和身潮热、汗出、烦躁、失眠、多梦、心悸、胸闷、气短等症状,通过对颈椎的治疗也能得到缓解或治愈。对于颈椎的问题,针药结合治疗效果理想。临床发现长期失眠的患者在头部颞侧的某个区域有明显的压痛,在此区域可以配合针刺治疗,一般将这种针法称为"颞三针",临床疗效显著。

因此,失眠涉及多条病机线路,跟五脏六腑都有关联,与心、肺、脾、胃、肝和肾的关系最为密切。《素问·咳论》中有一句很经典的话:"五脏六腑皆令人咳,非独肺也。"《黄帝内经》的语言是很精练的,它不仅教示了一种方法,而且用这种方法可以触类旁通,衍生的很多问题都可以用这种模式来思考。比如"五脏六腑皆令人寐,非独心也。"是说五脏六腑都能够导致失眠,不单独是心脏本身的问题。中医哲学观里的整体观念指出五脏六腑都是有关联的,所以要调节全身的功能才能达到根治失眠的目的。

三、上工守神

《伤寒论》序言讲:"余每览越人入虢之诊,望齐侯之色,未尝不慨然叹其才秀也。怪当今居世之士,曾不留神医药,精究方术,上以疗君亲之疾,下以救贫贱之厄,中以保身长全,以养其生。但竞逐荣势,企踵权豪,孜孜汲汲,惟名利是务,崇饰其末,忽弃其本,华其外而悴其内,皮之不存,毛将安附焉?卒然遭邪风之气,婴非常之疾,患及祸至,而方震栗,降志屈节,钦望巫祝，告穷归天，束手受败。"换言之，人的病就是名和利两个病。做专业的人如果没有突破专业瓶颈或者到达一定境界，多是因为名和利的阻碍。如果能将不同阶段的名和利及时打破，将来中医的境界别有一番天地。所以学好中医还得修心，我心归处是中医，心性最重要。

2018 年，有一位杭州的尼姑专程到兰州来看病。她说自己得的是乳腺增生，详细问诊后建议到乳腺专科做个检查，结果检查后确诊为乳腺癌。但她坚决不做手术，想用中医保守治疗。笔者说必须得先做手术，结果她没想通就回去了。过了 20 多天她又来找笔者，仍然坚持要服用中药保守治疗。笔者说您修行这么多年对这个病都这么执着，您觉得修行的境界能上得去吗？就是这句话，打开了她的心结，于是尽快做了手术。病理检查提示早期乳腺癌，不用做放疗和化疗，后面用中药调理恢复得很好。正是因为这次生病，她说她觉醒了，把多年以前破不掉的执念也放下了，觉得心胸更加宽阔了。在临床上会遇到各种各样的患者，这就要求医者要有强大的内心，要做一个走心的医者，正如《灵枢·九针十二原》讲："上守神。"

有时治愈的因素可能就是一句话。有位抑郁症患者，当时情况比较糟糕，彻夜失眠 8 年，地西泮服用了 8 年也没有效果。给笔者诉说了将近半个小时的病情，笔者一直在认真倾听。她说现在一无所有了，生活过得一团糟，觉得活下去也没啥意思了。笔者说不，至少你还有病，你要为这个病活下去。听到这里，她先是哭笑不得，然后抱头痛哭了一场，压抑无比的情绪得到了释放，抑郁症的病情明显改善。再配合中药治疗，逐渐停服西药，1个月后她的抑郁症得到了治愈。《般若波罗蜜多心经》讲："心无挂碍，无挂碍故，无有恐怖，远离颠倒梦想，究竟涅槃。"正是因为疾病成了她心中的挂碍，所以才会有恐惧，才会有抑郁，只有不执着于过往，才能远离胡思乱想，方得解脱。

第四章 厥 阴 病

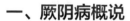
第一节 厥阴病概论

一、厥阴病概说

《伤寒论》厥阴病篇历来争议最多，疑难重重。民国著名医家陆渊雷认为："伤寒厥阴篇，竟是千古疑案，篇中明称厥阴病者仅四条，除首条提纲有证候外，余三条文略而理不清，无可研索。"还认为"既以全身虚寒证为少阴，胃肠虚寒证为太阴，更无他种虚寒证堪当厥阴者。乃不得不出于凑合，此拘牵六经名数，削趾适履之过也。"

厥阴病"千古疑案""无可研索"。在这样一段话之后，使得以后的中医人对厥阴病产生了很大的抵触心理，甚至在学习上产生了一定的心理障碍。大家会认为一位中医名家都在说厥阴病是无法研究的，我们肯定也研究不透。那么，厥阴病到底是不是无可研索的呢？其实陆渊雷对《伤寒论》厥阴病篇并没有深入地研究和理解。这种错误的认知甚至影响了中医教材的编写，名人效应须谨慎。厥阴病的题目下附了一句话：厥利呕哕附，有人认为"利呕哕"的内容不属于厥阴病的范畴，可能是王叔和整理《伤寒论》时加上去的，这使得厥阴病篇更加错综复杂，难以把握。那么，事实果真如此吗？

我们先来认识一下厥阴。《易经》讲："易有太极，是生两仪，两仪生四象，四象生八卦。"其中，"两仪"指的是阴阳，从阴阳衍生出了"四象"，它指的是太阴、少阴、太阳和少阳，但这里没有涉及厥阴与阳明。厥阴、阳明的概念出自《黄帝内经》。《素问·至真要大论》讲："愿闻阴阳之三也何谓？岐伯曰：气有多少，异用也。帝曰：阳明何谓也？岐伯曰：两阳合明也。帝曰：厥阴何也？岐伯曰：两阴交尽也。"此处也涉及了三阴三阳辨证的雏形。

气分阴阳，阴阳代表气的属性。阴阳分出三阴三阳，它们代表气的量的多少。比如太阴为三份阴气，少阴为两份阴气，厥阴为一份阴气，太阳为三份阳气，阳明为两份阳气，少阳为一份阳气。"两阳合明也"的"两阳"是指太阳与少阳，"合明"是指阳气显著的意思，即阳明在太阳与少阳之间，是阳气在体内最盛的阶段。"两阴交尽也"的"两阴"是指太阴与少阴，"交尽"是指太阴与少阴之后就有了厥阴。《素问•至真要大论》讲："帝曰：幽明何如？岐伯曰：两阴交尽故曰幽，两阳合明故曰明，幽明之配，寒暑之异也。"幽是囚禁的意思，囚禁阴气，厥阴主阖，把阴气阖起来，关闭起来，以便阳气很好地升发。

《黄帝内经》为了让这"四象"能够一气贯通起来就想了一个办法，用了两个连接的方式，或者说事物发展到极点后用转换的方式来衔接它，于是厥阴与阳明的概念就出现了。厥阴与阳明是四象发生变化的极点，遵循阴阳二气盛衰消长的规律，阴气盛衰消长的极点用厥阴来反映，阳气盛衰消长的极点用阳明来反映。厥阴与阳明同主阖，代表了事物的转化方向，表现由盛转衰的特点。

《周易》讲："阴之至极，阳之所生。"及《二十四节气解》讲："阳极之至，阴气始生。"均指出一个事物发展到了极点，另外一个相反的事物就会萌发，或者说事物由量变达到质变的时候会向另一个方向发展。《道德经》也讲："反者道之动"，再如"物极必反"，都在说明事物由量变到质变的时候会向相反的方面转化。

正因为如此，厥阴病具有怎样的特点？或者说它具有什么样的转化条件？那就是阴极生阳，寒极生热，这是厥阴病的第一个特点。第二个特点是厥阴中化的时候会有一个阳气来复的问题。如果厥阴中化阳气来复正常，它包含的少阳相火是可以正常和缓有序运行的。如果阳气来复一旦出现异常，不外乎两个结局，即太过与不及，《伤寒论》中的厥热胜复最能体现这个过程。厥热胜复就是寒与热之间进退的关系，比如厥多热少或热多厥少。

《伤寒论》厥阴病篇第332条曰："伤寒始发热六日，厥反九日而利。凡厥利者，当不能食，今反能食者，恐为除中。食以索饼，不发热者，知胃气尚在，必愈，恐暴热来出而复去也。后日脉之，其热续在者，期之旦日夜半愈。所以然者，本发热六日，厥反九日，复发热三日，并前六日，亦为九日，与厥相应，故期之旦日夜半愈。后三日脉之，而脉数，其热不罢者，此为热气有余，必发痈脓也。"这段话体现了厥热胜复的过程。"热气有余"是指阳气来复太过会化热，热胜则痈肿，热盛则肉腐，说明这个热会产生痈脓。此处"热"最常见的一条病机线路是哪条呢？就是厥阴肝主藏血，重点走血分。可见厥阴中化太过化的火热转化到血脉中了，沿着血脉在至虚之地发为痈脓。

那么，什么是厥？《伤寒论》厥阴病篇第337条曰："凡厥者，阴阳气不相顺接，便为厥。厥者，手足逆冷者是也。"可见，厥多由阴阳之气不相顺接，气血逆乱，不能在短时间内恢复平衡所致的四肢逆冷或突然昏倒等疾病。而厥阴病篇的"厥"主要指的是手足逆冷，属于足厥阴肝经的范畴。《素问•大奇论》讲："暴厥者不知与人言。"这种厥的特点用四个字简单总结为"昏不知人"，出现诸如暴厥、薄厥、煎厥、晕厥等神志不清或者不省人事的现象，这种以神志异常为主的厥多与手厥阴心包有重要关系。

因此，厥不外乎两种，一种是以足厥阴肝为主而出现手足逆冷的厥，一种是以神志异常为主而出现昏不知人的厥。心主神志的问题也属于厥阴的范畴。为什么是手厥阴心包呢？因为心包代心君行事，即手厥阴心包代替君主来行使命令。《伤寒论》重点讲述了足厥阴肝经、脏的问题，但手厥阴心包经、脏的问题也应该统一在厥阴病来研究，只有这样才能反映出厥阴病的全貌，从而扩大厥阴病的治疗范围。临床出现"昏不知人"，比如心衰、脑血管疾病等导致昏迷或神志不清的时候，因心脑一体，这些症状一般和手厥阴心包有关。

厥阴病是怎么形成的呢？《素问•厥论》讲："黄帝问曰：厥之寒热者何也？岐伯对曰：阳气衰于下，则为寒厥；阴气衰于下，则为热厥。"指出寒厥和热厥的由来，即阳气衰竭于下则发为寒厥，阴气衰竭于下则发为热厥，故而推理出厥阴的阳气和阴气均衰竭于下则会引起寒热错杂厥。《伤寒论》厥阴病篇重点讲述了寒厥、热厥、寒热错杂厥，但寒热错杂厥最能反映厥阴病的特点。此外，厥阴病篇里还讲到了蛔厥、脏厥、痰厥、血虚寒厥等。

既然最能反映厥阴病特点的是寒热错杂厥，那么厥阴病的提纲是哪一条呢？《伤寒论》厥阴病篇第326条曰："厥阴之为病，消渴，气上撞心，心中疼热，饥而不欲食，食则吐蛔。下之利不止。"其中，"消渴，气上撞心，心中疼热"这段话讲述了厥阴病的热证是厥阴中化太过化火或者厥阴风火相煽引起的；"饥而不欲食，食则吐蛔。下之利不止"这段话讲述了厥阴病的寒证以脾胃虚寒证为主。

如果错误地使用了下法，则会出现下利不止。厥阴病的寒热错杂厥不能单纯地使用下法，也不能单纯地使用温法，这是由厥阴病具有寒热错杂的特点决定的，这是不同于任何病篇的内容。因此，寒热错杂厥的这个条文就作为了厥阴病的提纲。那么，它能够代表整个厥阴病所有的厥吗？答案是不能的。

厥阴病为伤寒发展的极期，是疾病发展的最后阶段，此时人的气血、津液、元气及脏腑功能等都出现比较衰弱的状态，跟少阴病篇一样是具有死证的。在古代提到了五脏绝症、七怪脉，还有很多疑难杂重症的问题，这些大都归在了厥阴病的范畴，足见厥阴病的重要性。

那么，厥阴病一定是危重症吗？《伤寒论》厥阴病篇第 327 条曰："厥阴中风，脉微浮者为欲愈，不浮为未愈。"此条文指出厥阴中风具有自愈性，也就是说厥阴病不一定都是重症。治疗厥阴中风一般会采用"阖厥阴，开太阳"的方法。那么，厥阴中风可不可以使用桂枝汤来治疗？可以。桂枝汤在《伤寒论》六经病篇里面，除了少阴病篇，在其他病篇都有可能使用。

厥阴病的"针药一体"论在太阴病篇里多次提到过，比如《素问·金匮真言论》讲："东风生于春，病在肝，俞在颈项。"配合针刺颈椎治疗就是这个道理。在这里再提下厥阴阳明同主阖理论的"针药一体"论。开四关法最早出自《灵枢·九针十二原》，原文讲："五脏有六腑，六腑有十二原，十二原出于四关，四关主治五脏，五脏有疾当取之十二原。"但四关的具体位置各家注解不一，直到明代杨继洲在《针灸大成》中注解《标幽赋》时指出："四关，即两合谷、两太冲是也。"后世多以此为准。

合谷穴为手阳明大肠经的原穴，属阳主表，故主气。太冲穴为足厥阴肝经的原穴，属阴主里，又因肝主藏血，故主血。开四关的"关"指的是控制气和血流动的关口。简而言之，气关被合谷穴控制，血关被太冲穴控制。因厥阴阳明同主阖，故针刺四关穴对深层气血有很好的调节作用，广泛应用于多种疾病的治疗当中，比如治疗疼痛、麻痹性肠梗阻、术后胃瘫、便秘、肥胖等，还对经络疲劳和经络紊乱的现象有很好的调节作用。临床视具体情况还可以加天枢穴和足三里穴，这两组穴位主要是针对阳明主阖的，加强了厥阴阳明同主阖的功效。针药结合，双管齐下，不仅缩短了治疗周期，还降低了治疗费用。厥阴阳明同主阖这个理论也是可以指导针灸实践的，此也是"寒温一炉，针药一体"思想的体现。

二、厥利呕哕附

"厥利呕哕附"是《伤寒论·辨厥阴病脉证并治》标题下的一句话,可以看作是对厥阴病的一种分类方法。厥阴病篇一共有 56 条原文。《伤寒论》第 326～357 条重点在讲厥,主要讲了寒厥、热厥、寒热错杂厥等内容,其中有 32 条原文 54 次提到了"厥"。由此可见,厥阴病篇主要讨论的是"厥",它是厥阴病的主证。第 358～375 条重点在讲下利,其中有 16 个条文讲了寒利,2 个条文讲了热利(第 371、373 条)。治疗寒利用通脉四逆汤,治疗热结旁流用小承气汤,治疗热利用白头翁汤等。

第 376～379 条重点在讲呕,寒呕用吴茱萸汤来治疗,热呕用小柴胡汤来治疗。而第 380 条和 381 条重点讲了哕。《证治准绳·杂病》言:"呃逆,即《内经》所谓哕也。"可见,哕是呃逆的意思,多由膈肌痉挛导致。其中,寒哕因"胃中寒冷"而引起,至于寒哕和热哕的治疗虽然没有给出具体方药,但从理论推理其治法应该与寒呕和热呕的治法一样。当然,也可以根据具体情况辨证论治,如《伤寒论》太阳病篇第 16 条曰:"观其脉证,知犯何逆,随证治之。"

这样分段讲解"厥利呕哕",其实会发现厥阴病的分类方法很有规律。"厥"重点讲述了厥阴病本身的内容,而"利呕哕"主要涉及胃肠道的问题(即太阴的问题)。由此可知,厥阴病与太阴病的关系密切。换个角度讲,两者对应五行中的土木关系,且为五行中最重要的关系。还有一种可能,即《素问·阴阳离合论》讲:"厥阴为阖""阳明为阖",故厥阴阳明同主阖,故"利"是属于手阳明大肠的问题,"呕哕"是属于足阳明胃的问题。这里涉及了标本中的知识,厥阴本气不足会发生中化,厥阴中化太过会化火,厥阴中化不及会化寒,将厥阴中化太过化的火或不及化的寒释放到阳明胃肠道,就会引起"利呕哕"。因此,《伤寒论》将寒证与热证均做了比较,这样更有利于辨证和总结。但厥阴病本身以寒证居多,故将寒证做了重点讲解。

学习《伤寒论》有个方法是前后文对照或者上下文对照,比如刘渡舟先生提出《伤寒论》要按原文顺序来读。张仲景给我们展示了一种辨证的方法,辨证的时候要有对比的概念,这样也有利于归类和记忆。《伤寒论》厥阴病篇如果把后面"利呕哕"的这些内容去掉,就剩下 32 个条文。感觉后面"利呕哕"的内容跟前面"厥"的内容都是脱节的,表面看似杂乱无章,所以陆渊雷认为厥阴病是千古疑案，无可研索，主要问题可能出于此。可见，陆渊雷并没有真正理解厥阴病的内涵，也没有看出《伤寒论》的巧妙布局和临床设计。

第二节 寒 厥

一、阳虚寒厥和血虚寒厥

寒厥在厥阴病篇中重点讲述了阳虚寒厥和血虚寒厥。对于寒厥并没有提出治法，但是后世医家认为它跟少阴病篇的厥用四逆汤是同一个治法，并且用此法治疗寒厥沿用至今。因此，用四逆汤来主治阳虚寒厥。《伤寒论》厥阴病篇第351条曰："手足厥寒，脉细欲绝者，当归四逆汤主之。"第352条曰："若其人内有久寒者，宜当归四逆加吴茱萸生姜汤。"此处用当归四逆汤来治疗血虚寒厥，加吴茱萸、生姜或吴茱萸汤是为了对治厥阴肝脏内的久寒或沉寒。

二、寒厥本证

谈到寒厥本证，不得不提一个著名方剂破格救心汤，它是由著名中医李可先生创立的。破格救心汤的定型经历了三个阶段，第一个阶段延续《伤寒论》原方原量的四逆汤，治疗的效果怎么样？生死参半；第二个阶段是在四逆汤的基础上合参附龙牡救逆汤，加人参与附子组成参附汤峻补元气，加生龙骨和生牡蛎收敛元气。改良之后的效果怎么样？仍然不理想，有效率大概十之六七；第三个阶段借鉴近贤张锡纯的《医学衷中参西录》，对来复汤有了新的体悟。来复汤的方名来源于《易经》里面的一个卦名，即地雷复卦☷☳，寓意一阳来复，就是阳气来复的意思。张锡纯提出："人之元气，根基于肾，而萌芽于肝。"有这样一句话作为理论支撑以后，李可先生将来复汤与四逆汤加参附龙牡救逆汤进行了组合，并破格重用附子、生山茱萸，命名为破格救心汤。方中加大剂量的生山茱萸酸补厥阴本体，收敛元气，同时加活磁石交通阴阳，交通上下。如果出现了昏迷，再加麝香以醒脑开窍。

大剂量药物的使用使得李可先生对药物剂量展开了重新思考，比如古人用四逆汤急救的时候，用生附子1枚，约合今之20g，附子大者20~30g。

假定生附子的毒性与药效是制附子的 2 倍以上,则《伤寒论》四逆汤类方所用的生附子剂量相当于现代制附子 40~60g。并指出药物剂量上没有突破,而药物剂量的问题也是影响疗效的重要因素。用大剂量附子的同时加了60g 炙甘草,这样不仅能够土伏火,同时能够解附子的毒性。在《伤寒论》四逆汤里面用到炙甘草的剂量一般是附子的 2 倍,所以李可先生提出四逆汤的君药是炙甘草,这里面有一个土伏火大法的思想。

所谓"破格"指的是药物剂量超出经典中的原剂量,破格救心汤重点立足在足厥阴肝和手厥阴心包,意在急救元气。至此,破格救心汤治疗厥阴病寒厥本证的理论结构和疗效就比较稳定了,可谓百发百中。李可先生对厥阴病寒厥本证的治疗和方药的发挥,是前无古人的。对厥阴病的认识具有突破性和系统性,仅凭这一点足以载入医史。这就是厥阴病的寒厥本证,以厥阴寒厥为主,要慢慢地理解和体悟,足见李可先生的境界之高。

第三节 热 厥

一、清法和下法的热厥

热厥在厥阴病篇重点讲述了清法的热厥和下法的热厥。《伤寒论》厥阴病篇第 350 条曰:"伤寒脉滑而厥者,里有热,白虎汤主之。"用白虎汤来治疗热厥,此属于清法的热厥治疗范畴。《伤寒论》厥阴病篇第 335 条曰:"伤寒一二日至四五日厥者,必发热。前热者,后必厥;厥深者,热亦深;厥微者,热亦微。厥应下之,而反发汗者,必口伤烂赤。"此条文讲述了下法的热厥,但没有给出具体的治疗方药,一般考虑使用三承气汤来治疗。

二、热厥变证

针对热厥,李可先生提出了热厥变证。什么是热厥变证呢?先讲个病例来帮助大家理解这个问题。2016 年治疗过一位 80 岁的老先生,有慢性阻塞性肺疾病(简称"慢阻肺")和肺源性心脏病(简称"肺心病")的基础病史。当时他出现了心力衰竭(简称"心衰")、呼吸衰竭(简称"呼衰"),临床表现有心悸,胸闷,气短,咳嗽,咯痰,白色黏稠痰,口腔黏膜大面积溃疡,疲乏,怕冷,舌质淡嫩,舌边有齿痕,苔薄黄,脉沉。这个口腔黏膜溃疡是怎么形成的呢？多因寒极生热或阴极生阳而来，也可以认为是厥阴中化太过化火至阳明界面所致，口腔的肌肉多为阳明气分所主。而这个"火"背后的根源以厥阴寒为主，即厥阴的寒为本，阳明的燥热火为标。

　　方剂使用了破格救心汤加生石膏和知母，附处方：黑顺片 15g，干姜 15g，炙甘草 30g，生山茱萸 30g，红参 15g，生龙骨 30g，生牡蛎 30g，活磁石 30g，生石膏 60g，知母 30g。服用 3 剂药以后心衰、呼衰基本得到了纠正，口腔黏膜溃疡也基本消失。像这种口腔黏膜溃疡，如果一味地清热解毒或者单纯地使用白虎汤清热，不仅患者可能会出现不舒服的症状，还会对病情有所影响。用破格救心汤来治疗寒厥本证，对治心衰、呼衰；用白虎汤来治疗热厥变证，对治口腔黏膜溃疡。这个病例可能对大家理解寒厥本证和热厥变证有一定的帮助。

　　李可先生提出厥阴病有寒厥本证、热厥变证两大类。厥阴病是怎么形成的呢？因为厥阴病病位最深，它一般直中的机会偏少。但有没有直中厥阴的情况？有，就是厥阴中风，即厥阴病经证。厥阴病大多是从少阴病发展而来的，这是由它的生理特点决定的。由太阴到少阴，再到厥阴，这个排序是由阴气量的多少来决定的。

　　再比如热厥，李可先生认为："热厥，从热化，出现高热、耗伤津液、神昏，出现阳明热厥证，使用温病学派方法，如使用白虎汤，一日用石膏 1～2 斤可救。"使用破格救心汤以后李可先生认为预后："救命后看病人胃气情况，若胃气渐渐恢复，可起死回生，若救命后五脏皆衰，终难免一死。"这里也体现了后天胃气与先天肾气的关系，先天肾气有赖后天胃气的滋养和灌溉，后天胃气有赖先天肾气的温煦。

　　举个例子，比如肺气肿伴有气短、疲乏，可以使用破格救心汤。然后看阴分的状态，如果心肺阴分不足再加麦冬和炙五味子，与人参配伍组成生脉散以益气养阴。如果痰液比较黏稠，难以咯出，配伍炙紫菀和炙款冬花这一组对药化痰、祛痰。为了加强补肾纳气和祛痰的作用，再加一组对药木蝴蝶、菟丝子。如果出现了水肿，再加茯苓来利水消肿，并理先天元气。附处方：黑顺片 15g，干姜 15g，炙甘草 30g，生山茱萸 30g，红参 15g，生龙骨 30g，生牡蛎 30g，活磁石 30g，麦冬 30g，炙五味子 15g，木蝴蝶 15g，菟丝子 30g，炙紫菀 20g，炙款冬花 20g，茯苓 30g。（以上为成人剂量。）

　　这样就组成了一个比较稳定的组方。临床遇见慢阻肺、肺心病等以气短、疲乏、胸闷、咳嗽、咯痰、难以咯出等症状为主的时候，也可以考虑使用这个组方。救人之元气为基础，肝为元气萌芽之脏，只要元气抟聚回来，痰在源头上便会杜绝。清代李用粹在《证治汇补·痰症》里讲："脾肺二家，往往病则俱病者，因脾为生痰之源，肺为贮痰之器，脏气恒相通也。"由此提出"脾为生痰之源，肺为贮痰之器"的理论。病理状态下肺是贮痰之器，咳嗽的目的是将痰液从肺中排出，符合有痰必排的规律；后世医家又有"肾为生痰之根"的说法，故形成痰的根源在于脾肾，符合《黄帝内经》"治病必求于本"的原则。因此，治痰时不仅要将形成的有形痰液排出体外，同时要从源头上杜绝痰液的产生。

服用这个组方之后，一般会出现腹胀、肠鸣、矢气多、疲乏、瞌睡多、排便次数多等气化反应的现象。这种瞌睡多其实是元气修复和潜藏的一个过程。元气逐渐得到修复，形成的痰液就会从体内排出来，气道会变得通畅，氧气就能够顺畅进入肺中，肺功能和全身的状态便会得到修复。《素问·阴阳应象大论》讲："天气通于肺"，此时能量就会不断地得到供应，有利于身体的康复。

第四节　寒热错杂厥

一、寒热错杂厥的病机

《素问·厥论》讲："黄帝问曰：厥之寒热者何也？岐伯对曰：阳气衰于下，则为寒厥；阴气衰于下，则为热厥。"这句话主要讲述了形成寒厥和热厥的原因，可以看作是厥阴病病机的总纲。"阳气衰于下"就是厥阴的阳气不足了，衰竭于下，因为阳虚生内寒，所以会出现寒厥。此处"下"指厥阴病的病位在深、在里、在内。"阴气衰于下"就是厥阴的阴气不足了，衰竭于下，因为阴虚生内热，所以会出现热厥。以此类推，厥阴的阳气和阴气均不足且衰竭于下，因为阳虚生内寒和阴虚生内热同时存在，所以寒厥和热厥都会出现，从而引起寒热错杂厥。

《伤寒论》厥阴病篇第 338 条曰："伤寒脉微而厥，至七八日肤冷，其人躁，无暂安时者，此为脏厥，非蛔厥也。蛔厥者，其人当吐蛔。令病者静，而复时烦者，此为脏寒。蛔上入其膈，故烦，须臾复止，得食而呕，又烦者，蛔闻食臭出，其人常自吐蛔。蛔厥者，乌梅丸主之。又主久利。"此条文指出用乌梅丸来治疗寒热错杂厥。只要符合此寒热错杂厥的病机都可以使用乌梅丸来治疗，不独治疗蛔厥。蛔厥只是寒热错杂厥其中的一个病种，并不能代表全部，也不能代表整个厥阴病的特点。

乌梅丸治疗寒热错杂厥时寒热并用偏于收敛，重心在下焦；麻黄升麻汤寒热并用偏于宣发，重心在上焦；干姜黄芩黄连人参汤寒热并用偏于降逆，黄连汤和半夏泻心汤寒热并用偏于和中，这三个方剂的重心在中焦。寒热错杂厥在上、中、下三焦的情况都有所考虑，从这里也可以看出张仲景的用心良苦，《伤寒论》处处体现着辨证法思想。

二、乌梅丸

乌梅丸这个方剂起初笔者没有深刻理解和灵活应用，但后来对厥阴病有了较深理解后，越发觉得这是一个配伍相当精练的处方，奥妙无穷。理解了厥阴病，就不会单纯地认为乌梅丸主要是用来治疗蛔厥的。接下来将重点讲解乌梅丸的药物组成和临床应用。

乌梅丸由三组药物组成。第一组药物是乌梅、当归和人参，针对厥阴本体气阴不足；第二组药物是干姜、附子、桂枝、细辛和蜀椒，针对厥阴阳气不足引起的寒厥；第三组药物是黄连和黄柏，针对厥阴阴气不足引起的热厥。从乌梅丸组方可以看出，它是针对厥阴本体不足引起的寒热错杂厥。但从乌梅丸的药物比例（治疗寒厥和热厥的药物剂量）可以看出，虽然是寒热错杂厥，但以寒厥为主。

先来看第一组药物。乌梅，味酸、涩，性平，归大肠、肺、脾、肝经，具有止泻、敛肺止咳、安蛔、生津、止血的功效。这里有个概念叫厥阴本体。叶天士在《临证指南医案》中讲："肝体阴而用阳"，《黄帝内经》讲："肝主藏血""肝主疏泄"，指出阴血是厥阴肝的"体阴"，疏泄是厥阴肝的"用阳"。阴为阳之基，阳为阴之用，体阴是用阳的生理基础，所以一般将"肝体阴而用阳"的生理特性称为厥阴本体。

《金匮要略·脏腑经络先后病脉证》曰："夫肝之病，补用酸，助用焦苦，益用甘味之药调之。"因此，酸性的药物能够补益厥阴本体，最常见的补益厥阴肝之味的药物是乌梅、山茱萸和酸枣仁。既然它们都是补益厥阴本体的酸性药物，那为什么乌梅丸中使用的是乌梅？其实这个答案就在厥阴病篇里,《伤寒论》厥阴病篇第 338 条曰:"蛔厥者,乌梅丸主之。又主久利。"
既能治疗蛔厥,又能治疗久利,选用哪个药物呢?乌梅酸能安蛔,治蛔厥,又
可以治疗久利,所以选择乌梅。乌梅不仅具有补益厥阴本体的功效,还能
敛降和清解相火,因为肝胆是内寄相火的,所以将乌梅作为乌梅丸的君药。

　　山茱萸,味酸、甘,性微温,归肝、肾经,具有补肾气、益肾精、固精、缩
尿、止血、敛汗的功效。山茱萸可以酸补厥阴本体,因其具有调畅之性,故
在补益厥阴本体的时候一般不会引起肝气郁结,使得肝体阴而用阳的功能
能够同时发挥作用。在临床上一般使用生山茱萸,因为生山茱萸的收敛和
调畅之性都要强于酒山茱萸,而酒山茱萸偏于温补和内守。张锡纯在《医学
衷中参西录》中讲:"凡人元气之脱,皆脱在肝",还讲了一个著名的方剂来复
汤。来复汤由山茱萸、生龙骨、生牡蛎、芍药、人参和炙甘草组成,具有固涩
止汗、益气敛阴的功效。由此可见,山茱萸可以峻补厥阴本体,收敛元气。

　　乌梅和山茱萸的共同点是两者都能够酸补厥阴本体,但在用药细节上
有所区别。从药物升浮降沉的属性来讲,山茱萸侧重于向左收敛,乌梅倾
向于向右敛降。彭子益《圆运动的古中医学》里面有一个方剂乌梅冰糖水,
乌梅在这里发挥的是敛降和清解相火的作用。乌梅冰糖水特别实用,口感
也比较好,药食同源。有些发热用乌梅冰糖水来酸甘化阴,敛降、清解相
火,效果理想。

　　乌梅冰糖水对妊娠呕吐反应也有一定效果,屡试不爽。西医一般会服
用维生素 B_6 片,如果呕吐严重导致体液丢失过多,会输一些补充能量的液
体。笔者爱人怀孕的时候,乌梅冰糖水基本上当成饮料在喝,小孩出生后
几乎没有出现新生儿黄疸的情况。有一位庄浪县的妇女,头胎是因为胆红
素过高而流产,后来因为这个问题很苦恼,建议让她再怀孕的时候一直服
用乌梅冰糖水,后来怀孕期间再没有出现胆红素过高的情况。

　　乌梅冰糖水能够酸甘化阴,可以清解多余的燥热火,还能够敛降相火,
相当于补充了一些能量。有些婴儿出生后,面部皮肤会出现发红、脱皮、丘
疹等问题,要是怀孕期间服用乌梅冰糖水一般就可以避免这些问题的出现。
有些人觉得药店或干果店的乌梅口感不习惯,可以尝试下法国西梅,口感
反馈也比较好。

　　第一组药物中还有当归和人参。当归在《伤寒论》里面一共出现过四
次,都是在厥阴病篇。除了乌梅丸,还有麻黄升麻汤、当归四逆汤和当归四

逆加吴茱萸生姜汤也用了当归,如《伤寒论》厥阴病篇第 351 条曰:"手足厥寒,脉细欲绝者,当归四逆汤主之。"第 352 条曰:"若其人内有久寒者,宜当归四逆加吴茱萸生姜汤。"因此,血虚寒厥证以足厥阴肝经寒证为主,用当归四逆汤来治疗。如果肝脏内有沉寒,即以厥阴肝脏寒证为主,用当归四逆加吴茱萸生姜汤来治疗,也就是说肝脏内有沉寒者要用吴茱萸或吴茱萸汤来温化厥阴沉寒。

无论是厥阴经证,还是厥阴肝脏寒证,都会用当归。当归,味甘、辛,性温,归心、肝经,具有补血、活血、调经、止痛、润肠的功效。因肝主藏血,阴血是厥阴的物质基础,所以当归是用来补益厥阴本体的。人参益气养阴,气血同源,和当归一起加强补益厥阴本体的作用。

因此,第一组药物乌梅、当归和人参是用来补益厥阴本体的。肝体阴而用阳、阴为阳之基、肝主藏血、肝主疏泄等都是厥阴本体的生理特性和病理基础。可以说,厥阴病是否发病与厥阴本体的有余和不足有直接关系。

第二组药物是干姜、附子、桂枝、细辛和蜀椒,针对厥阴阳气不足引起的寒厥。干姜温中散寒,针对太阴的寒证;附子回阳救逆、散寒止痛,细辛解表散寒、祛风止痛,主要针对少阴的寒证;桂枝发汗解肌、温通经脉,蜀椒温中止痛、杀虫止痒,用来治疗厥阴的寒证。三阴病从本质上来说是以阳气不足为主的,故以寒证多见。这五个温热类药物的剂量总和(32 两)大于黄连、黄柏这两个清热药物的剂量总和(22 两),可见乌梅丸的寒热错杂厥是以寒证为主的。

因此,乌梅丸虽然适用于厥阴病,但要三阴同治。太阴可以看作是三阴的屏障,邪气一旦突破此屏障,可能会波及少阴或厥阴。邪气到厥阴界面的时候,太阴和少阴可能都会出问题,为什么?因为厥阴是两阴交尽,可以说是阴气的尽头,在深、在里、在内。因此,邪气到了厥阴界面一般会出现太阴和少阴的问题。同理,邪气到了少阴界面一般会出现太阴的问题,亦可向厥阴进展。

乌梅丸里除了干姜,并没有使用土气的其他药物。厥阴病篇第 338 条乌梅丸的制作方法中讲到:"上十味,异捣筛,合治之,以苦酒渍乌梅一宿,去核,蒸之五斗米下,饭熟捣成泥,和药令相得,内臼中,与蜜杵二千下,丸如梧桐子大。"在乌梅丸的制作中用了较多的辅料,也就是米和蜜。米和蜜味甘,可以看作是补益土气的药物,起到了"甘以缓之"的作用。"甘以缓之"

的目的就是要让药物的作用和缓有序地发挥。在临床上使用乌梅丸作汤药的时候可以加生甘草，不仅起到"甘以缓之"的功效，还具有清热解毒的功效。乌梅丸的汤药口感五味杂陈，但丸药的口感相对好些，这可能也是乌梅丸要制作成丸药的原因之一。当然，蛔厥的发作多为急性起病，乌梅丸常作为丸药以备急需之用，这也可能是乌梅丸要制作成丸药的原因之一。

第三组药物是黄连和黄柏，针对厥阴阴气不足引起的热厥。黄连，味苦，性寒，归心、胃、大肠、肝经，具有清热燥湿、泻火解毒的功效。对于脏腑热证，黄连的优势在于心、胃，最长于清心热，教材书上说黄连"以泻心经实火见长"。换个角度讲，黄连可以清解少阴的君火。《伤寒论》太阳病篇第157条曰："生姜泻心汤，本云理中人参黄芩汤，去桂枝、术，加黄连并泻肝法。"张仲景提出"黄连泻肝"一语道破玄机，从这里可以看出黄连可以清解厥阴中化太过化的火热。

黄柏，味苦，性寒，归肾、膀胱经，具有清热燥湿、泻火解毒的功效。黄柏长于泻相火、退虚热，泻相火主要是指泻肝肾之火。黄柏在乌梅丸中主要用来泻肝之相火，此相火其实也是从厥阴中化太过化火而来。可以说黄柏偏于清下焦的火热，黄连偏于清中、上焦的火热。乌梅丸可以治疗"久利"，就是顽固性下利，用黄柏还可以苦能坚肾、苦能燥湿，在潜阳丹、封髓丹里都应用了黄柏的这个作用。

黄芩、黄连和黄柏并称"三黄"，为什么在乌梅丸里没有使用黄芩？黄芩，味苦，性寒，归肺、胃、胆、脾、大肠、膀胱经，具有清热燥湿、泻火解毒、凉血止血的功效。对于脏腑热证，黄芩主要用来清肺热或者泻肺火，这也是乌梅丸里没有使用黄芩的原因。肝胆相照，内寄相火，黄芩对胆火有一定清解的作用。虽然"三黄"都具有清热燥湿、泻火解毒的功效，但各有侧重点。《伤寒论》对药物的精准性使用相当考究。

用乌梅丸治疗痔疮效果极佳，大多数痔疮治愈后可以彻底消失。那么，它的理论依据是什么？《素问•阴阳离合论》讲："厥阴为阖""阳明为阖"，可见厥阴阳明同主阖。厥阴肝和阳明胃肠是开阖枢和标本中转化线路中最常见的一条病机线路。治疗痔疮时，在乌梅丸的基础上合用升麻鳖甲汤。升麻鳖甲汤是用来治疗阴毒和阳毒的，它由升麻、鳖甲、当归、蜀椒、甘草和雄黄组成。其中，当归和蜀椒在乌梅丸里也有使用。

鳖甲，味咸，性寒，归肝、肾经，具有滋阴潜阳、退虚热、软坚散结的功

效。《金匮要略·疟病脉证并治》讲："此结为癥瘕,名曰疟母,急治之下,宜
鳖甲煎丸。"鳖甲煎丸具有活血化瘀、软坚散结的功效,用于治疗胁下癥块,
对肝硬化和肝脏肿瘤等疾病的治疗有一定效果。鳖甲为血肉有情之品,不
仅能够补益厥阴的阴分,还能够搜剔阴分中的伏热,可以说鳖甲也是治疗
厥阴病的特征性药物。

升麻,味辛、微甘,性微寒,归肺、脾、胃、大肠经,具有解表退热、透疹、
清热解毒、升举阳气的功效。温病学家提出的"斑为阳明热毒",用的就是
升麻清热解毒的作用,此时它主要归于足阳明胃经。李东垣在《脾胃论》中
应用升麻来升阳散火、透邪外出,还在补中益气汤中和柴胡一起小剂量使
用来升提阳气。

因此,在乌梅丸中加入升麻鳖甲汤的目的是在补益厥阴本体的同时搜
剔阴分的伏热,软坚散结,透邪外出,清热解毒。痔疮就好比寒包火一样的
病灶,用温热药物(如附子、干姜、细辛、蜀椒、吴茱萸等)破寒,释放出来的
燥热火用清热解毒的药物(如黄连、黄芩、黄柏等)来清解。

《伤寒论》厥阴病篇第371条曰:"热利下重者,白头翁汤主之。"白头翁
汤由白头翁、黄柏、黄连和秦皮组成。白头翁,味苦,性寒,归大肠、肝、胃
经,具有清热解毒、凉血止痢的功效。一般可以用马齿苋代替白头翁,用在
治疗痔疮方面有显著的疗效。在痔疮急性期往往出血比较严重,将干姜易
为干姜炭,合用血余炭收敛止血。再加生地榆凉血止血、解毒消肿。考虑
到厥阴病本身是个寒证,再加小剂量吴茱萸温化厥阴沉寒。通过长期的临
床实践观察,乌梅丸加味组方只要配伍得当,治疗痔疮效果理想。

乌梅丸的药物剂量和化裁,经过了多次组合,目前这个组合是比较稳
定的。乌梅丸的汤药口感五味杂陈,在配伍的时候不仅要考虑药物的治疗
作用,也要考虑口感的问题,要让患者能够坚持服药治疗。乌梅丸加味组
方如下。

乌梅 30g	当归 20g	太子参 30g	干姜 10g
黑顺片 10g	桂枝 10g	细辛 3g	花椒 5g
吴茱萸 5g	黄连 6g	黄芩 10g	黄柏 15g
生甘草 10g			

6剂。煮服方法:加水1 800ml,浸泡0.5小时,文火煮1.5小时以上,煮
剩400ml,分2次,早、晚饭后1小时温服。

如果有痔疮，再加鳖甲 20g、升麻 10g、马齿苋 30g、生地榆 30g 等；急性出血期易干姜为干姜炭 15g，再加血余炭 10g、生石膏 60g、知母 30g 等；直肠息肉，再加瓦楞子 30g；直肠癌，再加白及 10g、白花蛇舌草 30g、半枝莲 30g 等；尖锐湿疣、外阴阴道假丝酵母菌病、滴虫性阴道炎、HPV 感染等，再加土茯苓 30g、萆薢 30g、苦参 30g、百部 30g，等等。

乌梅丸临床使用广泛，可以用来治疗慢性肠炎、顽固性腹泻、溃疡性结肠炎、肠易激综合征、直肠息肉、结肠息肉、直肠癌等疾病。因足厥阴肝经抵少腹、绕阴器，用乌梅丸来治疗生殖器带状疱疹、外阴阴道假丝酵母菌病、滴虫性阴道炎、外阴白斑、尖锐湿疣、淋病、痛经、宫腔粘连、精索静脉曲张、HPV 感染等疾病，效果往往出人意料。

三、麻黄升麻汤

厥阴病篇的麻黄升麻汤治疗偏于表的寒热错杂厥，在临床上可以用来治疗化脓性毛囊炎，还有一些难治性的皮肤病，效果理想。这个方剂应用的人比较少，可能是因为对厥阴病篇没有引起重视的缘故。大学期间，笔者听了四位"伤寒论"老师的课程，因为厥阴病篇是《伤寒论》最后一篇，所以一般不会重点讲解。唯独川派伤寒的一位大家傅元谋老师对厥阴病讲解深刻，有醍醐灌顶之感。

2015 年，笔者治疗过一例严重的化脓性毛囊炎的病例，是一位 20 岁的男性患者，腋窝、会阴部、头部毛囊处均化脓，持续数年，程度较重，化脓形成的脓腔较深。遍访多地名医，中西医治疗均无效。前面医生大部分用的是清热解毒的方法，而笔者起初用了大气托毒方，以益气扶正、提脓拔毒、托疮生肌及托腐生新的方法来治疗，效果仍然差强人意。既然常规方法治疗效果不理想，说明病机线路不对证。于是尝试使用了麻黄升麻汤，效果奇好。通过这个病例，笔者对麻黄升麻汤的临床应用逐渐有了一些体会。

第五节　厥阴中化证

一、厥阴中化证的概念

《素问·六微旨大论》讲："厥阴之上，风气治之，中见少阳。"《素问·至真

要大论》讲："阳明厥阴不从标本从乎中也。"这两段话合起来就能很好地解
释厥阴中化的由来。厥阴中化出现异常主要有两个结局，一个是太过，一
个是不及，也就是厥阴中化太过化火和厥阴中化不及化寒。厥阴中化太过
化火是因厥阴的阴气不足引起的转化，厥阴中化不及化寒是因厥阴的阳气
不足引起的转化。

　　厥阴中化证还可是因厥阴寒极发生的转化，即寒极生热。《素问·五运
行大论》讲："故风寒在下，燥热在上，湿气在中，火游行其间，寒暑六入，故
令虚而生化也。"从六气运行的规律来看，厥阴病的厥阴中化证应当呈现的
主要是上热下寒的征象，即厥阴病上热下寒证，临床亦比较多见。

　　举个例子，比如患者有痛经，小腹冰冷，手足冰冷，月经量少，伴有面部
痤疮，便秘，舌质瘀暗，苔薄黄，脉沉细涩。可以看出，前面一组证候属于血
虚寒厥证，后面一组证候属于阳明经腑同热证，把这两组证候统一起来就
是厥阴中化太过化火至阳明经腑界面。这一证型一般称为厥阴病上热下寒
证，属于厥阴中化证的范畴。因此，用当归四逆汤加吴茱萸生姜汤为主方
来治疗血虚寒厥证，用生石膏、知母和酒大黄来对治阳明经腑同热证。痤
疮治愈的快慢，取决于血虚寒厥证根治的速度。只有把血虚寒厥证治愈，
才不至于发生厥阴中化太过化火，这样才能从源头上根治痤疮。厥阴寒为
本，阳明燥热为标，治疗时要标本兼治，但重在治本。

　　如果从标本中和开阖枢这个角度来认识中医，会发现疾病的病机线路
是有规律可循的，脏腑经络之间的关联性或整体性，以及疾病与疾病之间
的关系会清晰地表达出来。标本中和开阖枢的理论在太阴燥化证一节已经
做了深入的讲解。

二、痈与化脓性疾病

　　接下来将通过"痈"来讲解厥阴中化证的临床应用。痈相当于化脓性疾
病。痈在《灵枢·痈疽》第八十一篇有系统的论述，原文讲："夫血脉营卫，周
流不休，上应星宿，下应经数。寒邪客于经络之中则血泣，血泣则不通，不
通则卫气归之，不得复反，故痈肿。寒气化为热，热胜则腐肉，肉腐则为脓，
脓不泻则烂筋，筋烂则伤骨，骨伤则髓消，不当骨空，不得泄泻，血枯空虚，
则筋骨肌肉不相荣，经脉败漏，熏于五脏，脏伤故死矣。"及"黄帝曰：夫子
言痈疽，何以别之？岐伯曰：营气稽留于经脉之中，则血泣而不行，不行则

卫气从之而不通,壅遏而不得行,故热。大热不止,热胜则肉腐,肉腐则为脓,然不能陷于骨髓,骨髓不为燋枯,五脏不为伤,故命曰痈。"这两段条文指出痈疽的主要病机为寒邪客于经脉,血泣不通,卫气壅遏,郁久化热,热胜肉腐则为脓,并指出有脓必排,若脓液不排出可能会感染其他部位。

《黄帝内经》认为寒邪客于经络之中,而十二经脉伏行于分肉之间,经络之中有血有气,所以寒邪客于经络之中就会出现血泣。这种血泣指的是血脉的凝泣,会影响经脉运行的通畅度,而通畅度一旦减弱就会影响卫气的运行。卫气的运行受阻就会出现卫气的郁结,郁而化热,化热就会引起痈肿。热胜则肉腐,肉腐则为脓,所以化脓性疾病有个共同的特点就是火热为患。要找到产生火热的源头才可以根治化脓性疾病。化脓性疾病涉及了《黄帝内经》的五脏六腑寒热相移理论,提到了寒气化为热。但这种化热有个前提,"温病学"指出温病有个病理基础是郁热。郁而化热,热胜则肉腐,肉腐则为脓,痈的形成大致经历了这样一个过程。

《灵枢·痈疽》后面的一段条文讲述了营和卫的关系,原文讲:"营气稽留于经脉之中,则血泣而不行,不行则卫气从之而不通,壅遏而不得行,故热。"这种病理的体现主要矛盾在于卫气。《伤寒论》太阳病篇第 53 条曰:"病常自汗出者,此为荣气和,荣气和者,外不谐,以卫气不共荣气谐和故尔。"这里也讲到了荣卫之间的主要矛盾在于卫气,它是"阳在外,阴之使也"的体现,是阳的功能体现。卫气在《黄帝内经》中的解读是相当多的,比如《灵枢·卫气行》把卫气作为专题来讲解。卫气的理论一旦研究透彻,临床上很多疾病和病理现象都能够解释清楚。

"卫出于上焦",即卫气宣发于上焦,如《灵枢·决气》讲:"上焦开发,宣五谷味,熏肤、充身、泽毛,若雾露之溉,是谓气。"这是从卫气的特性及其向外敷布的部位来解释卫气功能的。"卫出于中焦",即卫气补充于中焦,如《灵枢·营卫生会》讲:"人受气于谷,谷入于胃,以传与肺,五脏六腑,皆以受气,其清者为营,浊者为卫,营在脉中,卫在脉外,营周不休,五十而复大会,阴阳相贯,如环无端。""卫出于下焦",即卫气根源于下焦,此与《灵枢·邪客》中"地有泉脉,人有卫气"的寓意相吻合。

通过三焦分别来论述卫气的生成和功能,如《灵枢·营卫生会》讲:"余闻上焦如雾,中焦如沤,下焦如渎,此之谓也。"即上焦通过心肺敷布精微,以营养周身,因上焦接纳和布散精微,故又称为"上焦主纳";中焦通过胃腐熟水谷,由脾将水谷精微上输于心肺以濡养周身,因中焦运化水谷精微之气,故又称为"中焦主化";下焦主要通过肾、膀胱及大肠等脏腑来泌别清浊、排泄糟粕,因下焦疏通二便及排泄废物,故又称为"下焦主出"。

再看《素问·气厥论》中五脏六腑寒热相移理论的应用,原文讲:"黄帝问曰:五脏六腑寒热相移者何?岐伯曰:肾移寒于脾,痈肿少气。脾移寒于肝,痈肿筋挛。"指出气机逆乱时寒气相移,由肾至脾,由脾至肝。寒气郁结,郁久可从火化。"温病学""六气皆从火化"的思想也可以说明这一点。

关于营气为病致痈,《素问·生气通天论》讲:"营气不从,逆于肉理,乃生痈肿。"指出营气不能顺着经脉正常运行就会逆乱于肌肉、腠理之中,致使血行郁滞,营气壅遏,郁而化热,热胜则痈肿。营气为病致痈大概就是这样一个过程。

《伤寒论》厥阴病篇第332条将痈的形成讲解得很到位,用八个字可以概括为"热气有余,必发痈脓",指出形成痈脓的条件是热气有余。在厥阴病篇有这样一个特点,即阳气来复。阳气来复有两种结局,一种是阳气来复太过,一种是阳气来复不及,它提出了通过厥热之间时间的长短来判断厥热的程度。阳气来复太过热会多,阳气来复不及厥会多,这个过程就叫厥热胜复。这其实也是一种模糊的比较法。这种阳气来复的条件是什么?是厥阴本体的恢复。

厥阴病篇除了寒厥、热厥和寒热错杂厥外,还讲了多种厥,比如脏厥、蛔厥、气厥、痰厥、血虚寒厥等。《黄帝内经》中还讲了薄厥、煎厥、昏厥、晕厥等。厥本身也有转化、转归的意思,即事物发展到极点会转向另外一个方向发展,出现寒极生热或热极生寒的结局。厥阴病有阴极生阳或寒极生热、阳气来复这样一些转化特点。如果阳气来复不及,就会引起寒证;如果阳气来复太过,就会引起热气有余,进而热胜则为痈肿,即"热气有余,必发痈脓"。

那么,"热气有余"的"热"首先会释放到哪里?《灵枢·本神》讲:"肝藏血",全身无处不经脉,全身无处不营卫,热入血脉的病机线路就很清晰了。如果厥阴肝脏有问题,至虚之地便是受邪之处,这个"热气"就会释放到厥阴肝脏里面,热盛肉腐从而引起肝脏化脓,肝脓肿就是这样形成的。

《金匮要略·疮痈肠痈浸淫病脉证并治》也讲到了痈,原文讲:"诸浮数脉,应当发热,而反洒淅恶寒,若有痛处,当发其痈。师曰:诸痈肿,欲知有脓无脓，以手掩肿上，热者为有脓，不热者为无脓。肠痈之为病，其身甲错，腹皮急，按之濡，如肿状，腹无积聚，身无热，脉数，此为腹内有痈脓，薏苡附子败酱散主之。"薏苡附子败酱散中的附子扶阳散结消肿，薏苡仁泄热排脓，败酱草清热解毒。薏苡附子败酱散治疗化脓性疾病效果突出，要点有二：第一，要在扶正的基础上让脓迅速成熟；第二，要将形成的脓液排出体外，感染源如果不清理彻底可能会变生他疾。足见古人对化脓性疾病的认识很有见地。

三、肝脓肿治验

兹列举肝脓肿病案来认识厥阴中化证。病案内容如下。

宗某，男，17岁，甘肃省白银市会宁县人，2017年2月23日初诊。

主诉：肝脓肿反复发作半年余。

现病史：患者于2016年9月9日，因打篮球时不慎受到外伤导致胃破裂，在甘肃省中医院行"胃壁修补术"及"肠粘连松解术"。患者因寒战、高热，于10月16日入住兰州大学第一医院，经检查发现脾脓肿，给予穿刺引流术后上症仍在，遂于11月4日在全麻下行脾切除术。出院后患者仍觉有不适感，于12月15日再次入院，行全腹CT检查示：肝脓肿，在B超引导下行肝脓肿穿刺引流术。此后，肝脏脓肿反复发作，伴发热。2017年2月1日再次入院，交替使用多种抗生素，包括亚胺培南西司他丁钠，仍效果不佳，持续发热。邀请全院12个相关科室进行院内大会诊，一致认为目前只能对症治疗，因手术风险太大，不建议手术治疗。考虑再无强效抗生素治疗，担忧耐药，主管主任遂请笔者给予中医治疗。

刻诊：精神萎靡不振，身穿羽绒服，持续高热，体温38.6℃，畏寒，得温不减，疲乏，盗汗，每打湿床单，且汗出后身体冰凉，自汗。大便不畅，小便黄。舌质淡嫩，舌体胖大，苔薄黄，脉数。

辅助检查：2017年2月16日行肝脏B超检查示：肝右叶低回声区，考虑肝脓肿引流术后改变，范围较1月16日增大，约83mm×50mm。血常规示：血小板计数$900×10^9$/L。

西医诊断：①肝脓肿；②血小板增多症。

中医诊断：肝痈。

病机：大气不足，寒凝肝脉，气郁化热，热盛肉腐，溃烂成脓。

治法：益气扶正，托疮生肌，提脓拔毒，托腐生新，排脓解毒。

方药：大气托毒方合薏苡附子败酱散加减。

生黄芪 60g	白芷 20g	皂角刺 30g	生薏苡仁 30g
蒲公英 30g	当归 30g	金银花 30g	黑顺片 10g
败酱草 30g	鳖甲 20g	升麻 10g	生甘草 10g
蜈蚣 1 条	红参 15g		

4 剂。煮服方法：加水 1 800ml，浸泡 0.5 小时，文火煮 1.5 小时以上，煮剩 400ml，分 2 次，早、晚饭后 1 小时温服。

患者胃破裂后做了胃修补术，然后出现了脾脏的化脓，即脾脓肿。之后高热不退，于是切除了脾脏，但过了一段时间肝脏又出现了化脓。因为脾、肝脓肿的问题，患者半年间连续住了 3 次医院。住院期间使用了多种强效抗生素，但都无济于事。主管外科专家并不排斥中医，坚持中西医协同诊治，充分发挥了中西医学各自的优势。笔者在医院里经常能够和很多这样优秀的专家团队一起交流、合作，这样就能给患者一个最佳的诊疗方案。

逐症分析就是将每个症状进行分析，一个症状可能有多条病机线路，这种方法也能够拓展治疗思路。到后面几个症状同时出来，就能够快速理出一条病机线路。逐症分析可以说用的是发散思维，比如就一个"怕冷"的症状，是什么原因引起的呢？阳气不足，还是阴气不足？还是阴阳两不足？答案不一。所以就"怕冷"一个症状很难确定病机，但是这个过程会有多种发散思维的可能性。如果以此不能解释清楚病机，就要回到"气—阴阳—五行—脏腑—经络"的中医思维模型来解释。

哲学有个观点叫气一元论，就是用气的一元论的方式来解释所有的问题。那么，这个"怕冷"的症状怎么解释？是不是会想到前面讲的卫气？卫气具有温分肉、充皮肤、肥腠理和司开阖的功能，包括体温的调节和温度的感知。卫气的功能出现异常主要是三条病机线路的异常，即卫出于上焦、卫出于中焦及卫出于下焦。但以卫出于下焦临床最常见，即以下焦肾气不足为主。因此，"怕冷"从气一元论的角度就可以很好地解释了。

一个症状可能有多条病机线路，不过可以先试着用发散思维想象多种可能性。一个"怕冷"的症状能够想到这么多条病机线路，再者"疲乏"的症状可能又有多条病机线路，然后"盗汗"可能也有几条病机线路，等等。如果当一组证候都出现的时候，把它们试着用一条病机线路串联起来，这个也是气一元论的高妙之处。有的时候可能一时想不到，说明思维发散得还不够。我们就多发散思维，多临证，多看书，多问，多想，等下次再遇到这一组证候的时候，就能够快速理出一条病机线路。

再看"盗汗"。盗汗是什么原因导致的？普遍认为引起盗汗最常见的原因是阴虚生内热，就是阴虚盗汗，还有湿热盗汗，其实阳虚盗汗在临床上也很常见。可见，盗汗也有多条病机线路，如果从多元的角度不能解释清楚的时候，可以回归到气一元的角度来解释。什么气？有人说元气。元气的概念太大，要落实到一个功能的气的状态上面。《灵枢·本脏》讲："卫气者，所以温分肉，充皮肤，肥腠理，司开阖者也。"这段话我们反复在使用，因为卫气在临床上的作用很重要。汗出异常主要是卫气调节汗液的功能异常，从而导致自汗或盗汗。《伤寒论》太阳病篇第 53 条曰："病常自汗出者，此为荣气和，荣气和者，外不谐，以卫气不共荣气谐和故尔。"此时荣卫的主要矛盾在于卫气。

盗汗和自汗同时出现的时候，怎么解释？也可以用气一元的角度来解释。卫气宣发于上焦，补充于中焦，根源于下焦。但古人讲："树之有根，地之有泉脉，人之有卫气。"卫气虽然根源于肾气，但必须依赖中焦的水谷精微之气不断地补充才能使其生化不息，以及上焦之气的宣发才能敷布于体表。因此，肾气的不足导致了卫气的不足，进而导致了卫气调节汗液功能的异常，治疗时补益肾气即可。

患者有出汗后打湿床单的症状，说明汗出较多。一般要问患者出的是热汗还是冷汗。卫气剽疾滑利，直达四末，正如《灵枢·邪客》讲："卫气者，出其悍气之慓疾，而先行于四末分肉皮肤之间，而不休者也，昼日行于阳，夜行于阴，常从足少阴之分间行于五脏六腑。"比如冷汗说明卫气是不足的，即卫气温煦体表的力量是不足的。

舌质淡嫩，舌体胖大，主要是肾气不足引起的，这跟足少阴肾的经络循行有关系，如足少阴肾经过咽喉、抵舌本。《素问·上古天真论》讲："肾者主水，受五脏六腑之精而藏之，故五脏盛乃能泻。"可见，由肾主宰人体水液调节。如果下焦肾气不足，不能镇摄水液，水液便顺着足少阴肾经上达舌部，表现出舌质淡嫩、舌体胖大或齿痕舌的情况。此外，齿痕舌也可以从脾胃的角度来理解，即脾胃运化失常致使水液泛滥也会引起齿痕舌的出现。

肝脓肿引起的高热也容易被误认为是表证，考虑因卫气闭郁引起。但是问题就来了，落脚点在哪里？这里首先要区分内伤发热和外感发热。《伤寒论》强调辨证论治，一定要有证据。这个患者有明确的肝脏肿病史，这种发热是肝脏化脓导致的，属于《黄帝内经》中"五脏气争"的范畴。感染源在肝脏上，主要是厥阴肝脏气争的问题，属于内伤发热。

2017 年，笔者还多学科会诊了一位产后发热患者，高热 1 个月持续不退，主要是宫腔内化脓感染导致的。西医积极地抗感染治疗，但效果不显。中医专家会诊用的方剂主要是小柴胡汤，效果仍然差强人意，这种治疗纯粹是为了退热而为。只有把脓性的感染源消除了，发热才能治愈，伤口才会愈合。用了治疗肝脓肿的方剂大气托毒方合薏苡附子败酱散，患者服用中药 1 天以后排出较多脓液，高热随之就退了，伤口也开始生长了，3 天后伤口具备了缝合的条件。通过益气扶正、提脓拔毒、托疮生肌及托腐生新的方法治疗，宫腔化脓感染的问题很快得到了治愈。

这两个病例告诉我们，不要一见到发热就去解表，一定要慎重。如果是化脓性疾病，一定要另当别论，要找到产生脓的源头。如果没有诊断清楚，有些解表药可能会让病程加速。任何疾病治疗时一定要找到它致病的源头，找不到源头就很难达到根治的目的，不然治疗时自己心里也没有底气。

如果不从整个病程中考虑，只靠简单的一些症状归纳出一个病机，其实是比较难的。但是抛开肝脓肿的问题，看这一组证候主要是因为卫气的不足导致了卫气的闭郁，不能纳入到肾中从而引起了发热。如果是外感发热，怎么解决？治疗时主要补益卫气，下焦首选桂附地黄丸，其中的"桂"是桂枝；加补气的药物红参和炙黄芪，来补益肾气和脾肺之气，以加强卫气的固护作用；再加葛根和防风解肌祛风，生姜、大枣扶正解表。

治疗肝脓肿以大气托毒方为主。那么，"大气"是什么？《黄帝内经》里面有个宇宙观，人是站在地球上的，那地球下面是什么？地球是靠什么来支撑的？四个字"大气举之"，《素问·五运行大论》讲："帝曰：地之为下否乎？岐伯曰：地为人之下，太虚之中者也。帝曰：冯乎？岐伯曰：大气举之也。"

那么，对应人体的"大气"是什么气？此"大气"不能单纯地理解为中气，它涉及根源之气，叫根气也好，叫肾气也好，叫元气也好，都指的是根源上的气。大气不足，寒凝经脉，气郁化热，热胜肉腐，溃烂成脓。化脓性疾病的致病因素主要是火热为患，热胜则肉腐，肉腐则为脓，化脓性疾病必然要经历这样一个过程。治疗时就要用大剂量的生黄芪,剂量在 60g 以上发挥益气扶正、托疮生肌、提脓拔毒及托腐生新的功效。化脓解毒,有脓必排,这是治疗化脓性疾病的主要原则。

大气托毒方合薏苡附子败酱散扶阳固正,促进脓的成熟,同时促进脓液的排出。大气托毒方一定要用生黄芪,不能用炙黄芪代替。生黄芪、白芷、皂角刺、薏苡仁和蒲公英这五味药物是一组比较稳定的组合,从多个角度对形成的脓进行化解。再加一个促进脓成熟和脓液排出的薏苡附子败酱散。还可以加当归、金银花、蜈蚣、生甘草,合生黄芪又是一个组合,就是民间流行的"三两三"。当归和金银花入血分,可以治疗一切疮疡、肿毒,同时不伤正,不留瘀,对化脓性疾病效果理想。

组方中还用了升麻鳖甲汤,用来治疗《金匮要略》中的阴阳毒。用升麻来清热解毒、透毒外出。鳖甲为血肉有情之品,善走血脉之中,搜剔阴分中的伏热。血肉有情之品不仅可以补益阴分,还起到了固护阴液的作用。《温病条辨》中的青蒿鳖甲汤具有养阴透热的功效,主治温病后期邪热伏阴分,也体现了透毒外出的思想。

大气亏损比较严重的情况下,也可以加红参益气养阴。用大剂量生黄芪和红参的立足点重在补大气。生甘草不仅可以调和诸药,还具有清热解毒的功效。蜈蚣为虫类药,善走络脉,具有较强的通络脉和透脓外出的功效。有脓时还可以加紫花地丁,以加强清热解毒的功效。如果红肿热痛严重,还可以用连翘加强清热解毒的力量。

患者服用大气托毒方合薏苡附子败酱散加味 1 剂后高热就退了,而且盗汗和自汗明显缓解。处方里面并没有使用治疗出汗的常用药物,比如银柴胡、地骨皮等。解决自汗或盗汗的问题,只需要解决卫气异常的问题。充足肾气,增强卫气的功能,其调节汗液的功能自可恢复正常。出汗后身体冰冷的症状减轻,提示了卫气增强的过程,也是肾气增强的过程。肝脓肿的患者服完药以后一定要关注大便的情况,脓液一般会从大便排泄出来。可能会排出黏液状或者脓性的、像油漆一样的大便,质黏,腥臭无比,这种大便就像地下水管道淤积太久的秽浊。

服药 4 剂后复查肝脏 B 超,发现脓腔体积从 83mm × 50mm 缩小了 2/3,当时患者和家属惊喜不已。病机同前,原方将生黄芪加量至 90g,加酒大黄6g,续服 4 剂。有一个温下法的方剂名为大黄附子汤,由大黄、附子和细辛三味药物组成。《金匮要略·腹满寒疝宿食病脉证治》曰："胁下偏痛,发热,其脉紧弦,此寒也,以温药下之,宜大黄附子汤。"大黄附子汤在这里是用来解决胁下偏痛伴有发热的情况,临床最常见的疾病是胆源性发热。大黄附子汤开启了温下法的先河。大黄有十几个作用,要想发挥它的哪个治疗作用,就要通过理论设计和药物配伍。大黄和附子、细辛的配伍,发挥了温下的作用。因为正气不足而不能将浊邪外排,此时要扶正温下,才会下不伤正。

服药后高热再没有发作,盗汗、自汗,还有精神状态明显好转。服药期间出现了瞌睡的现象,此时要鼓励患者多睡,睡眠时间越长对身体的修复越有帮助。有些患者会喝咖啡等使得精神振作,那样会把人体的气鼓动起来,而不利于身体的修复。《素问·生气通天论》讲:"阳气者,精则养神,柔则养筋。"这个过程主要通过睡眠来修复人体的气,嘱咐患者要有充足的休息。

服完第二诊的 4 剂药之后,大便已经没有那种油漆状、质黏、腥臭无比的情况了,只有少量的黏液状大便,余症均缓解。病机如前,效不更方,续服 4 剂。病机不变的时候,一般不要轻易更换思路和方药。"守"也是一门功夫,往往考验大夫的定力。该"守"的时候一定要守好,药物作用的发挥也要有从量变到质变的过程。服完第三诊的 4 剂药之后,脓液已经完全排干净了,但肝脏 B 超检查提示有一个 32mm×24mm 的低回声区,考虑是肝脓肿后形成的脓腔。长时间化脓之后可能会形成脓腔,但脓液排干净了。

第四诊在前方的基础上,把酒大黄从 6g 加量到了 10g,又加了 6g 的辽细辛。用大黄附子汤温阳散寒、通腑导滞,加强浊阴的外排。把搜剔阴分中伏热的药物加量,即鳖甲用到了 30g,针对脓腔瘢痕鳖甲还发挥了软坚散结的功效。升麻解毒、托透伏邪的力量也要加强,目的是对深层次的伏邪继续托透。服完药以后出现了大便不畅、大便稀且黏的情况,但是黏液状、脓液状的脓性分泌物已经没有了。

第五诊又出现了一组新的证候,即肝区憋闷感,心悸,呃逆。这是什么原因导致的?这个得从厥阴本体的问题来解释。厥阴本体不足是怎么引起的?试想一个 83mm×50mm 大的脓腔用了 12 天时间就排空了,虽然肝脏的再生能力比较强,但它的空间修复也要有个过程,所以厥阴本体是不充实的。厥阴风木横逆到胃,引起胃气的上逆而出现了呃逆。厥阴本体不足不仅会引起厥阴风木升发太过导致逆气的出现,还会影响木生火的这条病机线路从而引起心悸。

这样就可以从一条病机线路解释清楚所有的问题。虽然从检查上看脓性分泌物已经排干净了,但从微观的角度仍然不能确定脓液是否彻底排干净。因此,要在扶正的基础上兼顾排邪。病机为厥阴本体不足、逆气上冲,治法以温益厥阴、降冲逆气,方药以三阴寒湿方加味,具体药物如下。

生山药 60g	茯苓 30g	泽泻 30g	川牛膝 30g
黑顺片 15g	炙甘草 30g	太子参 30g	炒白术 30g
干姜炭 15g	炒白芍 30g	生薏苡仁 30g	败酱草 30g
酒大黄 10g	辽细辛 6g	当归 20g	鳖甲 30g
升麻 15g	生黄芪 60g		

6剂。煮服方法:加水 1 800ml,浸泡 0.5 小时,文火煮 1.5 小时以上,煮剩 400ml,分 2 次,早、晚饭后 1 小时温服。

三阴寒湿方里用山苓泽牛附草参(生山药、茯苓、泽泻、川牛膝、附子、炙甘草、太子参)来降逆气。如果再加沉香、砂仁、紫油桂,以温化下焦沉寒,就组成了温氏奔豚汤。加了白术,通过脾胃这条病机线路来达到厚土载木的作用。在此次处方的基础上,仍然不能忘记排邪,加大黄附子汤合薏苡附子败酱散扶正并促进脓液排出。

患者的大便黏滞不畅,方中还加了炒白芍 30g。白芍具有酸苦涌泄的功效,有"小大黄"之称。通过降甲木之气不仅使得逆气下降,还对升发太过的厥阴风木之气起到了抑制的作用。《素问·阴阳应象大论》讲:"左右者,阴阳之道路也。"可以说,气机的两条主要线路是左升和右降,而白芍此时发挥的是右降的作用。甲木之气一降,诸气皆可降。

方中还用了干姜炭,取阳和汤之意。干姜炭针对脓腔瘢痕有一定的解凝作用,同时不易伤阴分。厥阴本体不足致使寒湿阴霾之气冲逆而上,虽然主要表现在厥阴的问题上,但是在治疗的时候是通过厥阴之外的另外几条病机线路来解决问题。可能有人会问,怎么没有使用山茱萸等酸补厥阴本体的药物?因为考虑到酸补容易敛邪。虽然肝脏 B 超检查提示脓液已无,但是细菌极其微小,很难确定是否清除干净,此时为了稳妥起见,仍然要在扶正的基础上,在补益厥阴本体降寒湿阴霾逆气的同时不忘排邪。

为什么要用生黄芪？因为生黄芪具有益气扶正、提脓拔毒、托疮生肌及托腐生新的功效。现代药理学研究发现，生黄芪具有促进新生肉芽组织生长的作用。比如浆细胞性乳腺炎化脓以后，乳房上面一般会形成一个脓腔，用大剂量生黄芪可以促进新生肉芽组织生长，从而使得脓腔尽快地得到修复。因此，全方在解决寒湿阴霾逆气的基础上，仍不忘托透伏邪，标本同治，以免死灰复燃。

患者还有血小板增多症，血小板计数是 $900 \times 10^9/L$，服药后复查血小板降到了 $223 \times 10^9/L$ [参考范围：$(100 \sim 300) \times 10^9/L$]。因血小板增多症容易引起血栓的形成，故要及时根治。西医的一些诊断或检验、检查一般不用刻意去管它，只要把体内气的状态调节平衡，指标一般会恢复正常。治疗后也可以用西医的检查、检验等手段来评估中医的疗效，但不要被它牵着鼻子走。

第六诊，患者服药 6 剂后肝区憋闷感、心悸、呃逆及汗出后身冰冷的症状基本消失，说明厥阴本体基本充实起来了。但是他又出现了一组新的证候，即全身发热，面部烘热，但体温是正常的，就像更年期综合征的症状一样，这其实也是一种自我感觉异常的表现。大便不畅、质黏，小便黄。舌体变瘦，尺脉弱，左尺脉甚，提示少阴肾气不足。证型为少阴寒热证（少阴热化为主），病机为少阴本气不足、热化为主，治法以滋阴承热、温水化寒，方药以引火汤加味。具体药物如下。

熟地黄 90g	天门冬 30g	麦冬 30g	茯苓 15g
炙五味子 15g	巴戟天 30g	肉桂 10g	黑顺片 10g
炒白芍 30g	炙甘草 10g	川牛膝 30g	生石膏 30g(布包)
乌梅 15g	酒大黄 6g	当归 20g	鳖甲 30g
升麻 10g			

6 剂。煮服方法：加水 1 800ml，浸泡 0.5 小时，文火煮 1.5 小时以上，煮剩 400ml，分 2 次，早、晚饭后 1 小时温服。

《伤寒论》少阴病篇主要涉及两大病机线路，即少阴寒化证和少阴热化证。少阴寒化证是少阴阳气不足引起的，治疗时重点要益火之源以消阴翳，主要以扶阳消阴。少阴热化证是少阴阴气不足引起的，治疗时重点要壮水之主以制阳光，主要以滋阴泻火。如果少阴寒化证和热化证同时存在怎么解决？一般把这种证型称为少阴寒热证，此时就要用"寒温一炉"的思想来解决。少阴寒热证，以少阴寒化证为主的时候，治疗以桂附地黄丸为主方；以少阴热化证为主的时候，治疗以引火汤为主方。

引火汤的药物组成有熟地黄、天门冬、麦冬、茯苓、五味子和巴戟天，重在补水量（肾阴之气）。组方中又用了肉桂和黑顺片，用来温益水气（肾阳之气）。芍药甘草汤不仅具有酸甘化阴的功效，还能够降甲木之气，把气往下引。川牛膝发挥了引血下行、引阳入阴的功效。引阳入阴就是把浮在外的阳气或地面以上的阳气引入地面以下。

五味子在引火汤里的原始剂量是 6g，为了加强纳五方离位之火降到地下水中的作用，可以将五味子剂量加到 15g。少阴热化至阳明经证的热用生石膏、知母来清解，阳明腑实证的热用酒大黄来通腑泻热。乌梅不仅能够敛降相火，同时还具有清热生津及补益厥阴本体的功效。组方里还用了升麻鳖甲汤，在补益厥阴本体的同时不忘继续托透伏邪。在厥阴本体已经充实的情况下，逐渐把化脓、排脓的药物撤下来，再通过滋水涵木的方式来固本，通过水气来解决木气的问题。

全方阴阳双调，攻补兼施。治疗的难点在于少阴热化证与少阴寒化证同时存在，孰轻孰重，临证时需要慎重鉴别，全在"阴阳"两个字上面下功夫。怎么样来配伍药物的比例？不仅要靠理论，还得靠证据。在临证用药的时候，每个药物所用之处都要讲证据，而且一定要有理论出处。将经典的思想应用到具体的病例中解决问题，只有这样才能做到所谓的理、法、方、药体系化。如果理论讲得很好，但又不知道在临床上怎么样使用，那就说明缺少了一样东西，即阳明心学讲的缺少了在"事上练"，也就是理论不能联系实际。

患者服药 6 剂以后，全身发热、面部烘热的症状就完全消失了，大、小便正常。复查肝脏 B 超完全正常，患者肝脓肿治愈。这个患者其实有一个很重要的病史，贪食寒凉冰冷的食物、长期熬夜和情绪不畅等，这些因素都会导致肾气的损伤，从而内生寒湿，郁久化热，热盛肉腐，肉腐为脓，于是形成了痈。《素问·气厥论》讲："肾移寒于脾，痈肿少气。脾移寒于肝，痈肿筋挛。"此为五脏六腑寒热相移的理论。寒移于脾而出现的结局是什么？寒极生热或郁久化热会引起痈肿，比如脾脓肿、脾肿大等问题。此处需要说明的是，解剖学上的脾应当隶属于中医广义之脾的范畴。脾寒移于肝，寒极生热或郁久化热而引起肝脓肿。

　　通过这个病例我们会发现，如果对中医经典理论能够深入地学习和挖掘，反复地去研究，在临床上就会发现中医经典理论是无处不在的。《素问·阴阳应象大论》讲："治五脏者，半死半生也。"指出脏腑的器质性病变治疗难度较大，而不是一半死，一半生。对于这个病案，如果了解寒热相移传变的规律，就能够及时地阻断病势，减少治疗的难度。

第五章　三阴病治验医案举要

　　本章共介绍医案十则，旨在将三阴病中涉及的相关病案做一详细解读。太阴病涉及的病案有尿失禁案和慢性胃肠炎案；少阴病涉及的病案有病毒性心肌炎案、带状疱疹后神经痛案两则和肺泡蛋白沉积症案；厥阴病涉及的病案有肝脓肿案、癫痫案四则和甲胎蛋白异常案；"针药一体"论涉及的病案有混合型颈椎病案和腰椎间盘突出症案。

一、尿失禁案

　　王某，男，65岁，甘肃省兰州市人，2016年11月15日初诊。

　　主诉：尿失禁3年余。

　　现病史：患者于9年前出现脑梗死，后遗右侧肢体偏瘫，反应迟钝，言语不清，饮水呛咳，生活不能自理。3年前因"间歇性排尿困难伴尿急5天"入住兰州大学第二医院，彩超检查发现尿潴留，诊断为前列腺增生，行前列腺环切术，术后出现了尿失禁。多方医治均无效，遂放弃治疗，经人介绍，抱着一线希望来诊于笔者。

　　既往史：脑梗死，长期便秘史。

　　刻诊：患者坐轮椅，需家属搀扶方可站立，偏瘫步态，步履维艰，表情呆滞，言语不清，饮水呛咳，手足冰冷，纳差，口干，喜热饮。尿失禁，使用纸尿裤。大便1周一解，先干后稀，质黏。舌质淡，舌体胖大，舌面干燥，苔薄黄，脉沉细。

　　西医诊断：①尿失禁；②脑梗死。

　　中医诊断：①遗尿；②中风（中脏腑）。

　　证型：太阴燥化证。

　　病机：太阴阴气不足，阳明燥化。

治法：补益太阴阴气，泄热润燥。

方药：麻子仁丸合缩泉丸加味。

生白术 120g	火麻仁 60g	杏仁 15g	炒白芍 30g
酒大黄 15g	厚朴 20g	炒枳实 20g	太子参 30g
知母 30g	当归 30g	肉苁蓉 30g	生山药 60g
益智仁 30g	台乌 10g		

6剂。煮服方法：加水1 600ml，浸泡0.5小时，文火煮1小时以上，煮剩400ml，分2次，早、晚饭后1小时温服。

二诊（11月22日），患者服药后小便尚可控制，未再使用纸尿裤，大便转稀，3日一解。患者尚可自行站立，步态较前稳定，言语较前清晰，饮水呛咳，手足仍冰冷，纳食好转，口干，喜热饮。舌质淡，舌体胖大，舌面稍润，苔薄白，脉沉细。病机同前，原方合增液汤，即生地黄30g、麦冬30g、玄参30g，续服12剂。

三诊（12月5日），患者服药后小便基本正常，大便2日一解，基本成形。病机如前，前方加柏子仁30g，续服12剂。服药后小便正常，大便日一解，成形。患者共服药1个月，尿失禁和便秘的症状均消失，余症亦明显缓解。

方解：麻子仁丸中火麻仁性味甘平，质润多脂，滋阴润燥，润肠通便，取"燥者濡之"之意。杏仁上肃肺气，下润大肠。炒白芍养血敛阴，柔肝缓急，降甲木之气。大黄、厚朴、枳实即小承气汤，轻下胃肠燥热之结，取"留者攻之"之意。肺、胆、胃为人体气机右降的主要脏腑，而阳明之降乃人身最大降机，阳明一降则诸经皆降。肺、胆亦主右降，是为佐。全方下不伤正、润而不腻、攻润结合，阴液复，燥热去，标本兼治。生白术的大剂量使用亦为本病案的一大亮点。白术，味甘、苦，性温，归脾、胃经，具有补气健脾、燥湿、利尿、止汗、安胎的功效，为补气健脾第一要药，而生白术重用还具有滋液、润肠、通便之效。

缩泉丸，原名固真丹，出自《魏氏家藏方》，由益智仁、乌药和山药组成。益智仁与乌药配伍重在温肾祛寒，益智仁与山药配伍重在缩尿止遗。三药合用，温肾祛寒，下焦得温而寒去，则膀胱之气化复常，则尿频、遗尿可愈。主治膀胱虚寒证引起的小便频数、遗尿、小腹冰冷等症状。

增液汤，出自《温病条辨》，由生地黄、麦冬和玄参组成，为治燥剂，为阳明温病、阴津大伤、大便秘结者而设，具有增水行舟之功效。温病迁延日久，或素体阴虚，温热邪气致使液涸肠燥，肠失濡润，传导不利，故见大便秘结，即所谓"无水行舟"之意。方中重用生地黄、玄参和麦冬来滋阴润燥、壮水通便，重用养阴生津之品，而达增水行舟之效。《温病条辨》评价增液汤，曰："妙在寓泻于补，以补药之体，作泻药之用，既可攻实，又可防虚。"

太阴燥化证是因太阴阴气不足引起的阳明燥化，燥化出来的燥热可以用知母来滋阴、清热、润燥，也可防太阴燥化太过再次引起燥热证。如果患者伴有痤疮等皮肤病的情况，可以加生石膏清热泻火。生石膏或知母的使用对治疗太阴燥化证引起的便秘等做了一个保障，避免了因再次燥化导致便秘等的复发。

当归、肉苁蓉的剂量用至 30g，发挥养血润燥、润肠通便的功效，对"肾燥"引起的便秘效果显著。柏子仁既能养心安神，又能润肠通便，用来治疗"二阳之病发心脾"之心阴不足，体现了药物使用的精准性。

按语：尿失禁是指尿液不自主地从尿道漏出的一种症状，为膀胱压力过高或尿道压力过低所致，女性发病率高于男性，成年女性由于妊娠、分娩等原因而成为尿失禁的高发人群。中医无尿失禁之说，一般将其归属于"遗尿"等范畴，根据临床表现亦可将其归属于"脾约"的范畴。

本案看似独辟蹊径，但仍未能脱离中医辨证论治的精髓，临床切记勿被西医病名牵着鼻子走。《素问·阴阳别论》曰："二阳之病发心脾""三阳三阴发病为偏枯痿易，四肢不举"及心脑一体观，将本案脑梗死后遗偏瘫和尿失禁等症状紧密关联在一起。因人是一整体，病症之间的关系有着千丝万缕的联系，整体观念应时刻存在心头。

1. 经典条文

（1）"曰：二阳之病发心脾，有不得隐曲，女子不月，其传为风消，其传为息贲者，死不治。"

———《素问·阴阳别论》

按语："二阳之病"指的是阳明病，即胃肠疾病；"心脾"指手少阴心与足太阴脾，阳明病的发生跟心脾有关。换言之，"二阳之病"为标，"心脾"之病为本。

（2）"三阳三阴发病为偏枯痿易，四肢不举。"

———《素问·阴阳别论》

按语："三阴"指太阴，重点指足太阴脾。"三阳"指太阳，重点指足太阳膀胱。太阳和太阴发病，则为半身不遂的偏枯症，或者筋骨解弛而痿软无力，或者四肢不能举动。

（3）"帝曰：热厥何如而然也？岐伯曰：酒入于胃，则络脉满而经脉虚，脾主为胃行其津液者也，阴气虚则阳气入，阳气入则胃不和，胃不和则精气竭，精气竭则不营其四肢也。"

——《素问·厥论》

按语：提出"脾主为胃行其津液"的观点，脾主运化可协助胃输布津液。

（4）"留者攻之，燥者濡之。"

——《素问·至真要大论》

按语：病邪留守者应攻除之，燥邪致病者应滋润之。

（5）"趺阳脉浮而涩，浮则胃气强，涩则小便数，浮涩相抟，大便则鞕，其脾为约，麻子仁丸主之。"

"麻子仁二升　芍药半斤　枳实半斤，炙　大黄一斤，去皮

厚朴一尺，炙，去皮　杏仁一升，去皮尖，熬，别作脂

上六味，蜜和丸如梧桐子大，饮服十丸，日三服，渐加，以知为度。"

——《伤寒论·辨阳明病脉证并治》

按语：脾约的主要症状是便秘和尿频，病机为胃强脾弱。足太阴脾的阴气不足引起阳明燥化会导致便秘，足太阳膀胱腑气化无力会引起尿频。治法以补益太阴阴气、泄热润燥，方剂选用麻子仁丸。

（6）"心之官则思。"

——《孟子》

"思，容也。"

——东汉·许慎《说文解字》

"思曰容，言心之所虑，无不包也。"

——《尚书·洪范》

按语：思，从囟，从心，容也，自囟至心如丝相贯不绝也，旨在阐明心脑一体的思想。

2. 医家医论

（1）"约者，结约之约，又约束之约也。《内经》曰：饮入于胃，游溢精气，上输于脾，脾气散精，上归于肺，通调水道，下输膀胱。水精四布，五经并行，是脾主为胃行其津液者也。今胃强脾弱，约束津液，不得四布，但输膀

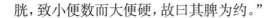

胱，致小便数而大便硬，故曰其脾为约。"

——金·成无己《伤寒明理论》

按语：脾约的病机为胃强脾弱，并指出脾约的临床表现主要为尿频和便秘或大便硬。

（2）"下法不曰承气，而曰麻仁者，明指脾约为脾土过燥，胃液日亡，故以麻、杏润脾燥，白芍安脾阴，而后以枳、朴、大黄，承气法胜之，则下不亡阴。法中用丸渐加者，脾燥亦用缓法，以遂脾欲，非比胃实当急下也。"

——清·王子接《绛雪园古方选注》

按语：阐释了麻子仁丸的方解及用法。

二、慢性胃肠炎案

刘某，男，58 岁，甘肃省天水市人，2015 年 8 月 20 日初诊。

主诉：胃脘胀痛、腹痛即泻 30 年余。

现病史：患者自幼饮食无规律，贪食生冷无度，30 年前出现反酸，呃逆，胃脘胀痛，腹痛即泻，大便呈水状，晨起显著。曾多处求医问药，确诊为慢性胃肠炎，给予西药四联疗法及中药等多种治疗，均未奏效。患者一亲戚 20 年余慢性胃肠炎在笔者处治愈，遂来诊于笔者。

刻诊：面色萎黄，消瘦，反酸，呃逆，胃脘胀痛，脘腹冰冷，得温觉舒，疲乏，怕冷，眠差，腹痛即泻，晨起为著，遇风或受凉亦可作，大便呈水状，小便正常。舌质淡嫩，舌体胖大，边有齿痕，苔腻、表面薄黄，左关脉弦紧，右关、尺脉弱。

西医诊断：慢性胃肠炎。

中医诊断：胃脘痛；泄泻。

证型：太阴虚寒证。

病机：太阴阳气不足，寒湿内生。

治法：温益太阴阳气，散寒祛湿。

方药：附子理中丸加味。

黑顺片 15g	干姜 15g	焦甘草 30g	吴茱萸 15g
太子参 30g	炒白术 60g	炒山药 60g	砂仁 10g
桂枝 15g	茯苓 30g	赤石脂 30g _(布包)	海螵蛸 20g
焦黄连 6g	生牡蛎 30g		

6 剂。煮服方法：加水 1 800ml，浸泡 0.5 小时，文火煮 1.5 小时以上，煮剩 400ml，分 2 次，早、晚饭后 1 小时温服。

二诊（8 月 26 日），患者服药 6 剂后自觉已愈八成，大便半成形，质黏。病机同前，原方加仙茅 30g，续服 12 剂。

患者服药后诸症消失。嘱其忌寒凉、冰冷之物，清淡饮食调养半个月。随访 5 年，一切正常。

方解：《素问•至真要大论》曰："诸呕吐酸，暴注下迫，皆属于热。"指出酸乃热所生。此热常为厥阴中化太过化火所致，热生酸为标，厥阴寒为本；呃逆乃胃气上逆所致，寒热皆可致；胃脘胀痛，脘腹冰冷，得温觉舒，为胃脘阳虚所致；腹痛即泻，晨起为著，遇风或受凉亦可作，俗名"五更泻"，多因肝木克脾土所致，遇风或受凉可直中太阴。

附子理中丸出自《太平惠民和剂局方》，由理中丸合四逆汤组成。理中丸理中焦，四逆汤温下焦，附子理中丸于中、下焦阳虚者皆可应用，被誉为中药中的"纯爷们"。易炙甘草为焦甘草，因生甘草炒焦后其性转温，可温胃散寒，再者炭性收涩，有止血不留瘀之功，对慢性胃炎或慢性萎缩性胃炎、胃溃疡等更为首选。若无焦甘草，用炙甘草亦可。砂仁温中醒脾，纳气归肾，降逆止呕。

郑钦安善用砂半理中汤治疗脾胃虚寒证，效果甚佳。半夏与乌头相反，有十八反禁忌，因附子与乌头同属一植物的不同药用部位，乌头是主根（母根），附子是侧根（子根），有父子或母子关系、打仗父子兵之说，故认为半夏与附子也相反。其实，《金匮要略》附子粳米汤中附子与半夏是一起水煮的，但为了避免药店抓药困难和麻烦，故将半夏去掉。仙茅温补肾阳之气，寓"火生土"之意，对顽固性腹泻或五更泻效果显著。

炒白术和炒山药健脾、燥湿、补土，剂量很关键。当寒湿较甚，有腹痛即泻，大便呈水状，两者剂量各用至 60g；若腹痛即泻不显，两者各用 45g 即可。茯苓运脾利水，导小便而出，有利小便所以实大便之功。吴茱萸针对肝胃虚寒引起的脘腹胀痛、寒疝、睾丸冷痛、泄泻、呕吐酸水等症效果显著。桂枝升达下陷至土中之木气，疏肝解郁，调畅肝木之气。海螵蛸对"热生酸"之"酸"有一定抑制作用，可以有效地抑制反酸的症状，是个治标之药。现代药理研究发现，海螵蛸具有抑酸、保护胃黏膜等作用。

焦黄连是将黄连炒焦，性味转为焦苦，体现"夫肝之病，补用酸，助用焦苦，益用甘味之药调之"的"助用焦苦"之意，与吴茱萸组成左金丸，不仅清解厥阴中化太过之热，亦可防木火刑金之患。又因"焦苦入心"，心主神志，失眠为失神表现之一，故焦黄连还可以用来安神。生牡蛎咸寒坚肾，敛阳归肾，安神定志。

赤石脂和肉桂针对下焦阳气不足，肠道失于固摄，效果极佳，但两者为"十九畏"之一，为了避免麻烦，故将肉桂去掉。李可先生有著名的三畏汤（红参、五灵脂，丁香、郁金，赤石脂、肉桂），只要辨证得当，常有意想不到之疗效。"十八反""十九畏"常对诸多顽症、肿瘤等疾病有奇效。疗效是验证医理的金标准，真是尽信书不如无书。

临证应用此方化裁治疗太阴虚寒或肝胃虚寒所致的慢性胃肠炎、慢性萎缩性胃炎、慢性萎缩性胃炎伴肠化或不典型增生、糜烂性胃炎、反流性食管炎、肠易激综合征等消化系统疾病，疗效确切。

按语： 慢性胃肠炎是指因胃黏膜和肠黏膜的慢性炎症，导致以腹泻、鼻塞、呕吐、发热等为主要临床症状的疾病，严重时可因腹泻、呕吐导致水电解质失衡出现脱水、休克，甚至败血症。中医无慢性胃炎及慢性肠炎之说，一般将其归属于"胃脘痛""胃痞"及"泄泻"等范畴。

本案"土载木""火生土"是病机的主要特点。掌握土气，需要把握四个度，即温度、湿度、厚度及密度，四者的正常才能反映土气的功能正常。这个土气包括一脏五腑，如《素问·六节藏象论》曰："脾、胃、大肠、小肠、三焦、膀胱者，仓廪之本……此至阴之类，通于土气。"其中，一脏指脾，五腑指胃、大肠、小肠、三焦、膀胱。无土不成世界，土能生万物，土能载万物，土气亦被喻为后天之本，足见土气的重要性。

1. 经典条文

（1）"脾、胃、大肠、小肠、三焦、膀胱者，仓廪之本，营之居也，名曰器，能化糟粕，转味而入出者也，其华在唇四白，其充在肌，其味甘，其色黄，此至阴之类，通于土气。凡十一脏取决于胆也。"

——《素问·六节藏象论》

按语： 土气的范围包括一脏五腑，即"一脏"指脾，"五腑"指胃、大肠、小肠、三焦、膀胱，此六者皆可从土气论治。

（2）"诸呕吐酸，暴注下迫，皆属于热。"

——《素问·至真要大论》

按语： 指出酸乃热所生，临床可见反酸的症状。

（3）"阳明者胃脉也，胃者六腑之海，其气亦下行，阳明逆不得从其道，故不得卧也。《下经》曰：胃不和则卧不安。此之谓也。"

——《素问•逆调论》

按语： 提出"胃不和则卧不安"的著名观点，即胃不和会引起失眠，主因胃腑通心。

（4）"太阴之为病，腹满而吐，食不下，自利益甚，时腹自痛。若下之，必胸下结鞭。"（273）

"自利不渴者，属太阴，以其脏有寒故也，当温之，宜服四逆辈。"（277）

——《伤寒论•辨太阴病脉证并治》

按语： 太阴阳气不足致太阴虚寒证，腹满、呕吐、纳差、下利、腹痛即泻等为其临床表现，治法以温脾阳、散寒湿，服用四逆辈。四逆辈实为理中丸、四逆汤之辈。

（5）"阳明病，若中寒者，不能食，小便不利，手足濈然汗出，此欲作固瘕，必大便初鞭后溏。所以然者，以胃中冷，水谷不别故也。"（191）

"阳明病，不能食，攻其热必哕。所以然者，胃中虚冷故也。以其人本虚，攻其热必哕。"（194）

"阳明病，法多汗，反无汗，其身如虫行皮中状者，此以久虚故也。"（196）

"脉浮而迟，表热里寒，下利清谷者，四逆汤主之。"（225）

"若胃中虚冷，不能食者，饮水则哕。"（226）

"食谷欲呕，属阳明也，吴茱萸汤主之。"（243）

——《伤寒论•辨阳明病脉证并治》

按语： 阳明病篇涉及阳明实证和阳明虚证，而阳明虚证以胃中虚寒为病机，治法以温胃散寒，方剂选用理中丸、吴茱萸汤、四逆汤等。

（6）"夫肝之病，补用酸，助用焦苦，益用甘味之药调之。酸入肝，焦苦入心，甘入脾，脾能伤肾，肾气微弱，则水不行，水不行，则心火气盛，则伤肺；肺被伤，则金气不行，金气不行，则肝气盛，则肝自愈。此治肝补脾之要妙也。肝虚则用此法，实则不在用之。"

——《金匮要略•脏腑经络先后病脉证》

按语： 此治肝补脾要妙之至理名言，最能体现中医藏象学说整体观念和辨证论治的特色。

2. 医家医论

(1)"治脾胃冷弱,心腹绞痛,呕吐泄利,霍乱转筋,体冷微汗,手足厥寒,心下逆满,腹中雷鸣,呕哕不止,饮食不进,及一切沉寒痼冷,并皆治之。"

——宋·太平惠民和剂局《太平惠民和剂局方》

按语:指出附子理中丸的适应证。

(2)"治下焦阳虚,火不生土,脏腑不调,食少便溏,及中寒腹痛,身痛拘急,倦卧沉重等症。"

——清·凌奂《饲鹤亭集方》

按语:指出附子理中丸的病机和适应证。

三、病毒性心肌炎案

文某,女,29岁,甘肃省陇南市礼县人,2017年1月13日初诊。

主诉:发现病毒性心肌炎1个月。

现病史:患者1个月前受凉后出现发热,伴胸闷、气短、咳嗽、咯痰、乏力及盗汗,就诊于礼县第一人民医院,诊断为结核性胸膜炎,给予抗结核等治疗。但住院期间心悸显著,持续加重,遂转诊于陇南市第一人民医院,行相关检查诊断为病毒性心肌炎、肺部感染,给予抗感染等治疗,效果不显。建议到上级医院进一步治疗,遂就诊于空军军医大学西京医院,仍诊断为病毒性心肌炎,建议住院治疗。患者及家属商量来兰州治疗比较方便,遂就诊于兰州大学第一医院心血管内科,门诊以"病毒性心肌炎,心律失常"收住入院,给予对症治疗,效果不佳。经主管医生介绍,遂就诊于中医。

刻诊:患者坐轮椅来诊室,焦虑貌,颜面浮肿,坐立不安,心悸,胸闷,气短难续,夜不能寐,烦躁无比,身热夜甚,异常怕热,口干,喜冷饮,大汗出,汗出后身冰冷,纳差,食欲不振,胃脘胀满,服用多潘立酮后可缓解,多梦,梦见大火燔灼。大便干,小便少,色黄。舌质红,苔薄黄,脉洪大。

西医诊断:病毒性心肌炎。

中医诊断:心悸。

病机:阳明气分伏热。

治法:清解阳明气分伏热。

方药:竹叶石膏汤加味。

淡竹叶 10g	生石膏 60g(包煎)	生山药 30g	炙甘草 10g

西洋参 30g   麦冬 30g   乌梅 30g   知母 30g

法半夏 10g

3 剂。煮服方法：加水 1 600ml，浸泡 0.5 小时，文火煮 1 小时以上，煮剩 400ml，分 2 次，早、晚饭后 1 小时温服。

方解：竹叶石膏汤出自《伤寒论•辨阴阳易差后劳复病脉证治》，主治伤寒解后出现余热未清、气津两伤证。方中生石膏、知母、炙甘草、生山药（代替粳米）取白虎汤之意，清解阳明气分伏热；淡竹叶清热除烦、生津、利尿，清透气分热邪外出；西洋参、麦冬益气养阴生津；法半夏和胃降逆止呕，亦可防大剂滋阴药物引起脾胃之气呆滞；乌梅滋阴生津止渴，敛降相火归位。全方共奏清热生津、益气和胃之功。

二诊（1 月 16 日），患者步入诊室，神清气爽，面带微笑。服药 1 剂后自诉上述症状缓解 30%，可睡眠 4 小时。服药 3 剂后上述症状明显缓解，可睡眠 6 小时，渐有食欲，纳食可，疲乏，多梦，梦见亡人。舌质变淡，舌边红，苔薄黄，左寸浮、左关弦、左尺弱。

证型：少阴热化兼有火证。

病机：少阴阴气不足，热化兼有火。

治法：滋补少阴阴气，清热泻火。

方药：黄连阿胶汤合来复汤加味。

黄连 10g   黄芩 10g   阿胶 20g(烊化)   炒白芍 30g

生山茱萸 30g   生龙骨 30g   生牡蛎 30g   炙甘草 10g

西洋参 30g   麦冬 30g   炙五味子 15g   鸡子黄 1 枚(药温加入搅拌)

3 剂。煮服方法：加水 1 600ml，浸泡 0.5 小时，文火煮 1 小时以上，煮剩 400ml，分 2 次，早、晚饭后 1 小时温服。

方解：黄连阿胶汤出自《伤寒论》少阴病篇，为少阴热化兼有火证之主方。少阴热化兼有火证是与少阴热化兼有水证形成对比之说法。方中黄连泻心火，黄芩、炒白芍苦降相火，使心火下降于肾，则肾水不寒；君火主升，相火主降；君火过亢宜清，相火不降宜降，黄连、黄芩均具有苦味，正所谓"阳有余，以苦除之""苦能坚肾"。阿胶、鸡子黄味甘，正所谓"阴不足以甘补之"，两者且为血肉有情之品，功善滋阴。阴能涵阳，相火归位，使肾水上济于心，则心火不亢。诸药合用，滋阴泻火，壮水之主以制阳光，心肾交合，水升火降。

来复汤为近代名医张锡纯所创,出自《医学衷中参西录》,寓一阳来复、元气归根之意,为治阴虚劳热方,具有固涩止汗、益气敛阴之功效。生山茱萸(乙木)补肝体,助肝用,为救脱要药,凡人身阴阳气血将散者皆能敛之,因"元气之脱,皆脱在肝";炒白芍(甲木)敛降相火;生龙骨、生牡蛎潜阳,收敛浮在外之阳气;人参、炙甘草补益土气,扶土以载木。益土载木实为来复汤的病机关键。

生脉散出自《医学启源》,由人参、麦冬、五味子组成,主治耗气伤阴证,主要适用于心肺气阴两虚,具有益气生津、敛阴止汗之功。

三诊(1月19日),患者自诉已愈90%,睡眠踏实,精力充沛。偶有心悸、胸闷、气短,出现怕冷,喜热饮,饮后不解渴,大便转稀、质黏,小便清。临床各项检查均正常,病毒性心肌炎痊愈。舌质淡嫩,舌体胖大,边有齿痕,苔薄白,脉沉。

证型: 少阴寒热证(少阴寒化为主)。

病机: 少阴本气不足,寒化为主。

治法: 温补少阴本气,益气养阴。

方药: 桂附地黄丸加味。

黑顺片 10g	桂枝 10g	熟地黄 60g	生山茱萸 30g
生山药 30g	云茯苓 30g	泽泻 20g	丹皮 20g
当归 20g	赤芍 30g	红参 15g	生龙骨 30g
生牡蛎 30g	鳖甲 20g	麦冬 30g	炙五味子 15g

6剂。煮服方法:加水1 800ml,浸泡0.5小时,文火煮1.5小时以上,煮剩400ml,分2次,早、晚饭后1小时温服。

患者服药后,电话告知诸症消失。随访5年,一切如常。

方解: 方中桂附地黄丸温益肾气,主要适用于少阴寒化为主的少阴寒热证,通过滋水涵木来达到木生火的目的。心主血脉,故以当归、赤芍、鳖甲入通血脉,养血通脉;生脉散(红参、麦冬、五味子)益气养阴,心肺同治;生龙骨、生牡蛎敛藏阳气。病机简易线路图为:水→木→火,即水不涵木→木不生火。

按语: 病毒性心肌炎是指病毒感染引起的心肌局限性或弥漫性的急性或慢性炎症病变,属于感染性心肌疾病。西医目前尚无特异性治疗方法,治疗主要针对病毒感染和心肌炎症。属于中医的心悸、胸痹、水肿、怔忡、虚劳等范畴，临证紧扣"观其脉证，知犯何逆，随证治之"的法则辨证施治。

1. 经典条文

（1）"壮火之气衰，少火之气壮；壮火食气，气食少火；壮火散气，少火生气。"

——《素问·阴阳应象大论》

按语：壮火食气，耗气伤阴，当以清解之。

（2）"经脉十二者，伏行分肉之间，深而不见。"

——《灵枢·经脉》

按语：十二经脉循行于分肉之间，即肌肉与肌肉的间隙。

（3）"伤寒解后，虚羸少气，气逆欲吐，竹叶石膏汤主之。"（397）

——《伤寒论·辨阴阳易差后劳复病脉证并治》

按语：伤寒后期余热未尽，予竹叶石膏汤以清热生津、益气和胃。

（4）"服桂枝汤，大汗出后，大烦渴不解，脉洪大者，白虎加人参汤主之。"（26）

——《伤寒论·辨太阳病脉证并治上》

按语：大热、大汗出、大烦渴、脉洪大为阳明经热证四大症，用白虎加人参汤清热、益气、生津。

（5）"伤寒脉浮，发热无汗，其表不解，不可与白虎汤。渴欲饮水，无表证者，白虎加人参汤主之。"（170）

——《伤寒论·辨太阳病脉证并治下》

按语：此条文涉及太阳病与阳明病的鉴别，即"伤寒脉浮，发热无汗，其表不解"为太阳病，此时不可用白虎汤。表证已无，渴欲饮水，为阳明经热证，用白虎加人参汤清热、益气、生津。

（6）"若渴欲饮水，口干舌燥者，白虎加人参汤主之。"（222）

——《伤寒论·辨阳明病脉证并治》

"伤寒若吐若下后，七八日不解，热结在里，表里俱热，时时恶风，大渴，舌上干燥而烦，欲饮水数升者，白虎加人参汤主之。"（168）

——《伤寒论·辨太阳病脉证并治下》

按语：阳明经热证，伴有津伤，用白虎加人参汤清热、益气、生津。

（7）"少阴病，得之二三日以上，心中烦，不得卧，黄连阿胶汤主之。"（303）

——《伤寒论·辨少阴病脉证并治》

按语：少阴阴气不足而致少阴热化兼有火证，用黄连阿胶汤滋阴、清热、泻火。

2. 医家医论

"来复汤，治寒温外感诸证，大病瘥后不能自复，寒热往来，虚汗淋漓。或但热不寒，汗出而热解，须臾又热又汗，目睛上窜，势危欲脱。或喘逆，或怔忡，或气虚不足以息，诸证若见一端，即宜急服。

萸肉（去净核，二两）　生龙骨（捣细，一两）　生牡蛎（捣细，一两）　生杭芍（六钱）　野台参（四钱）　甘草（蜜炙，二钱）

……

历观以上诸案，萸肉救脱之功，较参、术、芪更胜哉。盖萸肉之性，不独补肝也，凡人身之阴阳气血将散者，皆能敛之。故救脱之药，当以萸肉为第一。而《本草》载于中品，不与参、术、芪并列者，窃忆古书竹简韦编，易于错简，此或错简之误欤。

凡人元气之脱，皆脱在肝。故人虚极者，其肝风必先动，肝风动，即元气欲脱之兆也。又肝与胆脏腑相依，胆为少阳，有病主寒热往来。肝为厥阴，虚极亦为寒热往来，为有寒热，故多出汗。萸肉既能敛汗，又善补肝，是以肝虚极而元气将脱者服之最效。愚初试出此药之能力，以为一己之创见，及详观《神农本经》山茱萸原主寒热，其所主之寒热，即肝经虚极之寒热往来也。特从前涉猎观之，忽不加察，且益叹《本经》之精当，实非后世本草所能及也。又《本经》谓山茱萸能逐寒湿痹，是以前方可用以治心腹疼痛。四卷曲直汤用以治肢体疼痛，为其味酸能敛。二卷中补络补管汤，用之以治咳血吐血。再合以此方重用之，最善救脱敛汗，则山茱萸功用之妙，真令人不可思议矣。"

——张锡纯《医学衷中参西录》

按语：提出"凡人元气之脱，皆脱在肝"的著名观点，阐释了来复汤的方解和临床应用。

四、带状疱疹后神经痛案两则

（一）

邸某，女，71岁，广东省珠海市人，2018年11月12日初诊。

主诉：右侧腹部、背部带状疱疹后神经痛1个月余。

现病史：患者于 1 个月余前无明显诱因出现右侧腹部、背部簇集样水疱，伴针刺样灼痛，局部发红，就诊于当地医院，诊断为带状疱疹。经对症治疗后带状疱疹结痂脱落，但疼痛仍剧烈，因病程超过 1 个月，故诊断为带状疱疹后神经痛。经亲友介绍，来诊于笔者。

刻诊：精神不振，右侧腹部、背部疼痛剧烈，局部不规则紫红色色素沉着斑，疲乏，怕冷。大便先干后稀，质黏，小便正常。舌质淡，舌体胖大，边有齿痕，苔白腻，脉弦。

西医诊断：带状疱疹后神经痛。

中医诊断：蛇串疮。

证型：少阴寒热证（少阴寒化为主）。

病机：少阴阳气不足，化热至卫气营血界面。

治法：温益少阴阳气，层层转化，层层托透。

方药：四逆汤合白虎汤加味。

黑顺片 15g	干姜 15g	炙甘草 30g	桂枝 15g
赤芍 60g	生石膏 60g(布包)	知母 30g	乌梅 30g
当归 30g	鳖甲 20g	升麻 15g	金银花 30g
蜈蚣 1 条	蝉蜕 10g	元胡 30g	僵蚕 15g

3 剂。煮服方法：加水 1 800ml，浸泡 0.5 小时，文火煮 1.5 小时以上，煮剩 400ml，分 2 次，早、晚饭后 1 小时温服。

方解：《灵枢·痈疽》曰："寒邪客于经络之中则血泣，血泣则不通，不通则卫气归之，不得复反，故痈肿。"及"营气稽留于经脉之中，则血泣而不行，不行则卫气从之而不通，壅遏而不得行，故热。"《素问·生气通天论》曰："营气不从，逆于肉理，乃生痈肿。"指出寒气客于经络，因寒主收引，故卫气壅遏则化热；或营气不能正常运行于经络之中，郁久而化热，两者均可引起红、肿、热、痛、痒等症状。

方中用四逆汤温经散寒，因附子为中药武将之首，可峻补阳气，温通十二经脉，性善走而不守，辅以干姜引阳入阴，炙甘草补土以伏火；桂枝辛温，散寒温通血脉，解肌祛风；赤芍凉血散血、化瘀止痛，清解营血分伏热，体现了卫气营血辨证"入血就恐耗血动血，直须凉血散血"之意；白虎汤清解阳明气分及分间热邪，体现了卫气营血辨证"到气才可清气"之意；升麻鳖甲汤（取当归、鳖甲、升麻）深入血分，搜剔血分热邪，透热外出至阳明气分界面，予以白虎汤清解之，此法与卫气营血辨证"入营犹可透热转气"如出一辙。

乌梅敛降相火归藏于土下水中，且防温热邪气耗气伤阴之弊；当归、金银花为黄金搭档，具有活血解毒之功，对一切疮疡毒热均有奇效；蜈蚣擅走络脉，搜剔络脉之伏热，同时蜈蚣对毒热郁结有散解之效，广泛应用于皮肤病治疗当中；蝉蜕、僵蚕为对药，喻升降散之意，散风清热止痒，并托透伏邪；元胡活血化瘀，散热定痛。该方病机线路清晰，标本兼治，层层转化，层层托透，处处给邪气以出路；同时对壮火食气者，以透热转气至气分，予以集中清解，避免损伤人体有形物质基础，此亦是扶正之法的体现。

二诊（11月14日），患者服药后自诉腹部、背部疼痛缓解六成，色素沉着斑颜色变淡，仍疲乏、怕冷，大便转稀、质黏。病机同前，原方加炙麻黄10g、辽细辛10g，续服7剂。麻黄、细辛和黑顺片组成麻黄细辛附子汤，针对太阴病经证（太少两感证），为太阳少阴双解之法。方中附子温益少阴之寒，细辛温通腠理，麻黄开太阳表寒，三者从里至表，托透邪气。

三诊（12月4日），患者服药后腹部及后背疼痛范围缩小，程度自诉已减八成，仍疲乏、怕冷，大便稀、质黏。舌质淡，舌体胖大，边有齿痕，苔白，脉沉。

证型：少阴寒热证（少阴寒化为主）。

病机：少阴本气不足，寒化为主。

治法：温益少阴本气，托透邪气。

方药：桂附地黄丸加味。

黑顺片15g	桂枝15g	熟地黄60g	生山药30g
生山茱萸30g	茯苓30g	泽泻20g	牡丹皮20g
当归20g	赤芍30g	元胡30g	鳖甲20g
升麻15g	蜈蚣1条	全蝎6g	知母30g
葛根30g	僵蚕15g	乌梅30g	蝉蜕15g
生姜15g	大枣30g		

12剂。煮服方法：加水1 800ml，浸泡0.5小时，文火煮1.5小时以上，煮剩400ml，分2次，早、晚饭后1小时温服。

方解：因卫出下焦，故以桂附地黄丸温补肾气，增强卫气；当归、赤芍、元胡、鳖甲入血分，凉血散血、活血定痛、开瘀散结；升麻与僵蚕、蝉蜕取升降散之意，透风热之邪外出，知母将其清解之；全蝎、蜈蚣组成止痉散，息风止痉、攻毒散结、通络止痛、搜剔络脉中伏邪；葛根解肌祛风；乌梅合厥阴，敛降相火；生姜、大枣补益气血，扶正祛邪。全方共奏温益肾气、增强卫气、托透邪气之力。

患者 1 个月后从珠海途经兰州，诉带状疱疹后神经痛症状服上药 6 剂后已完全消失，未再发作。随访 3 年，一切正常。

按语： 带状疱疹是由水痘 - 带状疱疹病毒引起的急性感染性皮肤病。由于该病毒具有亲神经性，感染后可长期潜伏于脊髓神经后根神经节的神经元内，并沿神经纤维移至皮肤，使受侵犯的神经和皮肤产生强烈的炎症。皮疹一般有单侧性和按神经节段分布的特点，有簇集性的疱疹，并伴有疼痛。带状疱疹急性期治疗效果最佳，应避免误治或失治而遗留后遗神经痛，使得治疗难度增大，服药时间延长。如果治疗不当或治疗不及时，大约 10% 的患者疼痛时间会超过 1 个月，一般会出现带状疱疹后神经痛的问题。而是否留下带状疱疹后神经痛的问题，往往取决于正气的强弱。正气较足的带状疱疹患者，即使症状严重，但经过恰当的治疗一般不会留下后遗神经痛的问题。患者正气不足时容易正虚邪恋，如果治疗不当或不及时，一般会留下后遗神经痛的问题。该病治疗扶正是关键，托透邪气是特色。

中医虽无带状疱疹及带状疱疹后神经痛之说，但根据临床表现常将其归属于"缠腰火丹""火带疮""蛇丹""蜘蛛疮"等范畴。

该案属少阴寒化为主的少阴寒热证，治疗时以少阴寒化证为主，故后期用桂附地黄丸温补肾气以治本，涉及卫、气、营、血四个界面的临床表现，按照卫气营血辨证理论对证治疗即可，体现了层层转化、层层托透的用药法度。

（二）

刘某，女，35 岁，甘肃省兰州市人，2017 年 4 月 1 日初诊。

主诉： 右耳道带状疱疹后神经痛 1 年余。

现病史： 患者于 1 年余前无明显诱因出现右耳道疱疹，波及鼓膜，渗出黄色液体，疼痛剧烈，就诊于甘肃省第二人民医院，诊断为带状疱疹，给予止痛、抗病毒及营养神经等治疗（具体不详）。1 个月后右耳道遗留神经痛，间断发作，难以忍受。经病友介绍，来诊于笔者。

既往史： 对尘埃、海鲜等多种物质过敏。

刻诊：右耳带状疱疹后神经痛，呈针刺感，间断发作，疼痛难忍。面部烘热，心悸，烦躁，右心室肥大。面部色素沉着斑，月经量少，先后不定期，小腹赘肉，背部痤疮，口臭，长期食用海参等高热量食物。便秘，大便干结，数日一解，溲黄。舌质红，苔黄腻，左尺脉弱。

西医诊断：带状疱疹后神经痛。

中医诊断：蛇串疮。

证型：少阴热化证。

病机：少阴阴气不足，热化至卫气营血界面。

治法：滋补少阴阴气，层层转化，层层托透。

方药：引火汤加味。

熟地黄 90g	天门冬 30g	麦冬 30g	茯苓 15g
炙五味子 6g	巴戟天 30g	炒白芍 15g	生甘草 10g
川牛膝 30g	当归 20g	鳖甲 20g	升麻 15g
生石膏 120g(布包)	知母 30g	蝉蜕 10g	乌梅 30g
酒大黄 10g	竹叶 10g	生地黄 30g	金银花 15g
元胡 30g			

6剂。煮服方法：加水1 800ml，浸泡0.5小时，文火煮1.5小时以上，煮剩400ml，分2次，早、晚饭后1小时温服。

方解：引火汤滋补少阴阴气，承降伏热；芍药甘草汤酸甘化阴，同时将气往下引；川牛膝引血下行，引阳入阴；少阴热化至阳明经证的燥热用生石膏、知母来清解，阳明腑实证的燥热用酒大黄来通腑泻热，体现了卫气营血辨证"到气才可清气"之意；乌梅敛降相火，清热生津，体现了温病学"时时顾护津液"的思想；升麻、竹叶透营血分毒热外出至气分集中予以清解；升麻与蝉蜕取升降散之意，散风清热止痒，透风热之邪外出；生地黄和鳖甲凉血散血、搜剔阴分中的伏热，体现了卫气营血辨证"入血就恐耗血动血，直须凉血散血"之意；金银花和当归可以治疗一切疮疡、肿毒，金银花的使用也体现了卫气营血辨证"在卫汗之可也"之意；元胡活血化瘀、散结止痛。

二诊（4月8日），患者服药后右耳带状疱疹后神经痛明显缓解，余症均减轻。病机同前，原方加止痉散，即全蝎6g、蜈蚣1条，用来息风止痉，攻毒散结，通络止痛，搜剔络脉中伏邪，续服12剂。

患者服药后带状疱疹后神经痛消失，余症基本消失，月经量增多。患者既往对尘埃、海鲜等多种物质过敏,服药后检测过敏原未见异常。随访5年,一切正常。

按语:本案以少阴热化证为主,故用引火汤滋阴承热以治本,涉及卫、气、营、血4个界面的临床表现,按照卫气营血辨证的理论对证治疗即可,体现了层层转化、层层托透的用药法度。

经典条文

(1)"夫血脉营卫,周流不休,上应星宿,下应经数。寒邪客于经络之中则血泣,血泣则不通,不通则卫气归之,不得复反,故痈肿。寒气化为热,热胜则腐肉,肉腐则为脓,脓不泻则烂筋,筋烂则伤骨,骨伤则髓消,不当骨空,不得泄泻,血枯空虚,则筋骨肌肉不相荣,经脉败漏,熏于五脏,脏伤故死矣。"

"黄帝曰:夫子言痈疽,何以别之?岐伯曰:营气稽留于经脉之中,则血泣而不行,不行则卫气从之而不通,壅遏而不得行,故热。大热不止,热胜则肉腐,肉腐则为脓,然不能陷于骨髓,骨髓不为燋枯,五脏不为伤,故命曰痈。"

——《灵枢·痈疽》

按语:寒气客于经络,因寒主收引,故见血泣不通,卫气壅遏则化热,热胜则肿,热盛则肉腐,肉腐则为脓,故见痈肿等病症。

(2)"营气不从,逆于肉理,乃生痈肿。"

——《素问·生气通天论》

按语:营气不能正常运行于经脉之中,郁久而化热,热胜则肿,热盛则肉腐,肉腐则为脓,故见痈肿等病症。

(3)"脉浮而迟,表热里寒,下利清谷者,四逆汤主之。"(225)

——《伤寒论·辨阳明病脉证并治》

"既吐且利,小便复利,而大汗出,下利清谷,内寒外热,脉微欲绝者,四逆汤主之。"(389)

——《伤寒论·辨霍乱病脉证并治》

按语:表热里寒为四逆汤适应证的主要特点之一,用四逆汤温化里寒以回阳,则阳气归位而表热自退。

(4)"伤寒脉浮滑,此以表有热,里有寒,白虎汤主之。"(176)

——《伤寒论·辨太阳病脉证并治下》

按语："表热里寒"用四逆汤来治疗,此处恐是"表寒里热",用白虎汤来治疗,常见于厥阴病热厥,两者形成对比。

(5)"伤寒若吐若下后,七八日不解,热结在里,表里俱热,时时恶风,大渴,舌上干燥而烦,欲饮水数升者,白虎加人参汤主之。"(168)

——《伤寒论·辨太阳病脉证并治下》

按语:阳明经热证,伴有津伤,用白虎加人参汤清热、益气、生津。

(6)"少阴病,得之二三日,口燥咽干者,急下之,宜大承气汤。"(320)

"少阴病,自利清水,色纯青,心下必痛,口干燥者,可下之,宜大承气汤。"(321)

"少阴病,六七日,腹胀不大便者,急下之,宜大承气汤。"(322)

——《伤寒论·辨少阴病脉证并治》

按语:少阴病三承气汤证应当隶属于少阴热化证的范畴,是少阴热化到阳明大肠腑界面的表现。阳明病三承气汤证以实证、热证、阳气亢奋为主,而少阴病三承气汤证是因少阴的阴气不足致阴虚生内热,将转化出来的燥热火释放到了阳明肠道而引起的阳明腑实证。虽然两者都有痞、满、燥、实、坚的临床表现,但少阴病三承气汤证以虚证、热证、阴气不足为主,属于虚实夹杂证。

(7)"大凡看法,卫之后方言气,营之后方言血。在卫汗之可也,到气才可清气,入营犹可透热转气,如犀角、玄参、羚羊角等物,入血就恐耗血动血,直须凉血散血,如生地、丹皮、阿胶、赤芍等物。"

——《温热论》

按语:此为温热类温病卫气营血辨证之卫、气、营、血四个界面的治疗法则。

五、肺泡蛋白沉积症案

张某,女,47岁,甘肃省兰州市人,2018年3月4日初诊。

主诉:咳嗽、咯痰4个月。

现病史:患者4个月前因"咳嗽、咯痰半个月余,伴发热1周"就诊于甘肃省人民医院。患者于就诊前半个月因受凉出现咳嗽,咯痰,白色泡沫样痰,伴喘息、胸闷、气短、心悸;就诊前1周出现发热,体温最高达38℃。行胸部X线检查示:双肺中野炎症。进一步行胸部CT检查示:双肺上叶少许渗出性病变，双侧胸膜局部增厚（图5-1）。肺功能示：①轻度阻塞性肺通气功能障碍；②残气量正常，残气量与肺总量比值中度增加；③弥散功能正常。支气管舒张试验结果为阴性。排查病毒、结核、非典型病原体等，均未见感染证据；肿瘤标志物鳞状上皮细胞癌抗原稍高于正常。为明确肺部病变性质，进一步行支气管肺泡灌洗检查，明确诊断为肺泡蛋白沉积症。经对症治疗后，上述症状缓解。出院后患者反复出现咳嗽、咯痰症状，定期复查胸部CT检查均显示双肺上叶渗出性病变。

既往史：哮喘病史10年，肺气肿病史5年，无吸烟史。

刻诊：咳嗽，咯痰，痰色白、呈泡沫状，背部受凉后咳甚，咽痒即咳，咳甚遗尿，喘息，胸闷，气短，心悸，疲乏，恶寒，寐差，凌晨2~3点易醒。小便频，夜尿尤甚，大便先干后稀、质黏。舌质淡，舌体胖大，边有齿痕，苔白腻，右寸脉大，尺脉沉而无力。

西医诊断：肺泡蛋白沉积症。

中医诊断：肺痹。

证型：阳虚水泛证。

病机：阳虚水泛，寒饮射肺。

治法：温阳利水，温肺散寒。

方药：真武汤加味。

黑顺片15g	炒白术45g	云茯苓30g	炒白芍15g
干姜15g	辽细辛10g	炙五味子30g	炙甘草30g
木蝴蝶15g	菟丝子30g(布包)	炙紫菀20g	炙款冬花20g
红参15g	麦冬30g		

6剂。煮服方法：加水1 800ml，浸泡0.5小时，文火煮1.5小时以上，煮剩400ml，分2次，早、晚饭后1小时温服。

方解：该病例中患者既往哮喘、肺气肿病史，且此次主诉为咳嗽、咯痰4个月，咽痒即咳，以背部受凉后咳甚，咳甚遗尿，其痰呈白色泡沫样，此证候主要表现在肺。结合患者喘息、疲乏、恶寒、寐差、小便频数、大便质黏等肾气虚的证候；再观其舌质淡，舌体胖大，边有齿痕，苔白腻，切其右寸脉大，尺脉沉而无力。追根溯源，病本在肾。

《灵枢·本输》曰："少阳属肾，肾上连肺，故将两脏。"《类经》曰："少阳，三焦也。三焦之正脉指天，散于胸中，而肾脉亦上连于肺；三焦之下腧属于膀胱，而膀胱为肾之合，故三焦亦属乎肾也。然三焦为中渎之府，膀胱为津液之府，肾以水藏而领水府，理之当然，故肾得兼将两脏。"肾气不足不能镇摄水液，水不涵木致使厥阴风木升发异常，以致寒湿水邪沿三焦水道随厥阴风木冲逆而上，因患者肺气不足，至虚之地便是受邪之处，故寒湿阴霾上冲于肺，终致肺气宣肃不利而见咳嗽、咯痰。

咽喉为诸经循行之要冲，但与手太阴肺、足太阴脾和足少阴肾联系最为密切，正如《灵枢·经脉》曰："肾足少阴之脉……其直者，从肾上贯肝膈，入肺中，循喉咙，挟舌本。"寒湿阴霾循肾经上冲于咽喉，故见咽痒即咳。背部主要为督脉与膀胱经循行，为全身阳气汇聚之所，其根在肾，故可见背部受凉后咳甚。《素问·咳论》曰："肾咳不已，则膀胱受之，膀胱咳状，咳而遗溺。"肾司膀胱之开合，肾气不足则膀胱开合失司，故见咳而遗尿，称为膀胱咳。至于其胸闷、气短、心悸等症状，为心主血脉功能异常所致，实则由木不生火所致。综上所述，此案病机过程主要是肾气不足致使寒湿水邪无力镇摄，通过三焦上冲于肺所致。

真武汤由附子、白术、茯苓、白芍、生姜组成。附子峻补阳气，温补肾气，镇摄水液。水唯畏土，故以白术崇土治水。茯苓不仅可以健脾利水，还具有理先天元气的作用，即引气至肾之宅舍的作用。肾气不足致使水不涵木，厥阴风木升发出现异常，可将寒湿阴霾之气冲逆而上至肺，故用白芍通过降甲木之气来达到敛降升发太过的厥阴风木之气，白芍还具有利水、通利血脉的功效。

据此为法，随症加减。真武汤加减法里提到："若咳者，加五味子半升，细辛一两，干姜一两。"真武汤原方中生姜具有温胃散寒、发散水气的功效，而干姜具有温中散寒、回阳通脉、温肺化饮的功效。本案患者因寒湿阴霾上冲至肺而咳，故去生姜，加干姜、细辛、五味子。《金匮要略·痰饮咳嗽病脉证并治》曰："咳逆，倚息不得卧，小青龙汤主之。青龙汤下已，多唾口燥，寸脉沉，尺脉微，手足厥逆，气从小腹上冲胸咽，手足痹，其面翕热如醉状，因复下流阴股，小便难，时复冒者，与茯苓桂枝五味子甘草汤，治其气冲……冲气即低，而反更咳，胸满者，用桂苓五味甘草汤，去桂加干姜、细辛，以治其咳满。"故于方中加炙甘草喻苓甘五味姜辛汤之意，针对水寒射肺，体现了"病痰饮者，当以温药和之"的治疗原则。加红参、麦冬合炙五味子喻生脉散之意，益气养阴，气阴双补；加木蝴蝶、菟丝子以增强补肾纳气之效，木蝴蝶针对咽痒即咳,无论是木火刑金还是寒湿阴霾循肾经上冲咽喉所致者均效果显著;炙紫菀、炙款冬花为一组对药,无论寒热之痰,均具有较强的化痰、祛痰作用,可对治一切咳嗽诸疾。诸药合用,共奏温阳利水、降逆止咳之功。

二诊(3月11日),患者服药后出现腹胀、肠鸣、矢气频、臭秽、排便次数增多、大便稀等症状。仍有背部受凉后咳甚,咽痒即咳,疲乏,恶寒,伴胸闷、气短、心悸、寐差、夜尿频等症状。病机同前,原方加炙麻黄10g、炒杏仁15g,以温肺化饮、宣肺平喘,续服6剂。

三诊(3月18日),患者服药后咳嗽、咯痰、喘息较前明显减轻。仍有疲乏、恶寒、胸闷、气短、心悸、寐差、夜尿频等症状。舌质淡嫩,舌体胖大,边有齿痕,苔薄白,脉沉。

病机:肺肾气虚。

治法:补肺益肾。

方药:桂附地黄丸合生脉散加味。

黑顺片15g	桂枝15g	熟地黄60g	生山药30g
生山茱萸30g	云茯苓30g	泽泻20g	牡丹皮20g
红参15g	麦冬30g	炙五味子15g	木蝴蝶15g
菟丝子30g(布包)	炙紫菀20g	炙款冬花20g	炒杏仁15g

6剂。煮服方法:加水1 800ml,浸泡0.5小时,文火煮1.5小时以上,煮剩400ml,分2次,早、晚饭后1小时温服。

方解:"喘息""恶寒""夜尿频""舌质淡嫩,舌体胖大,边有齿痕,苔薄白,脉沉"的证候为肾水之气不足的临床表现;"疲乏"为肝木之气萌芽不足所致;"胸闷、气短、心悸、寐差"的证候为心火之气不足(心主血脉及心主神志)的临床表现;"咳嗽、咯痰"的证候为肺金之气不足的临床表现。由此可见,肺肾气虚的病机实为"水不涵木→木火刑金"的简单体现,即病机简易线路图为:水(肾气)→木(肝气)→火(心火)→金(肺气)。治疗以桂附地黄丸温补肾气,且滋水涵木;生脉散益气养阴,气阴双补,心肺同治。

桂附地黄丸是一个阴阳双补的方剂,但侧重于温补肾阳之气。换言之,即少阴寒化证与少阴热化证同时存在,但以少阴寒化证为主,正如张景岳在《景岳全书》中言:"善补阳者,必于阴中求阳,则阳得阴助而生化无穷。"桂附地黄丸由附子、桂枝、熟地黄、山药、山茱萸、茯苓、泽泻和丹皮组成,具有温补肾阳之气的功效。附子可峻补阳气，温通十二经脉，性善走而不守。熟地黄具有补血滋阴、益精填髓的功效，而《本草崇原》记载熟地黄为"土气之专精"。

由此可见，熟地黄是通过补益脾土之气来补益肾水之气的，且能够裹挟附子补益的阳气；山茱萸擅补厥阴肝体，山药可金生丽水，两者的配伍可将补益的阳气进行左收和右降，以加强阳气内守的作用，这些都会使得附子峻补的阳气偏于温补而不偏于温通；茯苓可理先天元气，使气达其所，同时利水祛邪；泽泻泄肾中浊阴；丹皮清热凉血，亦可防肝胆内寄相火导致的阳气郁遏化热之弊；桂枝具有升达肝木之气的功效，可使肾水之气上达肝木，发挥滋水涵木从而达到木生火的功效。

四诊（3月25日），患者服药后咳嗽、咯痰进一步减轻，胸闷、气短、心悸缓解，疲乏、恶寒减轻，寐差，夜尿仍频。病机如前，前方加生龙骨30g、生牡蛎30g、川牛膝30g，以收敛阳气、引阳入阴，续服6剂。

五诊（4月2日），患者上述症状进一步缓解。病机如前，前方去生龙骨、生牡蛎和川牛膝，加益智仁30g、乌药10g，两者合山药组成缩泉丸，以温肾缩尿，续服6剂。

六诊（4月8日），患者服药后咳嗽、咯痰继续减轻，偶有胸闷、气短，稍有疲乏，夜尿减少，大便次数仍多，质稀且黏。病机如前，前方加补骨脂30g，以补肾纳气，续服6剂。

七诊（4月15日），患者服药后咳嗽、咯痰、胸闷、气短、疲乏等症状基本消失，大、小便正常。病机如前，效不更方，续服12剂。

八诊（5月7日），复查胸部CT检查示：双侧胸膜局部增厚（图5-2）。脉冲震荡肺功能检测示：①呼吸总阻抗（Z5）正常；②总气道阻力（R5）正常；③中心气道阻力（R20）正常；④周边气道阻力（X5）正常。

患者服药后上述症状未见反复。随访4年，一切正常。患者2019～2022年定期复查胸部CT检查，结果提示双侧胸膜局部增厚，余未见明显异常。

按语： 肺泡蛋白沉积症是一种罕见的肺部疾病，其特征是肺泡巨噬细胞不能分解生物表面活性剂以致其在肺泡中积聚，从而导致肺泡动脉血氧梯度增加和低氧血症。大多数肺泡蛋白沉积症患者临床表现为咳嗽、咳痰、进行性劳力性呼吸困难及体重减轻、疲乏不适或低热。目前，确诊肺泡蛋白沉积症主要依据支气管肺泡灌洗检查，治疗以全肺灌洗，吸入／皮下注射

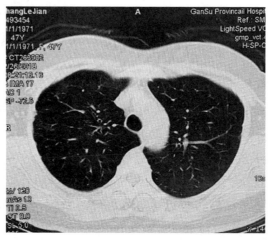

图 5-1　2018 年 2 月 26 日胸部 CT 检查

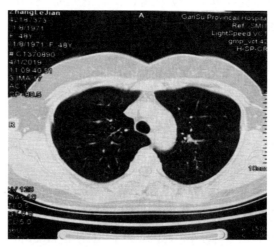

图 5-2　2018 年 5 月 7 日胸部 CT 检查

粒细胞 - 巨噬细胞集落刺激因子（granulocyte-macrophage colony-stimulating factor，GM-CSF）等为主。但无论是全肺灌洗还是 GM-CSF 治疗，多数患者只能改善症状。近年来，陆续报道有肺泡蛋白沉积症的中医文献，20 世纪前一般将其归属为中医的"肺痿""顽痰"等范畴。近几年随着医学的发展，肺泡蛋白沉积症确诊时间越来越早，中医对其也有了新的认识。在病名方面，早期发病多属于"肺痹"的范畴；随着病情的进展，可发展为肺痿。

《黄帝内经》最早记载了肺痿的症状、脉象及病因病机，为肺痿奠定了理论基础。此后医家基本沿袭了《黄帝内经》关于肺痹的理论，且论述愈加多元化，渐成体系。至明清时期，除继承发展《黄帝内经》的理论外，医家对肺痹理论有了新的理解。综观历代医家之所述，肺痹是由于外感六淫邪气，直中肺脏，或皮痹经久不愈，内伤于肺，或内伤脏腑上逆于肺而成。以咳嗽，喘促，动则尤甚，咳清稀泡沫样痰，口唇指甲紫绀为主要临床表现。

目前，本病尚未有统一的中医诊疗标准。在治疗方面，多是根据专家的临床经验来辨证论治。通过本案初步证明，应用中医药辨证论治肺泡蛋白沉积症存在一定优势，且相较全肺灌洗或吸入 / 皮下注射 GM-CSF 治疗患者有更高的依从性及经济承受能力。由于肺泡蛋白沉积症在临床中的发病率较低，可观察病例数量有限，故期通过本案为其临床治疗提供一条切实可行的思路。

1. 经典条文

（1）"少阳属肾，肾上连肺，故将两脏。"

——《灵枢·本输》

按语：此"少阳"应指手少阳三焦，即肾通过三焦上连于肺。

（2）"肾足少阴之脉，起于小指之下，邪走足心，出于然骨之下，循内踝之后，别入跟中，以上踹内，出腘内廉，上股内后廉，贯脊属肾络膀胱；其直者，从肾上贯肝膈，入肺中，循喉咙，挟舌本；其支者，从肺出络心，注胸中。"

——《灵枢·经脉》

按语：此为足少阴肾经循行路线，咽喉为其循行之要冲，故少阴病临床表现可见咽部不适。偏于肾阳之气不足者，常见咽痒即咳的症状；偏于肾阴之气不足者，常见咽干的症状。

（3）"肾咳不已，则膀胱受之，膀胱咳状，咳而遗溺。"

——《素问·咳论》

按语：《素问·咳论》曰："五脏六腑皆令人咳，非独肺也。"此为肾咳久病导致的膀胱咳，特点为"咳而遗溺"。因肾与膀胱相表里，膀胱咳实乃肾气不足，温煦膀胱气化无力引起。

（4）"少阴病，二三日不已，至四五日，腹痛，小便不利，四肢沉重疼痛，自下利者，此为有水气，其人或咳，或小便利，或下利，或呕者，真武汤主之。"

"茯苓三两　芍药三两　白术二两　生姜三两，切　附子一枚，炮，去皮，破八片上五味，以水八升，煮取三升，去滓，温服七合，日三服。若咳者，加五味子半升，细辛一两，干姜一两；若小便利者，去茯苓；若下利者，去芍药，加干姜二两；若呕者，去附子，加生姜，足前为半斤。"

——《伤寒论·辨少阴病脉证并治》

按语：此为治疗阳虚水泛证的经典条文，究其根源，在于少阴肾阳之气不足，不能镇摄水液而导致水邪泛滥，随着厥阴风木升发之气冲逆而上所致。"阳虚"为病理基础，而"水泛"实为其病理现象。

（5）"咳逆倚息不得卧，小青龙汤主之。方见上及肺痈中。

青龙汤下已，多唾口燥，寸脉沉，尺脉微，手足厥逆，气从小腹上冲胸咽，手足痹，其面翕热如醉状，因复下流阴股，小便难，时复冒者，与茯苓桂枝五味子甘草汤，治其气冲。

桂苓五味甘草汤方

茯苓四两　桂枝四两，去皮　甘草炙，三两　五味子半升

上四味，以水八升，煮取三升，去滓，分三温服。

冲气即低，而反更咳，胸满者，用桂苓五味甘草汤，去桂加干姜、细辛，以治其咳满。

苓甘五味姜辛汤方

茯苓四两　甘草　干姜　细辛各三两　五味子半升

上五味，以水八升，煮取三升，去滓，温服半升，日三服。"

——《金匮要略·痰饮咳嗽病脉证并治》

按语：此为寒饮射肺的临床表现和治疗方药，遵循"病痰饮者，当以温药和之"（《金匮要略·痰饮咳嗽病脉证并治》）的治疗原则。

2. 医家医论

"少阳属肾，肾上连肺，故将两脏。少阳，三焦也。三焦之正脉指天，散于胸中，而肾脉亦上连于肺；三焦之下腧属于膀胱，而膀胱为肾之合，故三焦亦属乎肾也。然三焦为中渎之府，膀胱为津液之府，肾以水藏而领水府，理之当然，故肾得兼将两脏。"

——明·张介宾《类经》

按语：此是对"少阳属肾，肾上连肺，故将两脏"（《灵枢·本输》）的详细解读。

六、肝脓肿案

宗某，男，17 岁，甘肃省白银市会宁县人，2017 年 2 月 23 日初诊。

主诉： 肝脓肿反复发作半年余。

现病史： 患者于 2016 年 9 月 9 日，因打篮球时不慎受到外伤导致胃破裂，在甘肃省中医院行"胃壁修补术"及"肠粘连松解术"，术后给予抗炎、抑酸、保护胃黏膜及能量支持等治疗后，于 9 月 20 日好转出院。患者因寒战、高热，于 10 月 16 日入住兰州大学第一医院，经检查发现脾脓肿，给予穿刺引流术，症状未见缓解，遂于 11 月 4 日在全麻下行"脾切除术 + 腹腔脓肿清除术 + 腹腔引流术"，术后病理检查符合脾脓肿。给予禁食水、胃肠减压、抗感染、抑酸、保肝、营养支持、抗血小板等支持治疗后好转出院。

出院后患者仍觉有不适，于 12 月 15 日再次入住兰州大学第一医院，行全腹 CT 检查示：①肝右叶异常强化病灶，考虑肝脓肿；②术后积液有所吸收；③右侧胸腔积液并右肺下叶膨胀不全，双肺多发索条；④胆囊结石，胆囊炎；⑤腹膜后即双侧髂血管旁多发增大淋巴结；⑥左侧睾丸鞘膜积液。12 月 23 日在 B 超引导下行肝脓肿穿刺引流术，术后给予抗感染、保肝、抑酸、营养支持等治疗。2017 年 1 月 21 日，因饮食不当出现肠梗阻，给予禁食水、胃肠减压、抑酸、营养支持等治疗后好转出院。

此后，肝脓肿反复发作伴发热。2 月 1 日再次入住兰州大学第一医院，交替使用多种抗生素，包括亚胺培南西司他丁钠，仍效果不佳，持续高热。邀请全院 12 个相关科室进行院内大会诊，一致认为目前只能对症治疗。因手术风险太大，不建议手术治疗。考虑再无强效抗生素治疗，担忧耐药，主管主任遂请笔者给予中医治疗。

刻诊： 精神萎靡不振，身穿羽绒服，持续高热，体温 38.6℃，畏寒，得温不减，疲乏，盗汗，每打湿床单，且汗出后身体冰凉，自汗。大便不畅，小便黄。舌质淡嫩，舌体胖大，苔薄黄，脉数。

辅助检查： 2017 年 2 月 16 日肝脏 B 超检查示：肝右叶低回声区，考虑肝脓肿引流术后改变，范围较 1 月 16 日增大，约 83mm × 50mm。血常规示：血小板计数 $900 × 10^9$/L。

西医诊断： ①肝脓肿；②血小板增多症。

中医诊断： 肝痈。

病机: 大气不足,寒凝肝脉,气郁化热,热盛肉腐,溃烂成脓。

治法: 益气扶正,托疮生肌,提脓拔毒,托腐生新,排脓解毒。

方药: 大气托毒方合薏苡附子败酱散加味。

生黄芪 60g	白芷 20g	皂角刺 30g	生薏苡仁 30g
蒲公英 30g	当归 30g	金银花 30g	黑顺片 10g
败酱草 30g	鳖甲 20g	升麻 10g	生甘草 10g
蜈蚣 1 条	红参 15g		

4 剂。煮服方法:加水 1 800ml,浸泡 0.5 小时,文火煮 1.5 小时以上,煮剩 400ml,分 2 次,早、晚饭后 1 小时温服。

方解: 大气托毒方重用生黄芪益气扶正、提脓拔毒、托疮生肌、托腐生新,再加红参以益气养阴,加强扶正之力。白芷透窍排脓,皂角刺消肿托毒排脓,蒲公英清热解毒、消痈散结。薏苡附子败酱散扶阳消痈排脓,促使脓血从大便排出。升麻鳖甲汤中升麻透毒热,鳖甲搜剔血中伏热,当归活血消肿、补血生肌,生甘草泻火解毒、调和诸药。蜈蚣善通络脉,攻毒散结。金银花清热解毒消痈,与当归合用可治疗一切痈、肿、疔等毒热之症。全方共奏益气扶正、温阳散寒、托疮生肌、提脓拔毒、托腐生新及排脓解毒之功。

二诊(2 月 27 日),患者服药 1 剂后精神转佳,高热已退,盗汗、自汗明显缓解,汗出后身体冰冷亦轻,服药期间排出较多黏液状大便,色黑,如油漆状,腥臭无比,质黏。服药 4 剂后复查肝脏脓肿已缩小 2/3,笔者向彩超室技师再次确认,情况属实。病机同前,原方将生黄芪加量至 90g,再加酒大黄 6g,续服 4 剂。

三诊(3 月 3 日),高热未作,精神转佳,盗汗轻微,汗出后身体冰冷明显缓解。服药后出现疲乏、瞌睡多、腹胀、肠鸣、矢气多,大便通畅,少许黏液状大便。病机如前,效不更方,续服 4 剂。

四诊(3 月 6 日),复查肝脏 B 超示:肝右叶低回声区,考虑肝脓肿引流术后改变,大小约 32mm×24mm,范围较前明显缩小。咨询彩超室主管技师考虑是肝脓肿后形成的脓腔,脓液已无。服药后自汗、盗汗、疲乏已无,仍腹胀,肠鸣,矢气多且奇臭,大便黑,排便不畅、质黏。病机如前,前方将酒大黄加量至 10g,再加辽细辛 6g,与附子共同组成大黄附子汤,以温阳散寒、通腑导滞;鳖甲加量至 30g,升麻加量至 15g,以软坚散结、透毒外出,续服 3 剂。

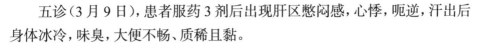

五诊（3月9日），患者服药3剂后出现肝区憋闷感，心悸，呃逆，汗出后身体冰冷，味臭，大便不畅、质稀且黏。

病机：厥阴本体不足，逆气冲上。

治法：温益厥阴本体，降冲逆气。

方药：三阴寒湿方加味。

生山药60g	茯苓30g	泽泻30g	川牛膝30g
黑顺片15g	炙甘草30g	太子参30g	炒白术30g
干姜炭15g	炒白术30g	生薏苡仁30g	败酱草30g
酒大黄10g	辽细辛6g	当归20g	鳖甲30g
升麻15g	生黄芪60g		

6剂。煮服方法：加水1 800ml，浸泡0.5小时，文火煮1.5小时以上，煮剩400ml，分2次，早、晚饭后1小时温服。

方解：厥阴本体不足致厥阴风木升发太过，可将寒湿阴霾冲逆而上。肺、胆、胃为人体气机右降三大主要脏腑，生山药、炒白芍、酒大黄分别为对治专药。三阴寒湿方中生山药以阴配阳，统摄诸药，以太阴脾、肺为主，苓、泽、牛可降一切有形寒湿阴霾逆气，黑顺片温化下焦沉寒，太子参、炙甘草补土伏火，炒白术崇土制水，干姜炭温土气、解凝结，炒白芍降胆木之气，大黄附子汤温阳散寒通下、降浊阴外排。

重用生黄芪发挥益气扶正、提脓拔毒、托疮生肌、托腐生新的功效。现代药理学研究发现，生黄芪有促进新生肉芽组织生长的作用。薏苡附子败酱散扶阳消痈排脓，促使脓血从大便排出，巩固疗效，以免死灰复燃。升麻鳖甲汤中升麻透毒热外出，鳖甲搜剔阴分中伏热、软坚散结，当归活血消肿、补血生肌。全方在降寒湿阴霾逆气的基础上，仍不忘托透伏邪，标本同治。

六诊（3月15日），患者服药后肝区憋闷感、心悸、呃逆、汗出后身体冰冷且味臭、大便不畅且黏等症状基本消失。现觉全身发热，面部烘热，但体温正常。大便不畅，小便黄。舌体变瘦，苔薄黄，尺脉弱，左尺脉甚。复查血常规：血小板计数$223×10^9$/L[参考范围：$(100\sim300)×10^9$/L]。

证型：少阴寒热证（少阴热化为主）。

病机：少阴本气不足，热化为主。

治法：滋阴承热，温化水寒。

方药：引火汤加味。

熟地黄 90g	天门冬 30g	麦冬 30g	茯苓 15g
炙五味子 15g	巴戟天 30g	肉桂 10g	黑顺片 10g
炒白芍 30g	炙甘草 10g	川牛膝 30g	生石膏 30g(布包)
乌梅 15g	酒大黄 6g	当归 20g	鳖甲 30g
升麻 10g			

6 剂。煮服方法：加水 1 800ml，浸泡 0.5 小时，文火煮 1.5 小时以上，煮剩 400ml，分 2 次，早、晚饭后 1 小时温服。

方解：水分壬水和癸水，即肾阴之气和肾阳之气，通俗讲就是水的温度和水的量。少阴阴气不足致热化至阳明界面而引起全身发热、面部烘热等阳明经热证，故用引火汤滋水填精，承降伏热；生石膏清解阳明经热；酒大黄通泄阳明腑热；肉桂、黑顺片温水寒；芍药甘草汤酸甘化阴，敛降相火；川牛膝引血下行，引阳入阴；升麻鳖甲汤中的升麻透热外出，鳖甲泄热守神，当归和调营血。全方阴阳双调，攻补兼施。该方治疗难点在于少阴热化证与少阴寒化证同时存在，孰轻孰重，临证时需要医生慎重鉴别，要领全在"阴阳"两字上面下功夫。

七诊（3 月 22 日），患者服药 6 剂后全身发热及面部烘热均消失，大便正常。复查肝脏 B 超提示肝脓肿及瘢痕已完全消失，笔者亦向彩超室主管技师再次确认情况属实。嘱患者停服药物，少食性属寒凉、冰冷之物，避免熬夜。随访 5 年，未再复发。

按语：肝脓肿是主因病原体侵入肝脏后，由于炎症反应在肝脏内形成的脓肿。中医一般将肝脓肿归属于"肝痈"的范畴。本案主要涉及五脏六腑间寒热相移的理论，在《素问·气厥论》中有详细的论述，即"肾移寒于脾，痈肿少气。脾移寒于肝，痈肿筋挛"。患者因长期饮食寒凉冰冷之物、熬夜、情绪不畅等致使肾气不足而内生寒湿。若寒移于脾，寒极生热或郁而化热，而出现痈肿、少气等症（如脾脓肿、脾肿大等）。此处需要说明的是，解剖学上的脾应当隶属于中医广义之脾的范畴。脾寒又移于肝，寒极生热或郁而化热，而出现痈肿、筋挛等症（如肝脓肿等）。该案足见古人认识疾病的思路高屋建瓴，倘若能够掌握疾病的规律，便可及时阻断疾病的发展，避免疾病的加重而增加治疗难度，诚如《素问·阴阳应象大论》曰："治五脏者，半死半生也。"

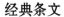

经典条文

（1）"夫血脉营卫，周流不休，上应星宿，下应经数。寒邪客于经络之中则血泣，血泣则不通，不通则卫气归之，不得复反，故痈肿。寒气化为热，热胜则腐肉，肉腐则为脓，脓不泻则烂筋，筋烂则伤骨，骨伤则髓消，不当骨空，不得泄泻，血枯空虚，则筋骨肌肉不相荣，经脉败漏，熏于五脏，脏伤故死矣。"

"黄帝曰：夫子言痈疽，何以别之？岐伯曰：营气稽留于经脉之中，则血泣而不行，不行则卫气从之而不通，壅遏而不得行，故热。大热不止，热胜则肉腐，肉腐则为脓，然不能陷于骨髓，骨髓不为燋枯，五脏不为伤，故命曰痈。"

——《灵枢·痈疽》

按语：痈疽的形成主要是因为寒邪客于经脉，血泣不通，卫气壅遏，郁久化热，热盛肉腐，并指出有脓必排，若脓液不排出可能变生他疾。

（2）"黄帝问曰：五脏六腑寒热相移者何？岐伯曰：肾移寒于脾，痈肿少气。脾移寒于肝，痈肿筋挛。"

——《素问·气厥论》

按语：气机逆乱使寒气相移。由肾至脾，由脾至肝。寒气郁极可从火化，因六气皆可从火化。

（3）"营气不从，逆于肉理，乃生痈肿。"

——《素问·生气通天论》

按语：营气壅遏，郁而化热，热盛则痈肿。

（4）"伤寒始发热六日，厥反九日而利。凡厥利者，当不能食，今反能食者，恐为除中。食以索饼，不发热者，知胃气尚在，必愈，恐暴热来出而复去也。后日脉之，其热续在者，期之旦日夜半愈。所以然者，本发热六日，厥反九日，复发热三日，并前六日，亦为九日，与厥相应，故期之旦日夜半愈。后三日脉之，而脉数，其热不罢者，此为热气有余，必发痈脓也。"（332）

——《伤寒论·辨厥阴病脉证并治》

按语：此条文中的"热气有余，必发痈脓"一语中的。厥阴病有阴极生阳或寒极生热、阳气来复的转化特点。阳气来复有太过、不及之弊。若阳气来复太过，则为热气有余，热盛肉腐，则发痈、肿、疔、疖、疮等热性疾病。肝主藏血，肝经的热在血分，可波及皮、肉、脉、筋、骨及六腑、五脏。

（5）"诸浮数脉，应当发热，而反洒淅恶寒，若有痛处，当发其痈。

师曰：诸痈肿，欲知有脓无脓，以手掩肿上，热者为有脓，不热者为无脓。

肠痈之为病，其身甲错，腹皮急，按之濡，如肿状，腹无积聚，身无热，脉数，此为腹内有痈脓，薏苡附子败酱散主之。"

——《金匮要略·疮痈肠痈浸淫病脉证并治》

按语： 痈病指出有脓与无脓的鉴别。痈脓已成，正气亦伤，当扶正排脓消痈，治以薏苡附子败酱散。方中薏苡仁泄热排脓，附子扶阳散结消肿，败酱草清热解毒、破瘀化脓。三者结合可扶阳消痈排脓，促使脓血从大便排出。

七、癫痫案四则

（一）

王某，女，68岁，甘肃省兰州市榆中县人，2015年4月12日初诊。

主诉： 癫痫频繁发作30年余，加重1周。

现病史： 患者于30年余前受惊吓后出现突然倒地，神志不清，角弓反张，牙关紧闭，口吐白沫，持续约10分钟，醒后全身酸软无力。当时在农村就医不便，再加上不够重视，未去医院诊治。此后每遇情志不遂或过度劳累时发作，程度如初。曾就诊于榆中县第一人民医院，诊断为癫痫，给予卡马西平等药物未效。家属道听途说，得知此病为顽疾，中西医皆医治无效，遂一直未再治疗。近1周癫痫发作频繁，夜间亦发作，1日可达2次或3次，程度较前加重，持续时间约25分钟，难忍欲死。患者一亲戚患有10年余哮喘在笔者处诊治1个月痊愈，遂介绍患者前来诊治。

刻诊： 患者需家人搀扶，精神不振，面无光泽，目光呆滞，行动迟缓，言语不畅。自诉近1周癫痫发作频繁，程度加重，持续时间约25分钟，不省人事，如临濒死，难受至极，醒后疲软无力，反应迟钝。大便黏滞不畅，小便频数。舌质淡嫩，苔薄白，舌中间纵裂纹，脉左关弦，右关弱。

西医诊断： 癫痫。

中医诊断： 痫证。

病机： 厥阴风动，直冲脑窍。

治法： 补益厥阴，息风止痉。

方药： 来复汤加味。

生山茱萸 60g	炒白芍 45g	生龙骨 30g	生牡蛎 30g
炙甘草 15g	太子参 30g	炒山药 60g	生黄芪 60g

炒白术 60g　　　　　鳖甲 30g　　　　　阿胶 20g_(烊化)　　　葛根 30g

天麻 30g

6 剂。煮服方法：加水 1 800ml，浸泡 0.5 小时，文火煮 1 小时以上，煮剩 600ml，分 3 次，饭后 1 小时温服。

方解：来复汤为近代名医张锡纯所创，寓一阳来复、元气归根之意。生山茱萸补益厥阴肝体且助肝用，酸敛厥阴风木升发太过之气，因"元气之脱，皆脱在肝"。山药以阴配阳，补宜太阴，以右承降阳气；炒白芍敛降相火，生龙骨、生牡蛎潜阳下行，太子参、炙甘草、生黄芪和炒白术补益土气、扶土以载木，鳖甲育阴潜阳，阿胶滋阴息风，葛根和天麻解痉缓急、平肝息风。全方共奏厚土载木、息风止痉之功。简言之：治法以左收、右降、固中轴。

二诊（4 月 19 日），患者服药期间仅第 3 日凌晨发作 1 次，轻微角弓反张，意识尚清，无牙关紧闭及口吐白沫，持续约 1 分钟。精神转佳，面带悦容，大便频、稀、黏，小便减少。病机同前，原方加云茯苓 30g、川牛膝 30g，续服 6 剂。茯苓和川牛膝可通利水道、脉道，导引气血下行，引阳入阴。

患者服药后癫痫未再发作。后以归根守静方续服 12 剂，一切如常。续以归根守静方 6 剂制作成水丸，1 次 30 丸，1 日 3 次，可服 2 个月。小剂量，低浓度，丸者缓也，以巩固疗效。随访 3 年，癫痫未发作。

附：归根守静方

生山药 60g　　　　茯苓 30g　　　　　泽泻 30g　　　　　川牛膝 30g

炮附片 15g　　　　炙甘草 30g　　　　红参 15g　　　　　炒白术 30g

生山茱萸 30g　　　生龙骨 30g　　　　生牡蛎 30g　　　　生黄芪 60g

当归 20g　　　　　鳖甲 20g　　　　　炒白芍 30g　　　　干姜 15g

6 剂，上药共为细末，制成水丸，干燥保存。

归根守静方为吕英教授参悟道家生命学说之心得，寓"夫物芸芸，各归其根。归根曰静，静曰复命"（《道德经》）之意。此方甚妙，临证留心，可谓运用之妙，存乎一心。

按语：西医学认为癫痫是由多种原因导致的脑部神经元高度同步化异常放电的临床综合征，具有发作性、短暂性、重复性和刻板性的特点。临床以突然倒地，神志不清，角弓反张，牙关紧闭，口吐白沫，口里发出类似羊叫声或猪叫声等为表现，故又称为"抽风""羊角风""羊癫风""母猪疯"等。癫痫的治疗包括药物治疗、手术治疗、神经调控治疗等。此案病机重心在于厥阴风动、直冲脑窍，为厥阴本体不足所致，属于厥阴本身的问题。治疗时以补益厥阴、息风止痉、厚土载木为主。病情平稳后，补益肾气以固本，起滋水涵木之效，防止复发。

（二）

仲某，女，14 岁，甘肃省合作市人，2018 年 4 月 10 日初诊。

主诉： 突然晕倒、不省人事反复发作 3 年余。

现病史： 患者 3 年余前出现小腹疼痛，未予重视及治疗。2 年前小腹疼痛加重，并伴有头痛，严重时有晕倒现象，不省人事，就诊于甘肃省第二人民医院神经内科，诊断为腹痛型癫痫。1 年前又出现了惊慌、焦虑、疲乏、起床困难、记忆力下降等症状，遂就诊于兰州军区总医院，诊断仍考虑为癫痫。其间又就诊于兰州、西安等地多位名中医，仍未见效。近期除上述症状外，出现右眼视物不清，头部刺痛，头晕，目眩，表达不准确，晕倒后不省人事，意识不清，言语不能，四肢冰冷，遂就诊于四川大学华西医院，诊断考虑为：①癫痫；②椎动脉狭窄，对症治疗后效果不显。经人介绍，来诊于笔者。

刻诊： 面色萎黄，精神不振，晕厥伴有不省人事，意识不清，言语不能，四肢冰冷。详细询问晕厥每于腹痛即泻后发作。惊悸，胸闷，气短，疲乏，怕冷，汗出，多梦，梦见亡人及梦坠落。右眼视物模糊，视野受限，右侧头痛放射至太阳穴处，头晕，目眩，体位性休克。肩背部疼痛不适，脊柱疼痛伴有侧弯，腰膝酸软，双膝冰冷，牙齿发育迟缓。舌质淡嫩，边有齿痕，左半边苔白腻，右半边苔剥脱，左关脉弦，左寸脉沉，右关、尺脉弱。

西医诊断： 腹痛型癫痫。

中医诊断： 痫证。

病机： 火不生土，土不载木，木不生火。

治法： 益火生土，厚土栽木，助木生火。

方药： 附子理中丸加味。

黑顺片 15g	干姜 15g	炙甘草 30g	吴茱萸 15g
红参 15g	炒白术 45g	炒山药 45g	砂仁 10g
桂枝 15g	茯苓 30g	赤石脂 30g(布包)	小茴香 15g
生牡蛎 30g	黄连 6g	葛根 30g	仙茅 30g

6 剂。煮服方法：加水 1 800ml，浸泡 0.5 小时，文火煮 1.5 小时以上，煮

取400ml，分4次服用，早、晚饭后1小时温服，1剂服用2天。

方解："晕厥每于腹痛即泻后发作"为本案关键之处，土气不足，木气克土气，下迫寒湿，寒气下趋腹部，势猛峻急，致使腹痛即泻。木气下陷，木不生火，致使心主血脉、心主神志的功能失常，又因《素问·金匮真言论》曰："南风生于夏，病在心，俞在胸胁。"指出胸胁为心火之气的能量出口，故见惊悸，胸闷，气短，汗出，多梦，梦见亡人。心脑一体，心开窍于舌，木气下陷后直升上冲脑窍，概因土气失载，金气失降，而见晕厥，伴有不省人事、意识不清、言语不能、四肢冰冷等症状。

"东风生于春，病在肝，俞在颈项。"指出颈项为肝木之气的能量出口，又为躯干及脑部枢纽之所，故见右眼视物模糊，视野受限，右侧头痛放射至太阳穴处，头晕，目眩，体位性休克。"中央为土，病在脾，俞在脊。"指出脊柱为脾土之气的能量出口，故见脊柱疼痛伴有侧弯。"西风生于秋，病在肺，俞在肩背。"指出肩背为肺金之气的能量出口，可见肩背部疼痛不适。"北风生于冬，病在肾，俞在腰股。"指出腰股（股即大腿）为肾水之气的能量出口，故见腰膝酸软、双膝冰冷等不适。牙齿发育迟缓、疲乏、怕冷及梦坠落等亦为肾气不足之症。舌质淡嫩，边有齿痕，提示阳气不足，水湿失化。

需要特别说明的是"半边苔"为舌象中特殊之象，常见于温病学的湿温病，反映以中焦为主的上、中、下三焦气机不畅。在临床中发现半边苔为颈椎病特征性舌象，多苔一侧提示相应一侧颈椎病症状较甚，如本案左半边苔白腻、右半边舌苔剥脱，提示左侧颈椎病甚。究其原因，实为颈椎一侧气血阻滞较重所致。附子理中丸详解见慢性胃肠炎案。

二诊（4月18日），患者服药至第三天时，晕厥发作仅数分钟，意识清楚，尚可言语，之后晕厥未作。患者服药6剂后诸症明显缓解。病机同前，原方加天麻30g，与葛根配伍，加强解痉、柔肝、缓急之功；加黄柏15g，以苦坚相火、苦以坚肾，续服6剂。

三诊（5月2日），患者服药后晕厥未作，上述症状均消失。牙齿发育迟缓，因肾主骨、齿为骨之余，故以补益肾气，即通过"水涵木→木生火"的病机线路来善后收功。方用桂附地黄丸加味配制丸剂，丸者缓也，少火生气，缓补肾气。

病机：水不涵木，木不生火。

治法：温水涵木，益木生火。

方药：桂附地黄丸加味。

黑顺片 15g	桂枝 15g	熟地黄 60g	生山药 30g
生山茱萸 30g	茯苓 30g	泽泻 20g	丹皮 20g
当归 20g	炒白芍 15g	红参 15g	生龙骨 30g
生牡蛎 30g	川牛膝 30g	葛根 30g	天麻 30g
鳖甲 20g	补骨脂 30g	菟丝子 30g(布包)	

6 剂。上药共为细末，炼蜜为丸，每丸 9g，1 天 3 次，饭后 1 小时服用，可服 2 个月。随访 4 年，癫痫未再发作，一切如常。

方解：桂附地黄丸温益水气，滋水涵木。当归(乙木)、炒白芍(甲木)补益厥阴肝木之体；参附汤峻补下焦元气；生龙骨、生牡蛎镇惊安神，收敛神气；葛根和天麻相伍柔肝解痉、缓急止痛；川牛膝引阳入阴，引血下行，且防葛根升提阳气太过；鳖甲育阴潜阳，补骨脂、菟丝子填精补肾。病机简易线路图为：水气(肾)→木气(肝)→火气(心)→脑(心脑一体)。

按语：本案最能反映中医之整体观念，将木、火、土、金、水五气之间的关系表达得淋漓尽致。在纷繁复杂的临床表现中，抓住水、土、木三者为根本矛盾，从"土气(脾胃)或水气(肾)→木气(肝)→火气(心)→脑(心脑一体)"的病机线路入手，切中要害，不必面面俱到，诸症便可迎刃而解。足见《素问·金匮真言论》藏于金匮，乃真言也，诚不欺人也。

<h2 style="text-align:center">（三）</h2>

李某，女，29 岁，甘肃省天水市秦安县人，2018 年 9 月 5 日初诊。

主诉：癫痫反复发作 9 年余，加重 1 个月。

现病史：患者于 9 年余前受惊吓后出现头向后仰，双目上翻，咬牙切齿，喉间发声，持续数十秒钟后自行缓解。起初未予重视，之后每 2～3 个月发作 1 次，症状同前。就诊于秦安县人民医院，诊断为癫痫，给予丙戊酸钠、尼莫地平等药物治疗，症状未见明显缓解。为进一步诊治，5 个月前就诊于空军军医大学西京医院，经视频脑电图检查示：异常脑电图(睡眠期顶、枕、中央/额区异常波发放：深呼吸后癫痫发作 1 次)，给予"托吡酯50mg，2 次/d；丙戊酸钠 0.25g，3 次/d"药物治疗，效果不显。1 个月前上述症状加重，经亲戚介绍，来诊于笔者。

既往史：痛经病史 10 年余，慢性肠炎病史 2 年。

刻诊：精神不振，神志尚清，情绪紧张时易诱发癫痫，出现头向后仰，双目上翻,咬牙切齿,喉间发声,口吐白沫,伴有左手痉挛,头痛,恶心,呕吐,腹痛欲便。痛经,小腹冰冷,月经后推。大便黏,小便正常。舌质淡嫩,边有齿痕,苔白腻,左关脉弦,右关、尺脉弱。

西医诊断:①癫痫;②慢性肠炎。

中医诊断:①痫证;②泄泻。

病机:厥阴下陷化寒,横逆克土。

治法:温化厥阴沉寒,厚土载木。

方药:附子理中丸加味。

黑顺片 15g	干姜 15g	焦甘草 30g	吴茱萸 15g
太子参 30g	炒白术 45g	炒山药 45g	砂仁 10g
桂枝 15g	炒白芍 30g	小茴香 15g	焦黄连 6g
云茯苓 30g	生龙骨 30g	生牡蛎 30g	大枣 30g

12 剂。煮服方法:加水 1 800ml,浸泡 0.5 小时,文火煮 1.5 小时以上,煮剩 400ml,分 2 次,早、晚饭后 1 小时温服。

方解:附子理中丸温益中、下焦阳气;吴茱萸配伍小茴香温化厥阴沉寒;砂仁斡旋中焦之气,纳气归肾;焦黄连清解厥阴中化太过之火热;炒白术、炒山药厚土载木,助小建中汤增强补益土气、厚土载木之力;生龙骨、生牡蛎敛降浮游在外之阳气;茯苓利水泄浊。土气之温度、湿度、厚度及密度四个方面在该方中均有体现,土气稳健,木气方能畅达。病机简易线路图为:土气(脾胃)→木气(肝)→火气(心)→脑(心脑一体)。

二诊(10 月 19 日),患者服药后癫痫发作缓解,恶心、呕吐、腹痛欲便消失,左手痉挛、头痛均减轻,失眠,多梦,大便黏。舌质淡嫩,边有齿痕,苔薄白,脉沉弱。

病机:水不涵木。

治法:温水涵木。

方药:桂附地黄丸加味。

黑顺片 15g	桂枝 15g	熟地黄 60g	生山药 30g
生山茱萸 30g	云茯苓 30g	泽泻 20g	牡丹皮 20g
当归 20g	炒白芍 15g	红参 15g	生龙骨 30g
生牡蛎 30g	川牛膝 30g	葛根 30g	天麻 30g
石菖蒲 10g	郁金 15g	炙远志 10g	鳖甲 20g

炙五味子 15g

12 剂。煮服方法：加水 1 800ml，浸泡 0.5 小时，文火煮 1.5 小时以上，煮剩 400ml，分 2 次，早、晚饭后 1 小时温服。

方解：桂附地黄丸温益水气，滋水涵木。当归（乙木）、炒白芍（甲木）补益厥阴肝木之体；参附汤峻补下焦元气；生龙骨、生牡蛎镇惊安神，收敛神气，治疗惊痫、癫狂效果显著；川牛膝引阳入阴，引血下行；葛根、天麻相伍柔肝解痉、缓急止痛；石菖蒲、郁金醒脑开窍（心脑一体）；石菖蒲、炙远志宁心安神，化痰开窍；鳖甲育阴潜阳；炙五味子酸敛心神，补肾宁心。病机简易线路图为：水气（肾）→木气（肝）→火气（心）→脑（心脑一体）。

三诊（11 月 17 日），患者服药后头痛、左手痉挛明显缓解，夜间偶有发作。幻觉，多梦，面部及身烘热，手心汗多，精神好转，月经量可。病机同前，原方去桂枝，加肉桂 10g、知母 30g、黄柏 15g，组成滋肾通关丸，以滋肾通关、归位相火，续服 12 剂。

四诊（12 月 15 日），患者服药后精神转佳，头痛、左手痉挛继续减轻，面部、身烘热均减轻。病机如前，效不更方，继服 12 剂。

五诊（2019 年 1 月 29 日），患者服药后头痛、幻觉、多梦均消失。紧张时左手痉挛偶作，持续数秒钟可自行缓解。面部及身烘热偶作，伴有汗出。舌质淡嫩，苔薄黄，左尺脉沉弱。

病机：水不涵木。

治法：滋水涵木。

方药：引火汤加味。

熟地黄 90g	天门冬 30g	麦冬 30g	云茯苓 15g
炙五味子 6g	巴戟天 30g	炒白芍 30g	炙甘草 30g
川牛膝 30g	生山茱萸 30g	生山药 30g	知母 30g
黄柏 15g	鳖甲 20g	地骨皮 20g	浮小麦 30g
炙百合 30g	生龙骨 30g	生牡蛎 30g	天麻 30g
生姜 15g	大枣 30g		

12 剂。煮服方法：加水 1 800ml，浸泡 0.5 小时，文火煮 1.5 小时以上，煮剩 400ml，分 2 次，早、晚饭后 1 小时温服。

方解：引火汤滋阴补水，承降伏热，合用芍药甘草汤，寓"酸甘化阴"之意，同时加强人体气机右降之力。真阴不足则阳无以依附，虚阳外浮，故用川牛膝引阳入阴。加生山茱萸、生山药、知母、黄柏，取知柏地黄丸之意，以滋阴清热。甘麦大枣汤为脏躁而设，病位在心，但病机根源于肾，实为肾燥的表现。鳖甲、地骨皮搜剔清退阴分中虚热；百合地黄汤针对肺阴不足，以补益肺阴来金生丽水；生龙骨、生牡蛎敛降浮游在外之相火归位；天麻解痉缓急；生姜发散水气，用于大剂滋阴药物中，使得补而不腻，且开土气水湿壅滞，引气达于土下水中肾气之处所。全方共奏滋水涵木之功，水气足则木气健。

患者服药后诸症消失。随访4年，未再复发。

按语： 木气（或厥阴）失常是癫痫发作的关键所在，但土气、水气是调节木气失常的最常见的切入点。此案首先解决土木关系，然后针对水木关系而治。

癫痫（四）

任某，男，4岁，甘肃省白银市会宁县人，2020年8月12日初诊。

主诉： 癫痫反复发作3年余。

现病史： 患儿10月龄时注射疫苗后出现发热，伴有全身抽搐，意识不清，双目上翻，角弓反张，牙关紧闭，嘴唇发紫，持续数秒，当时未予重视及诊治。之后每注射疫苗后出现发热，上症仍发作。2018年7月8日因"病毒性脑膜炎"于兰州大学第一医院小儿内科住院治疗，行头颅磁共振示：双侧脑室后角旁多发异常信号，做脑电图时患儿癫痫未发作，加之患儿哭闹不配合，检查结果未见明显异常，结合临床症状、体征和病史，诊断考虑为癫痫。

2019年3月5日因"急性上呼吸道感染"再次于兰州大学第一医院小儿内科住院治疗，行脑电图检查示：界限性儿童脑电图，睡眠期2次广泛性中-高波幅慢波夹杂棘波阵发，睡眠期双侧中央、顶区、中央中线区少量低波幅棘波散发，诊断为癫痫，给予药物治疗（具体不详）。之后又就诊于兰州大学第二医院神经内科，行脑部CT和脑电图检查，仍诊断为癫痫，给予西药治疗（具体不详），服药后出现了消瘦、纳差、消化差、烦躁不安等症状，故停用西药治疗。2岁后未再注射疫苗，但外感发热超过38.2℃时癫痫一般会发作。为进一步诊治，遂来诊于中医。

刻诊： 患儿每注射疫苗后发热致使癫痫发作，或外感发热超过38.2℃时发作，发作时伴有全身抽搐，意识不清，双目上翻，角弓反张，牙关紧闭，嘴唇发紫，持续数秒至5分钟。入睡前5分钟全身及四肢不自主抽搐，睡眠

0.5 小时后抽搐频率降低。面色萎黄，盗汗，纳差，消化差，头发稀疏、黄染，便秘，大便一两日一解，臭秽。舌质淡嫩，苔薄黄，脉弱。

西医诊断：癫痫。

中医诊断：痫证。

证型：土不伏火证。

病机：土气不足，土不载木。

治法：补益土气，厚土载木。

方药：四君子汤合来复汤加味。

太子参20g	炒白术15g	茯苓15g	炙甘草10g
鳖甲20g	生牡蛎30g	法半夏10g	白豆蔻10g
炙黄芪20g	炒山药30g	生姜10g	大枣20g
生山茱萸15g	生龙骨30g	炒白芍10g	天麻20g

6 剂。煮服方法：加水 1 300ml，浸泡 0.5 小时，文火煮 1 小时以上，煮剩 300ml，分 3 次，每次 100ml，饭后 1 小时温服。

方解："全身及四肢不自主抽搐"为厥阴肝木风动之象，癫痫涉及脑部的症状，实乃木不生火影响心脑一体，导致脑窍失养或蒙蔽脑窍所致。"面色萎黄，盗汗，纳差，消化差，头发稀疏、黄染，便秘，大便一两日一解，臭秽。"此证候乃土气不足、土不伏火之象。因此，以上两组证候的病机可以归纳为：土气不足，土不载木。故将病机线路归纳为：土气不足→土不载木→木不生火→心脑一体→脑窍失养或蒙蔽脑窍，病机简易线路图为：土气（脾胃）→木气（肝）→火气（心）→脑（心脑一体）。

治疗时以四君子汤为主方，加炙黄芪、炒山药、生姜、大枣补益土气；来复汤（生山茱萸、炒白芍、人参、炙甘草、生龙骨、生牡蛎）来补益厥阴本体，收敛异常升发的厥阴风木之气，加天麻增强柔肝解痉、平息肝木风动之气；法半夏和白豆蔻健脾祛湿化痰，芳香化浊，斡旋中焦，促进气机流动，加强脾主运化之力。鳖甲、生牡蛎和地骨皮以育阴潜阳、清退虚热，此为治疗盗汗的一组常用组合，且现代药理研究发现鳖甲和生牡蛎含有丰富的微量元素，尤其钙离子和锌离子，对于纳差、生长发育等有一定效果。

二诊（8 月 19 日），患儿服药后全身及四肢不自主抽搐的症状明显缓解，纳差，消化差，大便一两日一解。病机同前，原方加火麻仁 30g、焦麦芽15g、炒鸡内金 15g、炒神曲 10g，加强健脾消食、润肠通便之功，续服 6 剂。

三诊（9月2日），患儿服药后上述症状均缓解，大便日一解，其间尿床2次。病机如前，前方加益智仁15g、乌药6g，两者与山药组成缩泉丸，以温肾缩尿，续服12剂。

四诊（9月15日），患儿全身及四肢不自主抽搐明显缓解，尿床未作，纳食、消化均正常，盗汗仍作。病机如前，前方去益智仁和乌药，加地骨皮10g，续服6剂。地骨皮用以清退虚热，常与鳖甲为一组对药，多用于治疗盗汗，效果突出。

五诊（11月10日），患儿停药1个月余，昨夜受凉后出现外感发热，高热至39.5℃，癫痫发作，症状轻微，持续数秒钟，意识尚清，给予小柴胡颗粒1袋冲水送服。今日体温恢复正常，精神尚可，全身及四肢不自主抽搐偶作，盗汗、纳差、消化差均较前明显缓解。舌质淡嫩，苔薄白，脉数。

证型： 土不伏火证。

病机： 土气不足，土不载木。

治法： 补益土气，厚土载木。

方药： 四君子汤合来复汤加味。

太子参20g	炒白术15g	茯苓15g	炙甘草10g
鳖甲20g	生牡蛎30g	地骨皮10g	法半夏10g
砂仁8g	炙黄芪20g	炒山药30g	生姜10g
大枣20g	生山茱萸15g	生龙骨30g	炒白芍10g
天麻20g	焦麦芽15g	炒鸡内金15g	炒神曲10g

12剂。煮服方法：加水1 300ml，浸泡0.5小时，文火煮1小时以上，煮剩300ml，分3次，每次100ml，饭后1小时温服。

方解如前，此处易白豆蔻为砂仁，不仅发挥醒脾和胃的功效，还有纳气归肾的作用，使得通过中焦土气补益的气血能够纳入下焦肾气之中。

患儿服药后上述症状均消失。随访2年，即使患儿出现外感发热，有时发热至40℃，癫痫仍未发作，且身体强健。

按语： 癫痫可见于各个年龄段，儿童癫痫发病率较成人高，随着年龄的增长，癫痫发病率有所下降。癫痫病是一种慢性病，虽然短期内对患者没有大的影响，但长期频繁地发作会对患者的身心和智力等产生严重的影响。本案为儿童癫痫，常从脾胃土气着手，土气不足、土不载木为核心病机。木不生火，心脑一体，病位在脑，脑窍失养或脑窍被蒙致使癫痫发作。治疗时主要以益土扶木，土气足则木气健。

总按：癫痫在《黄帝内经》部分篇章中散在论述，但未形成体系。其病机总属先天元气不足，水不涵木，土不载木，厥阴风木之气升发太过，等等，致使脑窍失养或脑窍被蒙而引发癫痫，病位在脑，而厥阴肝木之气失调是癫痫发病的关键。此外，海马体等器质性病变引发的癫痫可能与"肾→督脉→脑"的病机线路有关，在怀胎过程中或已经形成癫痫病灶，并有可能在娘胎里出现癫痫发作，而《黄帝内经》将此称为"胎病"，此种癫痫多为先天性癫痫，临床治疗难度较大。

1. 经典条文

(1)"帝曰：人生而有病癫疾者，病名曰何？安所得之？岐伯曰：病名为胎病。此得之在母腹中时，其母有所大惊，气上而不下，精气并居，故令子发为癫疾也。"

——《素问•奇病论》

按语：指出癫疾与先天因素和怀胎时受惊吓有关。

(2)"所谓甚则狂颠疾者，阳尽在上而阴气从下，下虚上实，故狂颠疾也。"

——《素问•脉解》

按语：癫疾病机为下虚上实。

(3)"帝曰：癫疾何如？岐伯曰：脉搏大滑，久自已；脉小坚急，死不治。帝曰：癫疾之脉，虚实何如？岐伯曰：虚则可治，实则死。"

——《素问•通评虚实论》

按语：癫疾的脉象。

(4)"黄帝曰：黄疸暴痛，癫疾厥狂，久逆之所生也。五脏不平，六腑闭塞之所生也。"

——《素问•通评虚实论》

按语：癫疾为久逆之病，因六腑闭塞而引起五脏不平所致。

(5)"阳不胜其阴，则五脏气争，九窍不通。"

——《素问•生气通天论》

按语：阳气不足不能与阴气抗衡，致使五脏气争，从而导致九窍不通，也会影响脑窍不通。

(6)"癫疾始生，先不乐，头重痛，视举，目赤甚，作极已而烦心，候之于颜，取手太阳、阳明、太阴，血变而止。癫疾始作，而引口啼呼喘悸者，候之手阳明、太阳，左强者攻其右，右强者攻其左，血变而止。癫疾始作，先反僵，因而脊痛，候之足太阳、阳明、太阴、手太阳，血变而止。

治癫疾者，常与之居，察其所当取之处。病至，视之有过者泻之，置其血于瓠壶之中，至其发时，血独动矣。不动，灸穷骨二十壮。穷骨者，骶骨也。"

——《灵枢·癫狂》

按语：癫疾属于癫痫范畴，全篇以癫狂为专题论述其临床表现及针灸治疗方法。

2. 医家医论

（1）"痫证者，发则仆地，闷乱无知，嚼舌吐沫，背反张，目上视，手足搐搦，或作六畜声者是也。盖痫疾之原，得之于惊，或在母腹之时，或在有生之后，必因惊恐而致疾。盖恐则气下，惊则气乱，恐气归肾，惊气归心，并于心肾，则肝脾独虚，肝虚则生风，脾虚则痰蓄，极而通，其发也暴，故令风痰上涌，而痫作矣。《内经》曰：然所以令人仆地者，厥气并于上，上实下虚，清浊倒置，故令人仆地，闷乱无知者，浊邪干于天君而神明壅闭也。舌者心之苗，而脾之经络连于舌本，阳明之经络入上下齿缝中，故风邪实于心胸，则舌自挺，风邪实于阳明，则口自噤，一挺一噤，故令嚼舌。吐沫者，风热盛于内也，此风来潮汹之象。背反张，目上视者，风在太阳经也，足太阳之经起于睛明，挟脊而下，风邪干之则实而劲急，故目上视而背反张也。手足搐搦者，属肝木，肝木主筋，风热盛于肝，则一身之筋牵挛，故令手足搐搦也。搐者四肢屈曲之名，搦者十指开握之义也。或作六畜声者，风痰鼓其气窍而声自变也，譬之弄笛焉，六孔闭塞不同，而宫商别异是也。

夫痫之为病，角弓反张，手足搐搦，口吐涎沫，俗云猪圈风也。亦因金衰木旺生风，外由惊邪入内以致之。盖痫病一月数发者易治，周年一发者难治，虚实之判也。实则即攻之，虚者先补可也。"

——明·龚廷贤《寿世保元·痫症》

按语：全文详细论述了痫症的病因、病机及临床表现等。

（2）"试看痫症，俗名羊羔风，即是元气一时不能上转入脑髓。抽时正是活人死脑袋。活人者，腹中有气，四肢抽搐；死脑袋者，脑髓无气，耳聋、两眼天吊如死。有先喊一声而后抽者，因脑先无气，胸中气不知出入，暴向外出也。正抽时，胸中有漉漉之声者，因津液在气管，脑无灵机之气，使津液吐咽，津液逗留在气管，故有此声。抽后头疼昏睡者，气虽转入于脑，尚未足也。小儿久病后，元气虚抽风；大人暴得气厥，皆是脑中无气，故病人毫无知识。以此参考，岂不是灵机在脑之证据乎！"

——清·王清任《医林改错》

按语：提出癫痫的病位与脑有关，力倡活血化瘀法治疗癫痫。

八、甲胎蛋白异常案

杨某，女，53岁，甘肃省兰州市人，2018年3月1日初诊。

主诉：间断性右上腹痛3周。

现病史：患者3周前出现右上腹疼痛，呈隐痛，间断发作，伴右肩背部放射痛，自服药物（具体不详）治疗，症状略有缓解。为进一步诊治，就诊于兰州大学第一医院普外科，经全腹CT平扫检查示：肝S8异常强化灶，考虑肝血管瘤。腹部彩超示：肝脏弥漫性病变（考虑轻度脂肪肝），肝右叶中高回声结节（考虑肝血管瘤）。肿瘤标志物示：甲胎蛋白7.3IU/ml，铁蛋白198ng/ml；乙肝表面抗体172.6mIU/ml。诊断为：①甲胎蛋白异常；②肝血管瘤。经对症治疗后腹痛未见明显缓解，遂来诊于中医。

既往史：既往高血压、冠心病、颈动脉粥样斑块、慢性胆囊炎、慢性萎缩性胃炎、肝血管瘤、脂肪肝、甲状腺结节、痛经、子宫肌瘤剥离术、盆腔积液等病史。

刻诊：肝区闷痛，发热，体温37.5℃，反酸，呃逆。便秘，大便黏，3日一解，小便正常。舌质淡，苔薄黄，左关脉弦，右关脉弱。

西医诊断：①甲胎蛋白异常；②肝血管瘤。

中医诊断：胁痛

病机：土气不足，土雍木郁。

治法：补益土气，疏土畅木。

方药：小建中汤加味。

生黄芪30g	桂枝10g	炒白芍30g	炙甘草10g
太子参30g	炒白术30g	炒山药30g	法半夏10g
砂仁10g	吴茱萸10g	小茴香15g	黄连6g
海螵蛸20g	酒大黄10g	生姜15g	大枣30g

6剂。煮服方法：加水1 600ml，浸泡0.5小时，文火煮1小时以上，煮剩400ml，分2次，早、晚饭后1小时温服。

方解：小建中汤加黄芪，即黄芪建中汤，出自《金匮要略》，重在补益土气，调畅土木关系。太子参、炒白术、炒山药为补益土气之要药；法半夏配伍砂仁斡旋中焦，促进气机流动，因脾胃主运化，为气机升降之枢纽；吴茱萸、小茴香温化厥阴肝脏之寒；黄连清解厥阴中化太过之火；海螵蛸对"热生酸"之"酸"有一定抑制作用；酒大黄荡涤肠胃，推陈致新，通泄阳明燥热之气结。本案中土气之阴分不足是引起土木关系失调之前提，而厥阴中化太过化火是结果。因此，补益土气，温化厥阴之寒，清解厥阴中化太过之火是该病机治法关要。

二诊（3月8日），患者服药后体温恢复正常，余症均减轻。但食欲减退，情绪不畅，呃逆，大便偏干，质黏。舌质淡，苔薄黄，左关脉弦，右关脉弱。病机同前，原方加炙百合30g，续服6剂。《金匮要略·百合狐惑阴阳毒病脉证治》中百合病有饮食和情绪不畅的问题，与太阴肺之阴气不足有关，故以炙百合滋补太阴肺之阴气、养阴润肺、清心安神。

三诊（3月15日），患者服药后呃逆消失，肝区闷痛、反酸明显缓解，情绪舒畅，大便偏干、质黏。舌质淡，苔白，左关脉弦，右关脉弱。病机如前，前方加炒枳实20g，继服6剂。枳实与白术组成枳术丸，以健脾行气；枳实与酒大黄相伍取小承气汤之意，以导气下行、通腑泻热。

四诊（3月26日），呃逆偶作，程度较轻，肝区闷痛、反酸消失，自觉肝俞、胆俞穴处疼痛，大便略干、质黏。舌质淡，苔薄白，左关脉弦，右关脉弱。

病机：木郁土壅。

治法：畅木疏土。

方药：柴胡桂枝干姜汤加味。

柴胡20g	桂枝15g	干姜15g	法半夏10g
黄芩10g	天花粉30g	生牡蛎30g	炙甘草10g
太子参30g	炒白芍30g	酒大黄10g	吴茱萸15g
枳实20g	黄连3g	大枣30g	

6剂。煮服方法：加水1 600ml，浸泡0.5小时，文火煮1小时以上，煮剩400ml，分2次，早、晚饭后1小时温服。

方解：柴胡桂枝干姜汤出自《伤寒论》，主要针对肝气不疏、脾阳不足所致的肝脾不和证。柴胡、桂枝疏肝理气，且柴胡具有开少腹间结气（疏土气）的作用；吴茱萸温化厥阴之寒，黄连清解厥阴中化太过之火，且防木火邢金之弊,两者组成左金丸;黄芩清解少阳郁火;炒白芍降胆木之气,且有"小大黄"之称,合炙甘草为芍药甘草汤,具有柔肝缓急、解痉止痛之功;酒大黄和炒枳实取小承气汤之意,导气下行,通腑泻热;《金匮要略·脏腑经络先后病脉证》有"见肝之病,知肝传脾,当先实脾"之先见,故用太子参益气养阴,补益土气;干姜温土散寒;法半夏健脾祛湿,斡旋中焦,促进气机流动;天花粉、大枣养阴生津;生牡蛎软坚散结。全方共奏畅木疏土之效。

五诊(4月2日),患者服药后诸症消失,口干,大便偏干,质黏。舌质淡嫩,苔白腻,脉沉。

病机:太阴寒湿,阳明燥热。

治法:温化太阴寒湿,通泄阳明燥热。

方药:三阴寒湿方加减。

生山药 60g	云茯苓 30g	泽泻 30g	川牛膝 30g
黑顺片 15g	太子参 30g	炙甘草 30g	炒白术 30g
桂枝 15g	炒白芍 30g	辽细辛 10g	酒大黄 10g
川楝子 30g	元胡 30g	生姜 15g	大枣 30g

6剂。煮服方法:加水1 800ml,浸泡0.5小时,文火煮1.5小时以上,煮剩400ml,分2次,早、晚饭后1小时温服。

方解:三阴寒湿方是广州吕英老师根据温氏奔豚汤变通而来,主要为寒湿阴霾之气冲逆而上所设。生山药以阴配阳,统领诸药;苓泽牛(茯苓、泽泻、川牛膝)可降寒湿阴霾逆气;附子温补阳气,祛除寒湿;炙甘草补益土气,体现了"土伏火"大法,喻四逆汤之意,温化下焦沉寒;太子参、炒白术、生姜、大枣围绕土气"厚度、湿度、密度、温度"四个度补益土气,以厚土载木,且抑制厥阴风木携带寒湿阴霾冲逆而上之逆气。大黄附子汤出自《金匮要略·腹满寒疝宿食病脉证治》,用以温阳通腑,此开创了温下法之先河;桂枝、白芍畅达木气;金铃子散(川楝子、元胡)柔肝止痛,散木气郁结之热。

六诊(4月13日),患者服药后诸症均减轻,疲乏,后背冰冷,大便黏。舌质淡嫩,苔白腻,脉沉紧。病机同前,原方去桂枝、元胡、川楝子,加生山茱萸30g、生龙骨30g、生牡蛎30g、活磁石30g,与黑顺片、人参、炙甘草组成破格救心汤,以温补厥阴本体。厥阴本体充足,升发蓄健之功自可恢复正常。加吴茱萸15g,与辽细辛、肉桂相伍以温化厥阴沉寒,续服6剂。

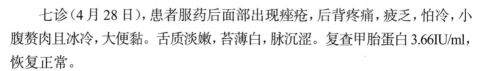

七诊（4月28日），患者服药后面部出现痤疮，后背疼痛，疲乏，怕冷，小腹赘肉且冰冷，大便黏。舌质淡嫩，苔薄白，脉沉涩。复查甲胎蛋白3.66IU/ml，恢复正常。

证型：厥阴中化证。

病机：厥阴中化太过化火至阳明界面。

治法：温化厥阴沉寒，通泄阳明燥热。

方药：当归四逆汤加味。

黑顺片15g	干姜15g	炙甘草30g	吴茱萸15g
太子参30g	当归20g	辽细辛10g	桂枝15g
赤芍30g	鸡血藤30g	川牛膝30g	小茴香15g
鳖甲20g	川楝子30g	元胡30g	酒大黄10g
橘核30g	乌药10g	大枣30g	

6剂。煮服方法：加水1 800ml，浸泡0.5小时，文火煮1.5小时以上，煮剩400ml，分2次，早、晚饭后1小时温服。

方解：当归四逆汤为厥阴病血虚寒厥证主方，加川牛膝引血下行，引阳入阴；加吴茱萸、小茴香温化厥阴肝脏之久寒；三阴以太阴为屏障，若突破此屏障，便可向少阴或厥阴发展。厥阴界面时，多波及太阴与少阴，故用四逆汤加太子参从太阴与少阴同治；酒大黄通泄阳明燥热；金铃子散疏肝理气，活血止痛；橘核、乌药温化厥阴沉寒，促进气机流动，且加强了气化作用。鸡血藤易当归四逆汤中的通草，与当归配伍加强补血养血之力；鳖甲为血肉有情之品，不仅可以育阴潜阳、搜剔阴分中的伏热，还可以入通冲脉。

八诊（5月8日），患者服药后面部痤疮及后背疼痛缓解。口干、口苦，小腹赘肉且冰冷，小腹下坠痛。便秘，大便黏，小便正常。舌质淡嫩，苔薄黄，脉沉涩。病机同前，原方去鳖甲，加生石膏60g、知母30g，取白虎汤之意，以清解厥阴中化太过之阳明经热。加乌梅30g，以酸补厥阴之体阴，敛降相火。配云木香20g，取橘核丸（橘核、元胡、小茴香等）之意，具有软坚散结、行气止痛之功，续服6剂。

患者服药后上述症状均消失。随访3年，一切正常。

按语：甲胎蛋白是临床上作为诊断原发性肝癌的重要血清标志物，其异常提示可能有相关肝脏疾病。但数值较低时不能完全作为临床诊断证据，一般不用特殊治疗。《伤寒论》厥阴病篇中"若其人内有久寒者"，此"内"

指肝脏内。临床发现甲胎蛋白异常多有厥阴肝脏沉寒或厥阴中化太过化火之迹,临床表现出肝血管瘤、肝囊肿、脂肪肝、慢性肝炎或肝癌等相关肝脏疾病。若能及时辨证论治,不仅使甲胎蛋白数值正常,也能治愈或阻断肝脏疾病发展。西医学的检查不仅能够丰富中医的诊疗手段,同时也能对疾病的预后有一定指导作用。

经典条文

(1)"虚劳里急,悸,衄,腹中痛,梦失精,四肢酸疼,手足烦热,咽干口燥,小建中汤主之。"

——《金匮要略·血痹虚劳病脉证并治》

按语: 虚劳病是脏腑气血阴阳亏损,以五脏虚证为主要临床表现的多种慢性消耗性疾病。虚劳病中有虚热的症状,"甘温除大热"是其治疗大法。虚劳病也可因太阴阴气不足而导致的太阴虚热证引起,用小建中汤来治疗。

(2)"虚劳里急,诸不足,黄芪建中汤主之。"

——《金匮要略·血痹虚劳病脉证并治》

按语: 黄芪建中汤,即小建中汤加黄芪,用于治疗虚劳病。

(3)"论曰:百合病者,百脉一宗,悉治其病也。意欲食复不能食,常默默,欲卧不能卧,欲行不能行,饮食或有美时,或有不用闻食臭时,如寒无寒,如热无热,口苦,小便赤,诸药不能治,得药则剧吐利,如有神灵者,身形如和,其脉微数。"

——《金匮要略·百合狐惑阴阳毒病脉证治》

按语: 百合病是因肺阴之气不足而导致肺功能异常引起的情志障碍性疾病。

(4)"问曰:上工治未病,何也? 师曰:夫治未病者,见肝之病,知肝传脾,当先实脾。四季脾旺不受邪,即勿补之。中工不晓相传,见肝之病,不解实脾,惟治肝也。

夫肝之病,补用酸,助用焦苦,益用甘味之药调之。酸入肝,焦苦入心,甘入脾,脾能伤肾,肾气微弱,则水不行,水不行,则心火气盛,则伤肺;肺被伤,则金气不行,金气不行,则肝气盛,则肝自愈。此治肝补脾之要妙也。肝虚则用此法,实则不在用之。

经曰:'虚虚实实,补不足,损有余',是其义也。余脏准此。"

——《金匮要略·脏腑经络先后病脉证》

按语：此处重点强调了肝脾关系或土木关系。"余脏准此"提示其余的脏与脏之间的关系以此类推，以一个最常见的关系作为比喻。

（5）"胁下偏痛，发热，其脉紧弦，此寒也，以温药下之，宜大黄附子汤。"

——《金匮要略·腹满寒疝宿食病脉证治》

按语：大黄附子汤由大黄、附子和细辛组成，开启了温下法的先河，用来治疗胁下偏痛伴有发热的情况，临床最常见的疾病是胆源性发热。

（6）"伤寒五六日，已发汗而复下之，胸胁满微结，小便不利，渴而不呕，但头汗出，往来寒热心烦者，此为未解也，柴胡桂枝干姜汤主之。"（147）

——《伤寒论·辨太阳病脉证并治下》

按语：柴胡桂枝干姜汤可用于治疗肝气不疏、脾阳不足所致的肝脾不和证，着重土木关系。

（7）"手足厥寒，脉细欲绝者，当归四逆汤主之。"（351）

"若其人内有久寒者，宜当归四逆加吴茱萸生姜汤。"（352）

——《伤寒论·辨厥阴病脉证并治》

按语：血虚寒厥证以足厥阴肝经寒证为主，用当归四逆汤来治疗。"其人内"指的是肝脏内，"久寒"就是沉寒痼冷。如果肝脏内有沉寒，即以厥阴肝脏寒证为主，用当归四逆加吴茱萸生姜汤来治疗，故肝脏内有沉寒者要用吴茱萸或吴茱萸汤来温化厥阴沉寒。

九、混合型颈椎病案

董某，男，53岁，甘肃省兰州市人，2016年11月4日初诊。

主诉：右上肢不自主抖动3年余。

现病史：患者3年余前无明显诱因出现右上肢不自主抖动，生气或紧张时加重。高血压家族史，血压波动于（140～160）/（90～120）mmHg之间，头晕，心悸，胸闷，烦躁，自汗，盗汗，汗出后身凉，凌晨2～3点易醒，醒后难以入睡，阳痿，尿不尽，尿等待，尿无力，泡沫尿，尿分叉，夜尿1次，前列腺肥大病史，大便黏。舌质淡嫩，舌体胖大，舌边齿痕，右半边苔白腻。右脉大于左脉，左尺脉大，左关脉弦紧，左寸脉沉；右寸脉大，右关、尺脉弱。

专科查体：颈椎活动度基本正常，颈部右侧软组织较左侧粗大，颈部肌肉僵硬，触之第4～7颈椎棘突旁右侧有压痛，右侧星状神经节肿大，局部压痛明显，叩顶试验（+），旋颈试验（+），右侧臂丛神经牵拉试验（+），且向右上肢放射，岗下窝（天宗穴）、肩部斜方肌（肩井穴）、盂下结节、四边孔、肘部（曲池穴）压痛剧烈，且伴随右上肢放射感，四关穴压痛剧烈。

诊断要点： 颈部肌肉僵硬，压痛剧烈，可诊断为颈型颈椎病；按压枕神经后疼痛可放射至头两侧，可诊断为枕神经痛；右侧星状神经节肿大，局部压痛明显，结合患者"心悸，烦躁，自汗，盗汗，汗出后身凉，凌晨2～3点易醒，醒后难以入睡"等临床症状，可诊断为交感神经型颈椎病；叩顶试验（+），旋颈试验（+），右侧臂丛神经牵拉试验（+），右上肢传导性疼痛、放射感，岗下窝（天宗穴）、肩部斜方肌（肩井穴）、盂下结节、四边孔、肘部（曲池穴）压痛剧烈，且伴随右上肢放射感，可诊断为神经根型颈椎病；四关穴压痛剧烈。颈型、交感神经型和神经根型颈椎病共见，引起了一系列相应的临床表现，故诊断为混合型颈椎病。

西医诊断： 混合型颈椎病。

中医诊断： 项痹。

病机： 水不涵木，俞在颈项。

治法： 温水涵木，疏畅颈项。

方药： 桂附地黄丸加味。

黑顺片 15g	桂枝 15g	熟地黄 60g	生山茱萸 30g
生山药 30g	云茯苓 30g	泽泻 20g	丹皮 20g
当归 20g	炒白芍 15g	红参 15g	生龙骨 30g
生牡蛎 30g	葛根 30g	川牛膝 30g	

6剂。煮服方法：加水1 800ml，浸泡0.5小时，文火煮1.5小时以上，煮剩400ml，分2次，早、晚饭后1小时温服。

方解： "右上肢不自主抖动，生气或紧张时加重"为厥阴肝风内动之象；血压波动系厥阴风木之气不能和缓而有序升发所致；《素问·至真要大论》曰："诸风掉眩，皆属于肝。"指出有关风和眩晕的疾病与肝有关。又"病在肝，俞在颈项"，且颈椎为连接人体头颅与躯干的主要枢纽，影响头部气血供应，若气血不畅或不足均可导致头晕；"心悸，胸闷，烦躁"为肝木之气疏泄失调引起木不生火所致，是因心主血脉、主神志；"自汗，盗汗，汗出后身凉"为卫气失司、卫阳不足所致，因卫气出于下焦，故卫气不足实为肾气不足；"凌晨2～3点易醒，醒后难以入睡"为肝肺之气不相顺接所致；"阳痿，尿不尽，尿等待，尿无力，泡沫尿，尿分叉，夜尿1次，前列腺肥大病史"为肾气不足，膀胱气化无力，且有风气为伴所致。

"右脉大于左脉"反映清阳不升，浊阴不降，而《素问·阴阳应象大论》曰："左右者，阴阳之道路也。""左尺脉大，左关脉弦紧，左寸脉沉"提示水不涵木，木不生火；"右寸脉大，右关、尺脉弱"提示右降不及。半边苔为舌苔特色，在温病学中有记载，提示上、中、下三焦气机不畅。颈椎病多见半边苔，舌苔多者相应一侧颈椎病症状较甚。

《素问·金匮真言论》曰："东风生于春，病在肝，俞在颈项。"指出肝木之气的一个能量出口在颈项，故颈椎有病多责之肝木系统。病机为水不涵木，俞在颈项。肾水之为病，有壬水与癸水之别，亦即肾水之温度与水量之关系。方剂选用桂附地黄丸加味。方中附子温补肾气，温益肾水之温度；桂枝达肝阳，调节肝木；熟地黄为土之专精，通过补益土气来滋补肾水，填补真阴；山药禀太阴之性，金生丽水；生山茱萸补益厥阴肝木之体，且助肝之用；茯苓、泽泻导泄浊阴，引阳归宅；丹皮清血分及瘀滞之热。全方总以温补肾水之气、滋水涵木为主。张介宾《景岳全书》曰："善补阳者，必于阴中求阳，则阳得阴助而生化无穷。善补阴者，必于阳中求阴，则阴得阳生而泉源不竭。"于此方一窥。

肝主藏血，用当归和炒白芍以养血柔肝、缓急止痛；红参峻补元气，益气养阴；生龙骨、生牡蛎敛阴潜阳；葛根为颈椎病颈项疼痛之专药，具有较强的柔肝解痉、缓急止痛之功效，常配伍天麻以加强其功，《神农本草经疏》中提到葛根："发散而升，风药之性也，故主诸痹。"川牛膝补肝肾，强筋骨，引血下行，与葛根为一组对药，且防葛根升提阳气太过，避免头晕等症状的出现。

配合针刺治疗（"针药一体"论）

选经： 手阳明大肠经、足厥阴肝经。

选穴： 合谷、太冲（双侧）。

操作： 平卧位。75%酒精或碘伏常规消毒。直刺双侧合谷、太冲，针刺至深筋膜层与肌肉层的缝隙处。针具规格均为0.35mm×40mm。医者指下觉"如鱼吞钩饵"感或滞涩感，患者常觉酸、麻、胀、痛的得气感。

穴位局部辅助红外线照射，温度适宜，留针候气45分钟，1日1次。

方解： 开四关法出自《黄帝内经》。《灵枢·九针十二原》曰："五脏有六腑，六腑有十二原，十二原出于四关，四关主治五脏，五脏有疾，当取之十二原。"但"四关"的具体位置，各家注解不一，直到明代杨继洲在《针灸大成》中注解《标幽赋》时指出："四关，即两合谷、两太冲是也。"后世多以此为准。针刺四关穴，即双合谷、双太冲。合谷为手阳明大肠经原穴，主三阳之阖。太冲为足厥阴肝经原穴，主三阴之阖。三阳之阖与三阴之阖的原穴相配，可促使人体在里之气血运行通畅，具有通阳、开窍、行气、止痛之效。凡气机阻滞及风寒外邪痹阻所致病变均可应用。此外，开四关法对多次使用针刺治疗致经络紊乱或经络疲劳者，具有良好的调节作用。

　　二诊（11月11日），针刺四关穴1次，患者回家后发现右上肢未再明显抖动。服药后出现腹胀、肠鸣、矢气多、疲乏、瞌睡多，大便数次、质稀且黏，解后神清气爽，血压130/80mmHg左右。上述症状均明显缓解。病机同前，原方加天麻30g，与葛根相伍，加强柔肝解痉、缓急止痛之力，续服6剂。

配合针刺治疗（"针药一体"论）

选经：足太阳经筋（双侧）、足少阳胆经（双侧）。

选穴：足太阳经筋颈部穴位（双侧）、风池（双侧）。

操作：坐位。75%酒精或碘伏常规消毒。直刺颈部双侧足太阳经筋正中，针刺深度至深筋膜层，双侧各密集针刺5针。风池穴在颈后区枕骨之下，胸锁乳突肌上端与斜方肌上端的凹陷中，向鼻尖方向直刺0.8～1.2寸（图5-3）。针具规格均为0.35mm×40mm。医者指下觉"如鱼吞钩饵"感或滞涩感，患者常觉酸、麻、胀、痛的得气感。

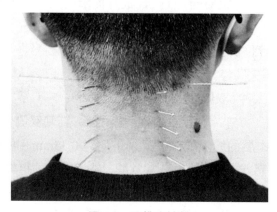

图5-3　颈椎病针刺

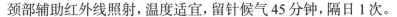

颈部辅助红外线照射,温度适宜,留针候气 45 分钟,隔日 1 次。

方解:《素问·金匮真言论》曰:"东风生于春,病在肝,俞在颈项。"指出肝木之气的一个能量出口在颈项,故颈椎有病多责之肝木系统。《灵枢·九针论》曰:"肝主筋",《素问·六节藏象论》曰:"肝者……其充在筋",《灵枢·经筋》曰:"足太阳之筋……上挟脊,上项。"《伤寒论》提及在颈部有两个"风穴",即风池穴与风府穴。因肝主风,故其与肝木系统有着联属关系,好比能量出入的小窗口。风池穴出自《灵枢·热病》,属足少阳胆经,具有平肝息风、祛风解毒之功效。风府穴出自《素问·气府论》,属督脉,为颈部入脑户之处,具有清热散风、通关开窍之功效。此为从颈部足太阳经筋及风池穴处针刺治疗肝木系统疾病与颈椎病提供了理论依据。

三诊(11 月 25 日),患者因有事未能复诊,遂停药 1 周。自诉服药后诸症消失,停药期间病情平稳,血压正常,深度睡眠,精神爽健。颈部两侧软组织粗细基本均匀,无压痛及僵硬感,大便成形、不黏,排尿有力,无尿等待及夜尿等症状。病机如前,前方加鳖甲 20g,续服 6 剂。鳖甲为血肉有情之品,善补厥阴肝体之阴,育阴潜阳,搜剔阴分之伏热。全方加强了育阴潜阳之力,深扎阳根,巩固疗效。

按语:颈椎病是以椎间盘退行性病理改变为基础的疾病,是常见的退行性病变,多与长期慢性劳损、骨质增生、发育性颈椎管狭窄、椎间盘脱出等因素有关,其临床表现多样,以上肢乏力、麻木、颈背疼痛等症状为主,随着病情进一步发展还可能会合并视力障碍、吞咽障碍等并发症。一般分为颈型、神经根型、椎动脉型、交感神经型、脊髓型、混合型等类型。而混合型颈椎病是指颈椎间盘及椎间关节退变及其继发改变,压迫或刺激了相邻的脊髓、神经根、椎动脉、交感神经等 2 种或 2 种以上相关结构,引起了一系列相应的临床表现。中医学无颈椎病之说,一般将其归属于"项痹"等范畴。

"针药一体"是指针和药是在同一理论指导下使用的两种治疗手段,而且两者都不能偏。针刺主要立足于经络理论。《灵枢·经脉》曰:"经脉十二者,伏行分肉之间,深而不见。""分肉之间"即"分间",就是肌肉与肌肉之间的缝隙,指出经络在皮、肉、脉、筋、骨等有形组织之间所形成的缝隙结构,经络"内属于脏腑,外络于肢节"(《灵枢·海论》)。通过针刺疏通经脉,改善气血运行,从而达到治疗疾病的目的,如《灵枢·经脉》曰:"经脉者,所以决死生,处百病,调虚实,不可不通。"针药结合不仅缩短了治疗周期,还节省了治疗费用,而且对疼痛类疾病可以快速缓解或解除疼痛症状,经脉的畅通也有利于药物发挥功效。

经典条文

(1)"东风生于春,病在肝,俞在颈项。"

——《素问·金匮真言论》

按语: 颈项是肝木之气的能量出口(俞),故颈项有病多责之肝木系统。木失疏泄、土不载木与水不涵木是肝木之气最常见的失常关系。气的流动称为风,风气是能量的代名词。

(2)"诸风掉眩,皆属于肝。"

——《素问·至真要大论》

按语: 有关风和眩晕的疾病与肝有关。

(3)"足太阳之筋,起于足小指,上结于踝,邪上结于膝,其下循足外踝,结于踵,上循跟,结于腘;其别者,结于踹外,上腘中内廉,与腘中并上结于臀,上挟脊上项;其支者,别入结于舌本;其直者,结于枕骨,上头下颜,结于鼻;其支者,为目上网,下结于颅;其支者,从腋后外廉,结于肩髃;其支者,入腋下,上出缺盆,上结于完骨;其支者,出缺盆,邪上出于颅。其病小指支跟肿痛,腘挛,脊反折,项筋急,肩不举,腋支,缺盆中纽痛,不可左右摇。治在燔针劫刺,以知为数,以痛为输,名曰仲春痹也。"

——《灵枢·经筋》

按语: 论述了足太阳经筋的循行、所主疾病及治疗方法。并提出了"足太阳之筋""上挟脊,上项"的理论,此为从颈部足太阳经筋处针刺治疗肝木系统疾病及颈椎病提供了理论依据。

(4)"太阳病,项背强几几,反汗出恶风者,桂枝加葛根汤主之。"(14)

——《伤寒论·辨太阳病脉证并治上》

"太阳病,项背强几几,无汗恶风,葛根汤主之。"(31)

——《伤寒论·辨太阳病脉证并治中》

按语: "项背强几几"形容项背部拘紧、强急、活动不自如的样子。第14条为太阳伤风兼有项背强几几,第31条为太阳伤寒兼有项背强几几。因此,无论太阳中风还是太阳伤寒,如出现项背强几几,均可在主方的基础上加葛根。葛根可以解肌祛风,生津液,滋润经脉,疏通经脉凝滞,缓急止痛,可视为治疗颈椎病之专药。

十、腰椎间盘突出症案

张某，女，60 岁，新疆维吾尔自治区乌鲁木齐市人，2018 年 10 月 16 日初诊。

主诉：腰痛 3 年余，加重伴左下肢放射痛 1 个月。

现病史：患者 3 年余前劳累后出现腰痛，偶有左下肢疼痛，经休息后未见明显缓解，就诊于乌鲁木齐市第一人民医院，行腰椎 CT 检查示：第 4/5 腰椎间盘突出，相应椎管狭窄。经对症治疗后，症状好转出院。1 个月前患者劳累后出现腰痛伴左下肢放射痛，疼痛程度加重，难以忍受，活动受限，弯腰及行走困难，口服止痛药物尚可缓解。患者为进一步诊治，经人介绍，遂从新疆来诊于中医。

既往史：高血压病史 5 年，肾盂肾炎病史 20 年。

刻诊：腰痛伴左下肢放射痛，查体：直腿抬高试验（+），L4/5 左侧局部及左侧臀部（环跳穴周围）压痛剧烈，且伴有左下肢放射痛及麻木的症状，腘窝囊肿、疼痛，双膝关节肿胀、疼痛。精神欠佳，疲乏，怕冷，失眠，大便干，2 日一解。舌质淡嫩，舌体胖大，边有齿痕，尺脉沉弱。

西医诊断：腰椎间盘突出症。

中医诊断：腰腿痛。

病机：肾气不足，俞在腰股。

治法：补益肾气，强筋壮骨。

方药：桂附地黄丸加味。

黑顺片 15g	桂枝 15g	熟地黄 60g	生山药 30g
生山茱萸 30g	云茯苓 30g	泽泻 20g	牡丹皮 20g
当归 30g	炒白芍 30g	红参 15g	川牛膝 30g
生龙骨 30g	生牡蛎 30g	葛根 30g	天麻 30g
伸筋草 30g	元胡 30g	生姜 15g	大枣 30g

3 剂。煮服方法：加水 1 800ml，浸泡 0.5 小时，文火煮 1.5 小时以上，煮剩 400ml，分 2 次，早、晚饭后 1 小时温服。

方解：《素问·金匮真言论》曰："北风生于冬，病在肾，俞在腰股。"其中，俞为脏腑精气输注之所；腰股，即腰和大腿。足少阴肾经与足太阳膀胱经互为表里经，其中足太阳膀胱经循行的分支为"其支者，从腰中下挟脊，贯臀入腘中；其支者，从髆内左右，别下贯胛，挟脊内，过髀枢，循髀外，从后廉下合腘中，以下贯踹内，出外踝之后，循京骨，至小指外侧。"(《灵枢·经脉》)此言指出腰股为肾水之气的一个能量出口。肾气不足(不荣则痛)致使腰股经络不通畅(不通则痛)，故出现腰痛伴左下肢放射痛，甚则疼痛放射至踝关节、小指外侧。患者"疲乏，怕冷，失眠，大便干，2日一解。舌质淡嫩，舌体胖大，边有齿痕，尺脉沉弱"均为肾气不足的证候。故归纳病机为肾气不足、俞在腰股，治法以补益肾气、强筋壮骨，方剂选用桂附地黄丸为主方。

腰椎间盘突出到椎管内，主因督脉之气不足引起，而督脉之气的补益需从肾气着手，故加红参与附子组成参附汤，以补益肾气；《素问·脉要精微论》曰："膝者筋之府"，又因"少阳主骨所生病"，可见膝关节的疾病与肝肾相关，症见"腘窝囊肿、疼痛，双膝关节肿胀、疼痛"，故以当归、白芍、葛根、川牛膝、天麻和伸筋草柔肝解痉、缓急止痛、强筋壮骨；大便干提示肾气之阴分亦偏不足，实为肾燥的表现，故将当归、白芍剂量各用30g，起润燥、滋阴、通便之功；元胡活血化瘀，散热定痛；生龙骨、生牡蛎收敛浮在外的阳气归肾；生姜、大枣补益气血。全方共奏补益肾气、强筋壮骨之功效。

配合针刺治疗("针药一体"论)

选经：足太阳膀胱经、足少阳胆经。

选穴：大肠俞、关元俞、小肠俞，左侧环跳、委中、承山。

操作：俯卧位。75%酒精或碘伏常规消毒。直刺双侧大肠俞、关元俞、小肠俞，及大肠俞与关元俞中间、关元俞及小肠俞中间，针刺深度至深筋膜层，左右各密集针刺5针(针具规格：0.35mm×60mm)；围刺环跳穴，针刺深度至深筋膜层(针具规格：0.35mm×75mm)；直刺委中、承山(针具规格：0.35mm×50mm)，见图5-4。医者指下觉"如鱼吞钩饵"感或滞涩感，患者常觉酸、麻、胀、痛的得气感。

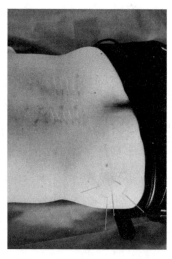

图5-4 腰椎间盘突出症针刺

腰部和臀部辅助红外线照射，温度适宜，留针候气45分钟，1日1次，连续3次。

针刺结束后，火龙灸（图5-5）或督灸辅助治疗腰骶部，30分钟。

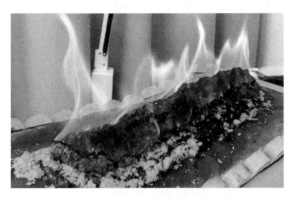

图5-5 火龙灸

方解：《素问·脉要精微论》曰："腰者肾之府"，肾脏位于腰部，两者解剖位置紧密相联；《黄帝内经素问注证发微》曰："《阴阳应象大论》谓：在天为寒，在脏为肾。故人之受病当在于肾。凡外而腰股之所，乃肾之分部也，则俞穴之在腰股者，其病从之而外应矣。中央属戊己土，故脾属土，当病在脾。脊者，体之中也，则俞穴之在脊者，其病从之而外应矣。"故亦有"腰为肾之外候"之称。经络方面，足少阴肾经"上股内后廉，贯脊，属肾络膀胱……是主肾所生病者……脊骨内后廉痛"；足太阳膀胱经"挟脊抵腰中，入循膂，络肾属膀胱……脊痛，腰似折，髀不可以曲，腘如结，踹如裂，是为踝厥"。由此可见，足少阴肾经与足太阳膀胱经的经络循行路线均经过腰腿部。

关元俞前应关元，善治虚损诸疾，是关藏元阴元阳转输于后背体表的部位；《针灸甲乙经》曰："环跳在髀枢中"，且环跳穴深层有坐骨神经通过，故针刺时原则上"宁失其穴，勿失其经"，以关元俞（与肾相关）、环跳穴（与股相关）为主穴。《素问·金匮真言论》曰："中央为土，病在脾，俞在脊。"指出脊柱为脾土之气的一个能量出口，故脊柱的疾病亦与脾土之气有关，选穴以大肠俞、小肠俞为主穴；为加强针感，在大肠俞与关元俞中间、关元俞与小肠俞中间各取一穴（阿是穴）。

《素问·缪刺论》曰："夫邪客大络者，左注右，右注左，上下左右与经相干。"提示病伤在左者会影响右，在右者同样会影响左，直至发展到上下左右皆病，此与经络的传递相关。《灵枢·官针》曰："凡刺有十二节，应以十二经……五曰扬刺，扬刺者，正内一，傍内四，而浮之，以治寒气之博大者也。"

扬刺经后世发展为现在的围刺。因此，环跳穴采取围刺法，达到以点代面的目的。肾与膀胱相表里，委中穴、承山穴为膀胱经穴，亦能治疗与肾相关的疾病。《针灸聚英》曰："腰背委中求"，此亦是长期临床实践总结而来的有效经验。《针灸大成》中介绍中膂俞时提到："《明堂》云：腰痛夹脊里痛，上下按之应者，从项至此穴痛，皆宜灸。"因此，选择火龙灸或督灸以补益和激发体内阳气，可提高临床疗效。

二诊（10月18日），患者服药及针灸治疗3次后，腰痛伴左下肢放射痛基本消失，疲乏、怕冷均减轻，睡眠转佳，大便日一解、质黏。病机同前，原方加盐杜仲30g、桑寄生30g，以加强补益肝肾、强筋壮骨的功效，续服15剂。膝关节肿胀、疼痛缓解六成，配合针灸治疗。

配合针灸治疗（"针药一体"论）

选穴：双侧血海、梁丘、足三里、阴陵泉、犊鼻（外膝眼）、内膝眼，膝关节内外侧阿是穴（内外侧副韧带）。

操作：平卧位。75%酒精或碘伏常规消毒。直刺双侧血海、梁丘、足三里、阴陵泉，针刺深度至深筋膜层；平刺犊鼻、内膝眼，针刺深度至髌骨下面关节囊内；平刺膝关节内外侧阿是穴（内外侧副韧带），针刺至副韧带与骨膜的缝隙处（图5-6）。针具规格均为0.35mm×50mm。

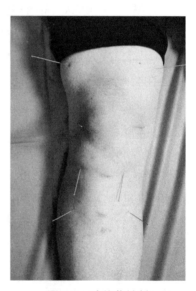

图5-6　膝关节针刺

膝关节局部辅助红外线照射，温度适宜，留针候气45分钟，1日1次。

针刺结束后，艾灸辅助治疗膝关节局部（图5-7），30分钟。

方解：笔者常将此治疗膝关节相关疾病的针法称为膝八针法，以局部选穴为主，直接切中病灶。《素问·脉要精微论》曰："膝者筋之府"，又"肝肾同源"，故针刺时一般以筋膜与骨膜缝隙处为针尖所至之处。

针灸治疗膝关节后症状明显缓解，考虑要回新疆，建议在家休息1周，继续服药15剂，以巩固疗效。服药后患者微信告知，症状均消失。随访4年，一切正常。

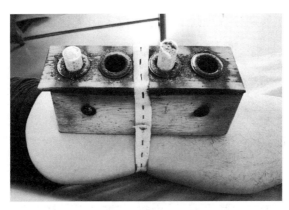

图 5-7 膝关节艾灸

按语：腰椎间盘突出症是因腰椎间盘发生退行性病变，而后在外力作用下出现椎间盘纤维环破裂、髓核突出等情况，进而对神经根、马尾神经等造成压迫、刺激，最终导致一种以腰腿疼痛、下肢麻木、神经功能障碍等为主要临床症状的临床综合征。中医无腰椎间盘突出症之说，根据临床表现，一般将其归属于"痹病""腰腿痛""腰痹"等范畴。

中医治疗腰椎间盘突出症时，以《素问•金匮真言论》中"中央为土，病在脾，俞在脊"和"北风生于冬，病在肾，俞在腰股"作为理论指导原则。由此可见，腰椎间盘突出症可以从脾、肾治疗。如果脾胃有问题，就先从脾胃论治；如果脾胃没有问题，就从肾论治。理论指导实践，这些治疗原则都可以从《黄帝内经》的理论上推理出来。腰椎间盘突出症是"针药一体"论的优势病种，用针刺来疏通经络，引气至病所，重点解决"不通则通"的问题；用药来调节脏腑功能或补益气血，重点解决"不荣则通"的问题。用针来疏通经络，让药物发挥高效，各取所长，充分发挥"针药一体"论的优势。此外，针灸与红外线的结合亦是临床实践的一大亮点，红外线的配合使用发挥了类似温针灸的功效，能够将热量通过针身传导，且红外线本身对表浅无菌性炎症有一定的抗炎镇痛作用。此方法不仅操作简便，而且提高了临床疗效。

临床发现腰椎间盘突出症伴有坐骨神经痛常与 L4/5、L5/S1 有关，而大肠俞、关元俞分别位于平第 4、5 腰椎棘突下旁开 1.5 寸足太阳膀胱经上，小肠俞位于第 1 骶正中嵴旁开 1.5 寸足太阳膀胱经上，以此亦可以作为选穴的依据。长期临床实践观察，一般针刺治疗 3 次左右，严重的治疗 6 次左右，服药 18～30 天，远期疗效理想。腰椎间盘突出症建议在保守治疗无效的情况下，再考虑手术等其他治疗。

1. 经典条文

（1）"北风生于冬，病在肾，俞在腰股。"

——《素问·金匮真言论》

按语：腰即腰部，股即大腿，通俗讲肾水之气的一个能量出口在腰腿部，比如坐骨神经痛是最典型的"病在肾，俞在腰股"的病机线路，治疗时从肾论治。

（2）"膀胱足太阳之脉，起于目内眦，上额交巅；其支者，从巅至耳上角；其直者，从巅入络脑，还出别下项，循肩髆内，挟脊抵腰中，入循膂，络肾属膀胱；其支者，从腰中下挟脊贯臀，入腘中；其支者，从髆内左右，别下贯胛，挟脊内，过髀枢，循髀外从后廉下合腘中，以下贯腨内，出外踝之后，循京骨，至小指外侧。"

——《灵枢·经脉》

按语：指出足太阳膀胱经的经络循行路线，且足太阳膀胱经证临床表现与腰椎间盘突出症的症状相似。

（3）"肾足少阴之脉，起于小指之下，邪走足心，出于然骨之下，循内踝之后，别入跟中，以上腨内，出腘内廉，上股内后廉，贯脊属肾络膀胱；其直者，从肾上贯肝膈，入肺中，循喉咙，挟舌本；其支者，从肺出络心，注胸中。是动则病饥不欲食，面如漆柴，咳唾则有血，喝喝而喘，坐而欲起，目䀮䀮如无所见，心如悬若饥状，气不足则善恐，心惕惕如人将捕之，是为骨厥。是主肾所生病者，口热舌干，咽肿上气，嗌干及痛，烦心心痛，黄疸，肠澼，脊股内后廉痛，痿厥嗜卧，足下热而痛。为此诸病，盛则泻之，虚则补之，热则疾之，寒则留之，陷下则灸之，不盛不虚以经取之。灸则强食生肉，缓带披发，大杖重履而步。盛者寸口大再倍于人迎，虚者寸口反小于人迎也。"

——《灵枢·经脉》

按语：指出足少阴肾经的经络循行路线，且一分支是从下肢后侧上行，贯通脊柱。

（4）"中央为土，病在脾，俞在脊。"

——《素问·金匮真言论》

按语：脊柱为脾土之气的能量出口，故脊柱的疾病涉及脾胃的问题，还需从脾胃论治,比如腰椎间盘突出症亦可从脾胃论治。

(5)"胆足少阳之脉……是主骨所生病者,头痛颔痛,目锐眦痛,缺盆中肿痛,腋下肿,马刀侠瘿,汗出振寒,疟,胸、胁、肋、髀、膝外至胫、绝骨、外踝前及诸节皆痛,小指次指不用。为此诸病,盛则泻之,虚则补之,热则疾之,寒则留之,陷下则灸之,不盛不虚,以经取之。"

——《灵枢•经脉》

按语: 提出"少阳主骨所生病"的理论,此少阳引申理解为少火,即少火生气,文火不焦,实为肾气的表达;又因肾主骨,所以骨关节的相关疾病与肾气关系密切。

(6)"腰者肾之府,转摇不能,肾将惫矣;膝者筋之府,屈伸不能,行则偻附,筋将惫矣。"

——《素问•脉要精微论》

按语: 唐代王冰注云:"两肾在于腰内,故腰为肾之外腑。"腰为肾之府,即肾的位置在于腰部,腰是肾之精气所覆盖的区域。膝为"筋会"之处,故称膝为筋之府,膝关节的功能与肝主筋有密切关系。

(7)"督脉为病,脊强反折。"

——《素问•骨空论》

按语: 脊强反折为督脉循行线路的病理现象,治从督脉。腰椎间盘突出症的治疗亦要考虑督脉为病的问题。

(8)"夫邪客大络者,左注右,右注左,上下左右与经相干。而布于四末,其气无常处,不入于经俞,命曰缪刺。"

——《素问•缪刺论》

按语: 提示病伤在左者会影响右,在右者同样会影响左,直至发展到上下左右皆病,此与经络的循行相关。

(9)"凡刺有十二节,应以十二经……五曰扬刺,扬刺者,正内一,傍内四,而浮之,以治寒气之搏大者也。六曰直针刺,直针刺者,引皮乃刺之,以治寒气之浅者也。"

——《灵枢•官针》

按语: 指出扬刺、直刺的操作及适应证。

2. 医家医论

(1)"气之至也,如鱼吞钩饵之沉浮;气未至也,如闲处幽堂之深邃。"

"气速至而效速,气迟至而不治。"

——金元·窦汉卿《标幽赋》

按语:描述了针刺时得气与未得气的针下表现。

(2)"《明堂》云:腰痛夹脊里痛,上下按之应者,从项至此穴痛,皆宜灸。"

——明·杨继洲《针灸大成》

按语:此为火龙灸或者督灸治疗腰背疼痛提供了理论依据。

(3)"《阴阳应象大论》谓:在天为寒,在脏为肾。故人之受病当在于肾。凡外而腰股之所,乃肾之分部也,则俞穴之在腰股者,其病从之而外应矣。中央属戊己土,故脾属土,当病在脾。脊者,体之中也,则俞穴之在脊者,其病从之而外应矣。"

——明·马莳《黄帝内经素问注证发微》

按语:对《素问·金匮真言论》中"北风生于冬,病在肾,俞在腰股"和"中央为土,病在脾,俞在脊"理论的详细解读。

后　记

　　笔者幼年体弱多病,历经苦难,方知众生苦。太爷牛富生是德医双馨、远近闻名的民间老中医,救人无数。正是受太爷的影响,让笔者萌生了学习中医救己助人的坚定信念,可以说太爷是笔者中医人生的灯塔,指引笔者前行,也让笔者明白了人生存在的意义。少时跟诊太爷,历晨曦晚阳,受其调教,抓药识百草,累并快乐着。不知不觉,这些经历为笔者学习中医做了很好的铺垫。

　　2004年笔者在成都中医药大学系统学习中医,带着诸多临床疑问,在课堂上得到了系统的解答。带着疑问学习不失为学习的好方法。成都中医药大学深厚的文化底蕴和良好的学习氛围,让笔者能够畅游在中医的书海,做了大量的读书笔记,夯实了中医基础理论。

　　从大三开始有幸跟师温病学专家江秀成老师,门诊和三年的"温病学"课程从未缺席,领笔者步入中医之门。江老师贯穿"古为今用,洋为中用,推陈出新"的中西医学为一体的治学理念,以及"不唯古,不唯书,只唯人"的治学主张。其学术思想自成体系,声名远播,堪称传奇。大学期间,还跟随针灸名家胡幼平老师等学习针灸推拿技术。

　　2009年毕业后供职于兰州大学第一医院,先后在康复科、疼痛科和中医科一直从事中医临床工作。庆幸的是,刚到医院工作,9剂中药治愈了一位同事的顽固性、化脓性痤疮,真可谓"一战成名",从此患者络绎不绝,没有坐过"冷板凳"。在临床的过程中发现理论与实践不相统一,不能自如应对临床问题。于是工作后的前三年,笔者在兰州大学研究生公寓封闭静学,重点整理所学庞杂的知识,将碎片化的知识进行整合,旨在形成系统的知识。

　　苦究经典三年,总结困惑主要有三:①如何构建适合自己的中医思维体系？②中医经典魅力如何焕发新彩？③如何将传统文化与中医从道统上结合？缘起2012年，李可中医药学术流派走进了笔者的世界。带着困惑，笔者曾数次前往南方医科大学南方医院李可中医药学术流派国家传承基地系统学习李可中医药学术思想和吕英中医思维体系。

李可先生反思郑钦安"坎中一丝真阳乃人身立命之根"和彭子益圆运动的古中医学"本气自病"之理，提出了"坎中一丝真阳乃人身立命之本"，谓此"本"系后天胃气与先天肾气化合的混元一气，贯穿其思想始终，此解答了笔者第一个困惑。李可先生穷究伤寒，破解了厥阴病千古疑案的谜团，为厥阴病寒厥本证和热厥变证提出了对治方药，为中医治疗急危重症开辟了一条道路，此解答了笔者第二个困惑。吕英老师为李可先生得意弟子，在李可中医药学术思想的指导下，广涉传统文化，包容并蓄，潜心悟道，凝练出了吕英中医思维体系，即"一元二仪三观四律五道六径"，此解答了笔者第三个困惑。

基于以上阅历，以及自己不断地学习和大量的临床实践，勤求古训，博览群书，凝练、总结、升华出了"寒温一炉，针药一体"的学术思想，但这一思想的雏形在大学时代就已经萌生了。"寒温一炉，针药一体"的学术思想是"气—阴阳—五行—脏腑—经络"中医思维模型的具体应用。"寒温一炉"就是将伤寒与温病做统一研究，但要建立在中国传统文化"气—阴阳—五行"思维模型的基础之上，同时将六气之间的转化规律做统一研究，好比能量守恒定律。"针药一体"是指针和药在同一理论指导下使用的两种治疗手段，好比一个人走路需要两条腿，而且两者都不能偏。

有了思想做指导，疗效便是检验理论的主要方式，门诊量便成了考核数据。笔者的单日门诊量最多达158人次，年门诊量逾1.8万人次，最高达2.4万人次。医学漫道，纵使千难万阻，但笔者坚信，方向对了，何惧远方？

人最大的运气是遇到一个人能够不断地打破你原有的思维，提升境界带你走向更高的平台。笔者中医境界的提升也跟一个人有关，他就是兰州大学循证医学中心主任杨克虎老师。笔者可以很自豪地说杨老师不仅是笔者的伯乐，更是笔者的人生导师，亦师、亦父、亦友。在笔者中医思维最困惑的时候，2012年杨老师安排笔者去南方医科大学南方医院李可中医药学术流派国家传承基地进修学习，打破了笔者中医思维的瓶颈。

在笔者做针灸最困惑的时候，2015年杨老师安排笔者去上海中医药大学宣蛰人密集型银质针培训班学习解剖，使笔者能够重新梳理针灸学的理论体系，洞悉了解剖结构和中医生理的关联，等等。这些事都是杨老师默默支持的，笔者能做的就是走好每一步，不辜负每一步。2021 年有幸成为杨老师的博士研究生，希望能够通过循证医学的平台为中医的传承和发扬尽一份绵薄之力。

　　人生需要阶段性的调整，无论苦难，还是遇见良师益友，都是为了遇见更好的自己。愿所学能够帮助更多的病患远离疾苦，此也是笔者一生奋斗的动力和目标。学医可以看作是一门修行，治病救人的过程便是修行的过程，医术的高低取决于心性的修养。进与病谋，退与心谋，我心归处是中医。

辛丑年冬于兰州

参考文献

1. 黄帝内经素问 [M]. 田代华整理. 北京：人民卫生出版社，2005.

2. 灵枢经 [M]. 田代华，刘更生整理. 北京：人民卫生出版社，2005.

3. 张仲景. 伤寒论 [M]. 晋·王叔和撰. 钱超尘，郝万山整理. 北京：人民卫生出版社，2005.

4. 张仲景. 金匮要略 [M]. 何任，何若苹整理. 北京：人民卫生出版社，2005.

5. 吴瑭. 温病条辨 [M]. 南京中医药大学温病学教研室整理. 北京：人民卫生出版社，2005.

6. 王庆国. 刘渡舟伤寒论讲稿 [M]. 北京：人民卫生出版社，2008.

7. 江秀成. 江秀成医话 [M]. 成都：四川科学技术出版社，2018.

8. 李可. 李可老中医急危重症疑难病经验专辑 [M]. 太原：山西科学技术出版社，2002.

9. 吕英. 气一元论与中医临床 [M]. 太原：山西科学技术出版社，2012.

10. 张廷模. 临床中药学 [M]. 北京：中国中医药出版社，2004.